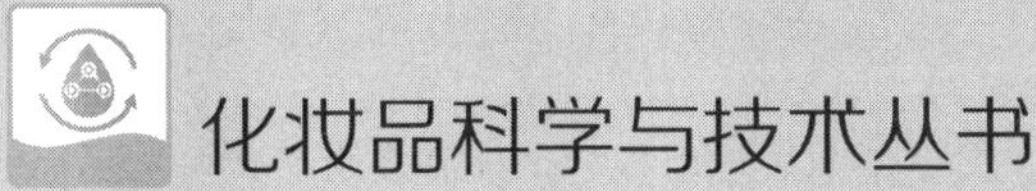

皮肤表观生理学

董银卯　孟 宏　马来记　编著

化学工业出版社

·北京·

本书首先概述了皮肤表观生理结构与生理功能，在此基础上，根据皮肤结构分布，由表及里介绍了皮肤微生态、皮肤表面脂质、表皮、真皮的组成、特性、生理功能以及与皮肤表观症状（如干燥、敏感、痤疮等）的关系；最后对表皮、真皮中都存在的皮肤两大调节系统——皮肤免疫系统、皮肤神经内分泌系统进行了阐述。本书探讨了皮肤表观症状与皮肤生理之间的关系，总结归纳了解决皮肤表观症状的途径和方法，为开发功效原料以及解决皮肤表观症状的化妆品提供科学依据。

本书内容紧密围绕化妆品开发，可供化妆品行业的研发人员参考阅读，也可作为高等院校化妆品、护肤美容等专业的教学参考书。

图书在版编目（CIP）数据

皮肤表观生理学/董银卯，孟宏，马来记编著．—北京：化学工业出版社，2018.8（2024.11重印）
（化妆品科学与技术丛书）
ISBN 978-7-122-32375-0

Ⅰ.①皮…　Ⅱ.①董…②孟…③马…　Ⅲ.①皮肤-人体生理学-研究②皮肤病学-病理生理学-研究　Ⅳ.①R334②R751.02

中国版本图书馆 CIP 数据核字（2018）第 125686 号

责任编辑：傅聪智　　　　装帧设计：王晓宇
责任校对：王鹏飞

出版发行：化学工业出版社（北京市东城区青年湖南街 13 号　邮政编码 100011）
印　　装：河北延风印务有限公司
710mm×1000mm　1/16　印张 15¼　字数 296 千字　2024 年 11 月北京第 1 版第10 次印刷

购书咨询：010-64518888　　售后服务：010-64518899
网　　址：http://www.cip.com.cn
凡购买本书，如有缺损质量问题，本社销售中心负责调换。

定　　价：68.00 元

《化妆品科学与技术丛书》编委会

丛书序

健康是人类永恒的追求，中国的大健康产业刚刚兴起。化妆品是最具有代表性的皮肤健康美丽相关产品，中国化妆品产业的发展速度始终超过GDP增长，中国化妆品市场已经排名世界第二。中国的人口红利、消费人群结构、消费习惯的形成、人民生活水平提高、民族企业的振兴以及中国经济、政策向好等因素，决定了中国的皮肤健康美丽产业一定会蒸蒸日上、轰轰烈烈。改革开放40年，中国的化妆品产业完成了初级阶段的任务：消费者基本理性、市场基本成熟、产品极大丰富、产品质量基本过关、生产环境基本良好、生产流程基本规范、国家政策基本建立、国家监管基本常态化等。但70%左右的化妆品市场价值依然是外资品牌和合资品牌所贡献，中国品牌企业原创产品少，模仿、炒概念现象依然存在。然而，在"创新驱动"国策的引领下，化妆品行业又到了一个历史变革的年代，即"渠道为王的时代即将过去，产品为王的时代马上到来"，有内涵、有品质的原创产品将逐渐成为主流。"创新驱动"国策的号角唤起了化妆品行业人的思考：如何研发原创化妆品？如何研发适合中国人用的化妆品？

在几十年的快速发展过程中，化妆品著作也层出不穷，归纳起来主要涉及化妆品配方工艺、分析检测、原料、功效评价、美容美发、政策法规等方面，满足了行业科技人员基本研发、生产管理等需求，但也存在同质化严重问题。为了更好地给读者以启迪和参考，北京工商大学组织化妆品领域的专家、学者和企业家，精心策划了《化妆品科学与技术丛书》，充分考虑消费者利益，从研究人体皮肤本态以及皮肤表观生理现象开始，充分发挥中国传统文化的优势，以皮肤养生的思想指导研究植物组方功效原料和原创化妆品的设计，结合化妆品配方结构从不同剂型、不同功效总结配方设计原则及注册申报规范，为振兴化妆品行业的快速高质发展提供一些创新思想和科学方法。

北京工商大学于2012年经教育部批准建立了“化妆品科学与技术”二级学科，并先后建立了中国化妆品协同创新中心、中国化妆品研究中心、中国轻工业化妆品重点实验室、北京市植物资源重点实验室等科研平台，专家们通过多学科交叉研究，将“整体观念、辨证论治、三因制宜、治未病、标本兼治、七情配伍、君臣佐使组方原则”等中医思想很好地应用到化妆品原料及配方的研发过程中，凝练出了“症、理、法、方、药、效”的研发流程，创立了“皮肤养生说、体质养颜说、头皮护理说、谷豆萌芽说、四季养生说、五行能量说”等学术思想，形成了“思想引领科学、科学引领技术、技术引领产品”的思维模式，为化妆品品牌企业研发产品提供了理论和技术支撑。

《化妆品科学与技术丛书》就是在总结北京工商大学专家们科研成果的基础上，凝结行业智慧、结合行业创新驱动需求设计的开放性丛书，从三条脉络布局：一是皮肤健康美丽的化妆品解决方案，阐述皮肤科学及其对化妆品开发的指导，强调科学性；二是针对化妆品与中医思想及天然原料的结合，总结创新的研发成果及化妆品新原料、新产品的开发思路，突出引领性；三是针对化妆品配方设计、生产技术、产品评价、注册申报等，介绍实用的方法和经验，注重可操作性。

丛书首批推出五个分册：《皮肤本态研究与应用》、《皮肤表观生理学》、《皮肤养生与护肤品开发》、《化妆品植物原料开发与应用》、《化妆品配方设计与制备工艺》。“皮肤本态”是将不同年龄、不同皮肤类型人群的皮肤本底值（包括皮肤水含量、经皮失水量、弹性、色度、纹理度等）进行测试，并通过大数据处理归纳分析出皮肤本态，以此为依据开发的化妆品才是“以人为本”的化妆品。同时通过对“皮肤表观生理学”的梳理，探索皮肤表观症状（如干燥、敏感、痤疮等）的生理因素，以便“对症下药”，做好有效科学的配方，真正为化妆品科技工作者提供“皮肤科学”的参考书。而“皮肤养生”旨在引导行业创新思维，皮肤是人体最大的器官，要以“治未病”的思想养护皮肤，实现健康美丽的效果，并以“化妆品植物原料开发与应用”总结归纳不同功效、不同类型的单方化妆品植物原料，启发工程师充分运用“中国智慧”——“君臣佐使”组方原则科学配伍。“化妆品配方设计与制备工艺”则是通过对配方剂型和配方体系的诠释，提出配方设计新视角。

总之，《化妆品科学与技术丛书》核心思想是以创新驱动引领行业发展，为化妆品行业提供更多的科技支撑。编委会的专家们将会不断总结自己的科研实践成果，结合学术前沿和市场发展趋势，陆续编纂化妆品领域的技术和科普著作，助力行业发展。希望行业同仁多提宝贵意见，也希望更多的行业专家、企业家能参与其中，将自己的成果、心得分享给行业，为中国健康美丽事业的蓬勃发展贡献力量。

董银卯

2018 年 2 月

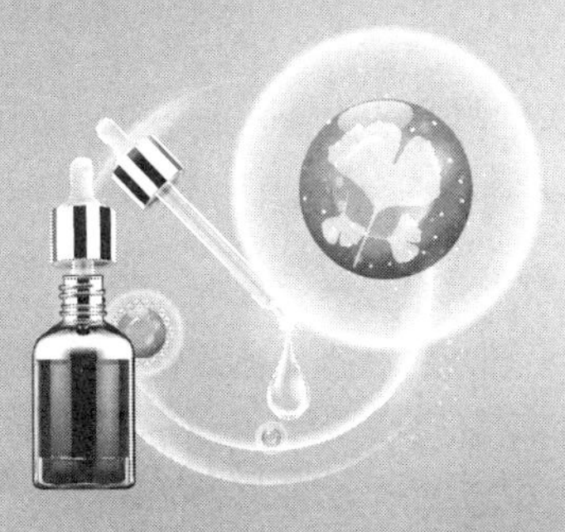

前言

化妆品是指以涂擦、喷洒或者其他类似方法，散布于人体表面任何部位（皮肤、毛发、指甲、口唇等），以达到清洁、消除不良气味、护肤、美容和修饰目的的日用化学工业产品。目前我国的化妆品分为普通用途化妆品和特殊用途化妆品两大类，其中特殊用途化妆品又分为育发、染发、烫发、脱毛、美乳、健美、除臭、祛斑（美白）、防晒共九类产品。

显然，化妆品解决的是皮肤的表观问题。做好化妆品研究和开发工作，认识皮肤表观现象相关的生理和病理生理至关重要。健康的皮肤是由皮肤内部的健康结构和功能所决定的，为了保持皮肤的美观，延缓衰老的速度，皮肤的结构和功能必须得到补充和保护。为此，了解如何补充和保护皮肤，了解皮肤的基本解剖结构和成分是化妆品研发工作的基础。目前市场上尽管有许多介绍化妆品科学和皮肤科学的书籍，但化妆品科学书籍侧重讲述化妆品的分类、功效机理、配方制作等，皮肤科学书籍侧重讲述皮肤生理、病理基础。基于此，针对化妆品领域关注的皮肤表观问题，特编著《皮肤表观生理学》一书，为化妆品科技工作者提供适用的皮肤科学知识，促进化妆品行业发展。

皮肤表观生理学主要研究与皮肤健康美丽相关的构成皮肤的各组织和细胞的正常活动过程，特别是皮肤各层细胞功能表现的内部机制，不同细胞之间的互相联系和相互作用，并阐明皮肤作为一个整体，其各部分的功能活动如何相互协调、相互制约，从而能在复杂多变的环境中维持正常的生命活动过程。在研究皮肤正常生命活动的基础上，还要研究皮肤表观异常生命活动的规律。皮肤表观生理学首先要诠释皮肤微生态、皮脂膜、表皮、真皮的生理学基础，再探讨皮肤表观症状与皮肤病理生理之间的关系，总结归纳解决皮肤表观症状的途径和方法，为开发功效原料以及解决皮肤表观症状的化妆品提供科学依据。

本书共分七章，第一章主要介绍了皮肤表观生理结构与生理功能，让读者对皮肤构成与功能有一个宏观的了解。第二章至第五章主要根据皮肤结构分布，由表及里对皮肤微生态、皮肤表面脂质、表皮、真皮进行分章阐述。第六章、第七章主要对表皮、真皮中都存在的皮肤两大调节系统——皮肤免疫系统、皮肤神经内分泌系统进行阐述。

在第一章“皮肤表观生理结构与功能”中主要根据化妆品研究人员需求，对皮肤组织结构、生理功能进行描述，使读者对皮肤结构与功能有一个宏观的认识。值得一提的是，本章不但描述了皮肤解剖结构，还描述了皮肤面积、厚度、纹理、毛孔等，尤其是皮肤面积与体重的关系的描述，对化妆品安全评价具有重要的参考价值。最后阐述了皮肤吸收、呼吸、排泄以及感觉功能在化妆品研发工作中的意义。

随着生命科学研究的不断深入，越来越多的证据表明皮肤问题的出现与皮肤微生态紊乱有关，如痤疮、黄褐斑、特应性皮炎、尿布疹、头皮屑等。但是微生物看不见、摸不到，微生态紊乱这个概念对化妆品研究人员来讲或许比较生疏。什么是皮肤微生态？皮肤微生态的作用是什么？皮肤微生态如何影响常见皮肤表观问题？为什么会造成皮肤微生态紊乱？等等一系列问题困扰着化妆品研究人员。第二章“皮肤微生态”对皮肤微生物组成及影响因素、皮肤微生态生理功能以及皮肤微生态对常见皮肤表观问题的影响做了阐述，以期能够指导化妆品研究人员，从原料研发起步，构建科学的、兼顾微生态状态的、解决皮肤问题的配方方案。

皮肤表面脂质，通常称为皮脂膜，同样是肉眼看不到的，除非皮脂腺分泌特别旺盛者，可见皮肤表面一层油光。其实，皮肤表面脂质像一层无形的屏障影响皮肤的健康，但并未引起化妆品研究人员过度关注。目前越来越多的证据表明，皮肤表面脂质对皮肤健康有深远影响。第三章“皮肤表面脂质”对皮肤表面脂质成分、作用、代谢过程、影响因素以及与皮肤问题的关系进行了阐述，以期能够给读者以提示，从影响皮肤表面脂质角度来进行功能化妆品开发。

第四章“表皮”描述了表皮的砖墙结构中的“砖”和“灰浆”，例如：“砖”中的角蛋白的分类、发生、发展和转归，“灰浆”中的结构脂质的特性等，并分节阐述了表皮对化妆品常见皮肤问题——干燥、色素、衰老、敏感、痤疮的影响。值得一提的是，本章将“表皮渗透功能”单独分节，对研究人员就化妆品活性原料的生物利用度、功效性产品（如保湿、美白、抗衰老、抗敏、祛痘等产品）开发具有很好的指导作用。

第五章“真皮”围绕真皮主要的细胞成分以及细胞间质展开，并对与真皮最相关的两个皮肤问题——皱纹、弹性进行分节阐述，详细阐述皱纹、弹性的影响因素、形成机制以及测定方法等。

现代功效性化妆品活性原料，很多具有抗炎、抗氧化功能，深刻认识皮肤的致炎性和抗炎性机理，有利于提高化妆品研发效率。但一般讲述皮肤免疫系统的书籍，多涉及医学领域内容，化妆品研究人员会感到“云山雾绕”，难以理解。第六章“皮肤免疫”从皮肤免疫概念入手，着重介绍与化妆品研究相关皮肤免疫学知识，深入浅出，以期能够让化妆品研究人员对皮肤免疫有侧重的认识。皮肤中细胞及细胞间存在的“自分泌、旁分泌、内分泌”等调节关系，是皮肤功能维护的基础，也构成了庞大的“皮肤神经内分泌系统”。“皮肤神经内分泌系统”的失调，导致皮肤功能紊乱，表现出皮肤表观问题，如：粗糙、细纹、色素沉着以及皮肤敏感、炎症产生等。该内容放在第七章中阐述。

《皮肤表观生理学》各章各有侧重，以期将纷繁的皮肤生理基础内容与化妆品研究重点相结合，让化妆品研究人员高效、快速地获取想要的皮肤生理基础知识，指导化妆品的开发。

本书在编写过程中得到了化妆品领域众多专家、学者和企业家的支持，在此表示衷心的感谢。

由于编者水平及时间的限制，书中难免有不妥和疏漏之处，敬请读者批评指正。

编者

2018 年 8 月

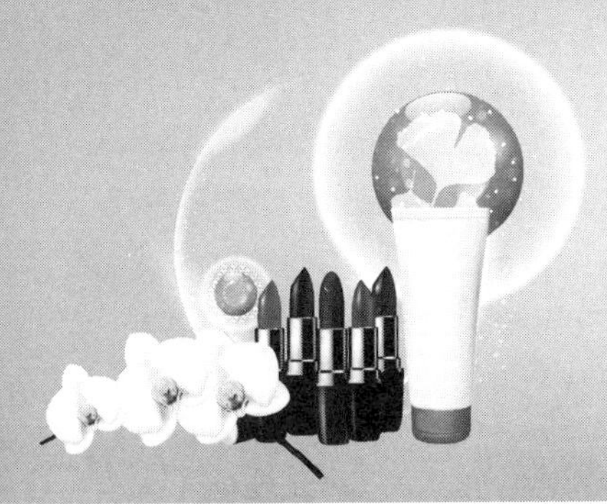

目录

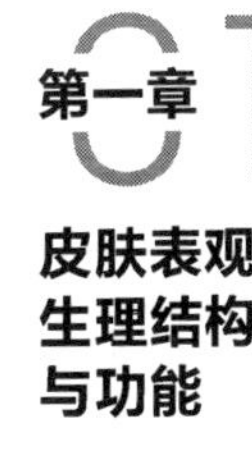

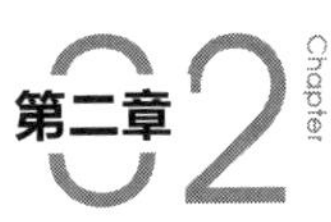

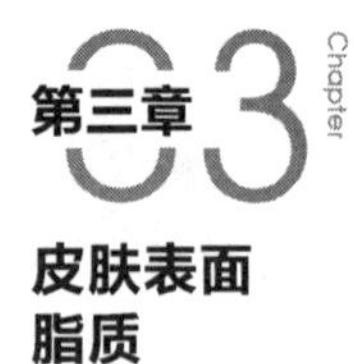

皮肤表面脂质

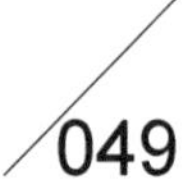

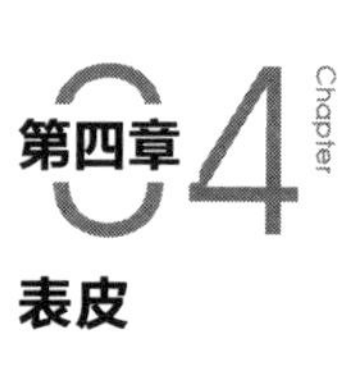

表皮

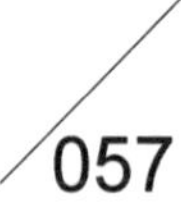

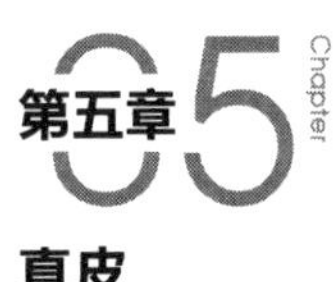

真皮

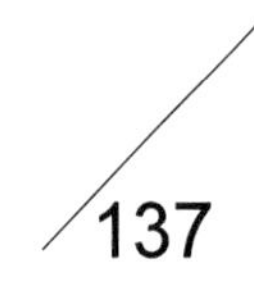

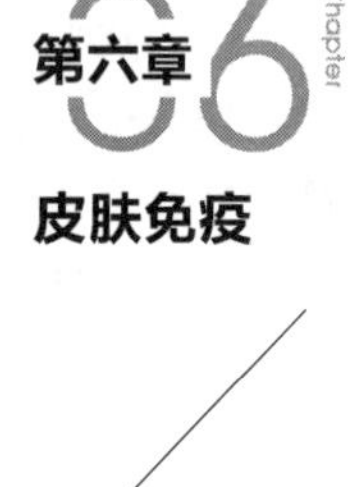
第六章
06
Chapter
皮肤免疫
165

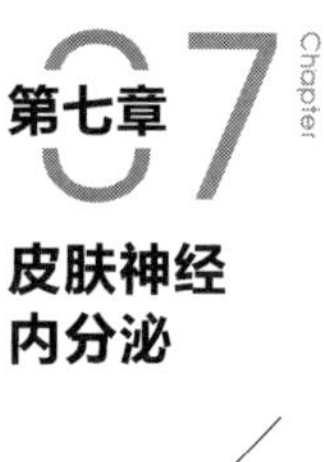
第七章
07
Chapter
皮肤神经
内分泌
187

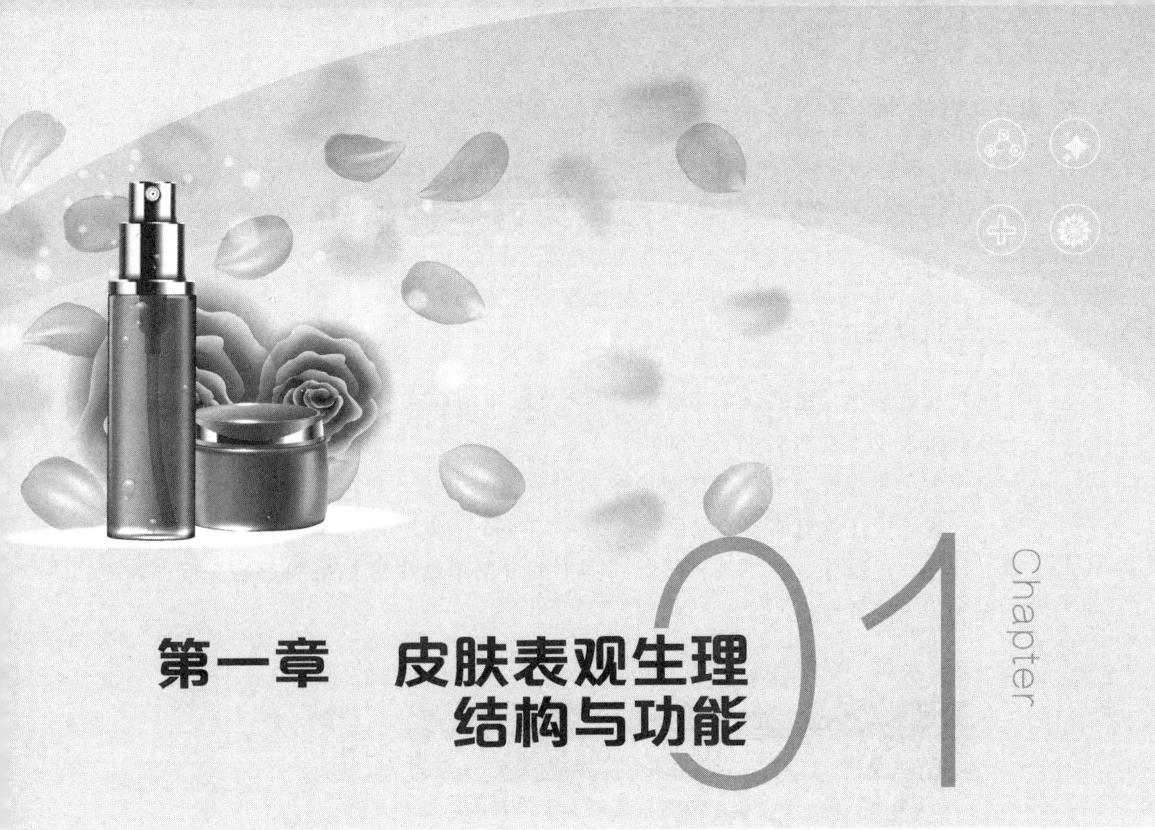

第一章　皮肤表观生理结构与功能

皮肤是人体最大的器官，占人体重的5%～8%，若包括皮下组织重量则可达体重的16%。成人皮肤面积约为1.7m^2。作为解剖学和生理学上的重要边界器官，皮肤覆盖于人体全身表面，主要功能为保护、感觉、调节体温、分泌和排泄等。它保护机体免受外界环境中机械的、物理的、化学的、生物的等有害因素的侵害，感知冷、热、痛、触等刺激，并做出相应的应激反应，控制机体内的各种营养物质、电解质和水分的损失，通过皮脂与汗液排泄机体代谢产物，通过周期性更新表皮，有效保持机体的内环境稳定和保持皮肤自身的动态平衡。皮肤正常功能对机体的健康很重要，同时，机体的异常情况也可以在皮肤上反映出来。

化妆品主要是作用到皮肤上的日用化学工业产品，故此作为化妆品研究人员，首要是对皮肤结构、功能有一个宏观的了解。本章主要根据化妆品研究人员需求，对皮肤组织结构、生理功能进行描述，并列举了不同性别、不同年龄人员的皮肤结构、功能的差异性。值得一提的是，本章不但描述了皮肤解剖结构，还描述了皮肤面积、厚度、纹理、毛孔等，对化妆品研究人员开发化妆品细分化产品具有重要意义，如皮肤面积与体重之间的关系能够帮助儿童化妆品开发时安全使用化妆品原料；毛孔大小发生机制与开发改善毛孔大小化妆品息息相关；皮肤纹理对使用化妆品时涂抹和按摩方向具有指导作用。

第一节　皮肤表观生理结构

一、皮肤解剖结构

从皮肤解剖学、皮肤病学等教材或参考文献中均可以了解到皮肤的结构。

皮肤由表皮、真皮和皮下组织构成，并与其下的组织相连（图 1-1）。皮下组织在解剖学中称浅筋膜，由疏松结缔组织和脂肪组织组成，它在身体各部的厚度差别相当大。皮肤中还含有丰富的血管、淋巴管、神经、肌肉及各种皮肤附属器：毛发、毛囊、汗腺、皮脂腺、指（趾）甲等。其中表皮基本结构详见第四章第一节；真皮基本结构详见第五章第一节。

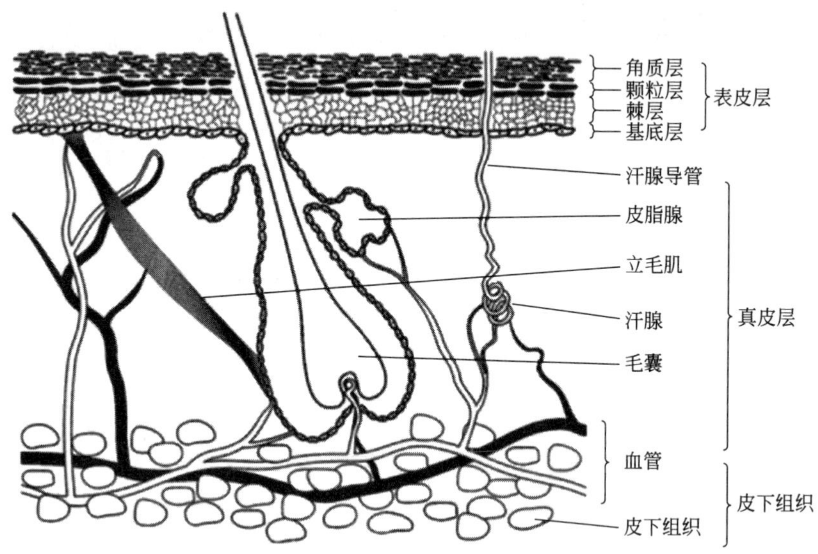

图 1-1　皮肤结构图

皮肤与外界环境直接接触，其结构复杂且皮肤中的细胞功能高度特异化。皮肤中含有各种类型的细胞，如成纤维母细胞、角朊细胞、黑素细胞等，它们各自执行相应的功能，如表 1-1 所示，使皮肤成为一个相对独立的组织系统，与其他器官组织一起参与机体的代谢活动。

表 1-1　皮肤中的细胞类型和功能

皮肤结构	细胞类型	功能
表皮层	角质形成细胞 朗格汉斯细胞 黑素细胞 巨噬细胞、淋巴细胞	构成角质化表皮 属抗原递呈细胞 合成色素 游走细胞、免疫应答

续表

皮肤结构	细胞类型	功能
真皮层	成纤维细胞 肥大细胞 血细胞 上皮细胞 神经末梢细胞	合成纤维 形成基质、释放组胺 形成血管 感受刺激

二、皮肤面积与体重

1. 面积与体重的关系

从重量与面积的角度来看，皮肤为人体最大的器官。新生儿皮肤总面积约为 $0.21m^2$，婴儿约为 $0.41m^2$，成人皮肤总面积约为 $1.5\sim2m^2$，平均 $1.6m^2$，详见表 1-2。

表 1-2 体表面积与体重的关系

年龄段	体重/kg	体表面积/m^2	体重/体表面积/(kg/m^2)
新生儿	3.4	0.21	16.2
婴儿（6 个月）	7.5	0.41	18.3
成人	70.0	1.81	38.7

值得注意的是，成人的皮肤面积和重量与婴儿的皮肤面积和重量之间存在较大差异，这也提示化妆品研究人员对儿童产品的功效性、安全性评价上要与成人产品有所区分。

成人的皮肤面积大约是新生儿的 7～8 倍，成人的体重/体表面积的比值是新生儿的 2.4 倍，分别是 6 个月和 12 个月幼儿的 2.1 倍和 1.6 倍。关于不同年龄体表面积与体重的关系，Adam 在 2012 年欧洲化妆品安全性评价培训课程做了报道（详见表 1-3)，其对儿童产品的功效性或安全性评价具有非常重要的意义。

表 1-3 成人与不同年龄的儿童体重/体表面积比值倍数关系

年龄	成人与不同年龄的儿童体重/体表面积比值倍数关系
出生时	2.4
6 个月	2.1
12 个月	1.6
5 岁	1.5
10 岁	1.3

2. 体表面积/体重关系在化妆品研发中的意义

化妆品中不仅含有皮肤有益物质，而且含有保障化妆品稳定性的防腐剂以及表面活性剂，诸如此类的物质，如使用剂量不当，通过作用皮肤表面或吸收，可能对皮肤产生伤害。新生儿与成人的皮肤通透性几乎相同，但早产儿的皮肤通透性比足月新生儿和成人皮肤大10倍。另外新生儿药物透皮吸收的增加与新生儿体表面积和体重比例有关，伴随体重增加，体表面积也增加，但体表面积增加速度较慢，新生儿体表面积/体重（每单位体重的相对体表面积）远远高于成人，因此在相同部位皮肤表面涂擦同一化妆品时，婴幼儿对物质的吸收比成人高，由此导致儿童不安全性更高的风险。因此，了解体表面积/体重关系，从而确定安全剂量，才能确保婴幼儿产品的安全性。

三、皮肤厚度

若只计算表皮和真皮，不包括皮下组织，皮肤厚度为0.5～4mm。表皮的厚度受许多因素的影响，差异较大，厚度从0.07mm至1.6mm不等，如眼睑0.04mm、足跖1.6mm，总平均约0.1mm。真皮厚度是表皮的15～40倍，为0.4～2.4mm不等。

皮肤的厚度因解剖部位、性别和年龄不同而异。以躯干背部及臀部较厚，眼睑和耳后的皮肤较薄；同一肢体，内侧偏薄，外侧较厚。女性皮肤比男性薄，老年人皮肤较年轻人薄，儿童皮肤较成人薄，成年人皮肤厚度为新生儿的3.5倍，但至5岁时，儿童皮肤厚度基本与成人相同，20岁时表皮最厚，30岁时真皮最厚，以后逐渐变薄并伴有萎缩。

当皮肤过厚，特别是角质层和颗粒层过厚，透光性差，就会影响皮肤的颜色，导致皮肤发黄；而皮肤太薄，对外界环境的抵抗力减弱，则导致皮肤敏感性增加。

化妆品经皮吸收不仅与皮肤面积有关，与皮肤的厚度亦密切相关。由于影响皮肤厚度的因素较多，在开发产品过程中，要充分考虑产品使用的部位、使用人的年龄和性别。

1. 表皮厚度

随年龄的增长，前额、前臂屈侧表皮厚度略有增加。使用共聚焦显微镜观察到老年人前臂屈侧表皮厚度较厚，男性手背的表皮厚度大于女性。表皮厚度也随部位的不同而有差异，手背最厚，其次依次为颧、前额及前臂屈侧（表1-4）。表皮厚度不受季节的影响。

表1-4　不同性别角质层厚度的比较（平均数±标准差，μm）

部位	角质层厚度			
	男（n=22）	女（n=27）	统计量	P值
前额	9.5±1.4	8.7±1.9	Z=2.1509	0.0315
颧部	9.4±1.8	8.6±1.4	Z=1.9096	0.0356
手背	16.5±3.0	14.8±2.7	Z=2.1407	0.0323
前臂屈侧	11.7±1.6	11.0±1.9	t=1.3997	0.1682

注：n为志愿者人数；t为t检验；Z为wilcoxon秩和检验。

值得一提的是角质层厚度，虽然随年龄增长表皮厚度有所增加也会对角质层屏障功能生理参数造成一定影响，但对角质层厚度的影响却无统计学意义。角质层厚度顺序依次为：手背＞前臂屈侧＞前额＝颧，男性前额和手背的角质层厚度高于女性，面部角质层厚度较薄，能够使外界的刺激物、抗原、微生物更易侵入皮肤，这也可能是面部皮肤对外界刺激较敏感、对局部外用产品不能耐受，易发接触性皮炎、湿疹的重要原因。

2. 真皮及皮下组织厚度

皮肤全层的厚度（包括表皮、真皮和皮下脂肪的厚度）随着年龄的增长而发生很大的变化，特别是女性，其皮下脂肪从 10 岁前后急剧增加，20 岁左右仍继续增加；男孩皮下脂肪的增厚稍迟，在 13～14 岁开始增加，16～18 岁停止增加。

无论什么年龄，身体部位不同，皮肤厚度亦不相同，如足背皮肤薄，而手掌、足底皮肤厚。但在婴儿期，身体各部分的皮肤厚度几乎没有差异，出生时皮肤的厚度与体重有关。

在各个年龄段，男性皮肤都比女性厚。从 45 岁开始，男性和女性的皮肤厚度都随着年龄的增长而降低，并且降低速率相同。男性皮肤含有更多的胶原，但是不管男性还是女性，胶原蛋白含量都随着年龄增加而减少。胶原密度是皮肤胶原和厚度的比值，代表真皮纤维的紧密度，相较于男性各年龄阶段女性胶原密度较低。其原因可能是胶原密度与雄激素分泌相关，比如男性化的女性患者胶原密度增加，因此，女性比男性更早显出衰老。皮褶厚度是皮下脂肪厚度的一个重要指标。用测径器测得的前臂皮褶厚度，女性开始于 35 岁减少，男性始于 45 岁减少。从 35 岁开始，女性比男性薄。男女的脂肪分布也是不同的。男性的脂肪增加倾向于集中在腹部和身体上半部，而女性则位于下半部，特别是臀部和大腿。

四、皮肤纹理

皮肤表面有许多肉眼可见的沟、嵴和粗纹，还有肉眼不易见的细纹，这些皮肤标志统称为皮肤线。对皮肤纹理、皮肤线的研究，对美容小工具的开发、化妆品使用后的按摩手法的制定等，均具有指导意义。

皮肤上致密的多种走向的沟纹称皮沟，皮沟是由于皮肤附着于深部组织，随着纤维束的排列和张力的牵引而形成的，其深浅不一，以面部、手掌、阴囊以及其他活动部位较深。皮沟间大小不等的菱形或多角形的隆起部分称为皮嵴或皮丘，也称为皮野，皮嵴上有很多凹陷的小孔，为汗孔，是汗腺导管开口的部位。

手掌和足跖及指（趾）屈侧的许多细嵴和浅沟，呈平行排列，并构成特殊的图样。隆起的细嵴称为乳头嵴，也称摩擦嵴。各条嵴间有细窄的沟，在嵴的中线上，汗腺按一定的距离开口于表面，在手掌和指的表面尤其明显，每条嵴的下面有一个真皮乳头，乳头的形状和排布样式决定了嵴的样式。嵴下面的真皮乳头中有丰富的触觉神经末梢，这些嵴和沟也增加了手和足的握力。

皮纹是皮肤纹理的简称，是指人体皮肤各个部位由表皮和真皮隆起的皮肤嵴纹及皮沟所构成的纹理。目前，所谓的皮纹主要是掌（跖）及指（趾）纹。掌跖、指（趾）末端曲面皮沟和皮嵴平行排列形成涡纹状图案即指纹（图 1-2）。指（跖）纹的样式是在胚胎发生早期由遗传因素决定的，在一生中稳定不变，且每个人之间都有差别。单卵孪儿的指（趾）纹图形也有差异，因此常可作为鉴别个体的可靠根据之一。

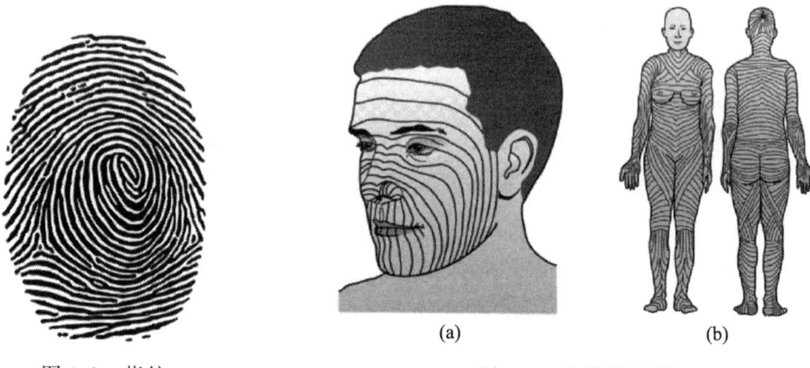

图 1-2　指纹

图 1-3　皮肤张力线

真皮内有缠绕着胶原纤维且成束排列的弹力纤维，故此皮肤具有一定的弹性并保持持续的张力，且不同部门的皮肤弹性及张力各不相同，不同部位的皮肤张力各有其固定的方向。1861 年 Langer 用圆锥形长钉随意穿刺新鲜尸体皮肤，发现皮肤可形成菱形裂缝的长轴，并且在不同部分呈固定的方向排列，将其连接起来便形成了皮纹，后人称为朗氏线，即皮肤张力线（图 1-3）。面部由于表情肌运动而形成的表情线和颈部、躯干、四肢由于屈伸运动而形成的皮肤松弛线，共同组成了皮肤最小张力线。在进行美容手术时，顺皮肤张力的切口，愈合后皮肤瘢痕较小，能最大限度保持皮肤的美容外观。1892 年 Kocher 提出，外科切口应沿皮肤张力线切开，否则不仅裂口较宽，愈合后也容易瘢痕增生。但此后发现，皮肤的皱纹、皱褶和屈折线与皮肤张力线常不一致，实际上沿皱纹、皱褶和屈折线的切口，形成的瘢痕才比较纤细而且不太明显。但是 1977 年 Ksander 提出，真皮胶原纤维的排列方向与皮肤张力线并不完全一致。新近多数人的观点认为，沿皮肤最小张力线的切口，愈合后瘢痕增生才会不明显。在活体皮肤上，由于面部表情肌运动而形成的垂直于表情肌收缩方向的面部表情线、皱褶和由于屈伸运动而在颈部、躯干、四肢形成的皮肤松弛线共同组成了皮肤最小张力线。

近年来，美容护肤不再单单着重于产品本身，为了进一步辅助提升产品效果，越来越多的化妆品开始配有使用手册，教育消费者使用化妆品时的涂抹方式、按摩手法等，美容工具、美容按摩手法的开发也逐渐兴起。为此，皮肤张力线的描述，对美容护肤具有重要的指导作用。

五、皮肤毛孔

皮肤上的毛孔（图1-4）虽然为大多数人所熟知，但其并不是解剖学和组织学上的确切概念。但毛孔粗大一直是皮肤美容行业、化妆品行业关注的热点。

1. 毛孔结构及影响因素

以前人们认为皮肤上的凹陷就是毛孔，但是以解剖学和组织学的观点，毛孔不单是指一个凹陷结构，至少包含3个部分：肉眼不可见的汗腺开口、肉眼可见的毛囊皮脂腺开口、肉眼可见内含角栓的毛囊皮脂腺开口。汗腺形成的不可见的毛孔分布于除黏膜以外的全身皮肤。可见的毛囊皮脂腺开口为圆形、中空的管状结构，主要分布于上胸部。内含角栓的毛囊皮脂腺开口主要分布于面部，尤其是鼻及两侧鼻翼。

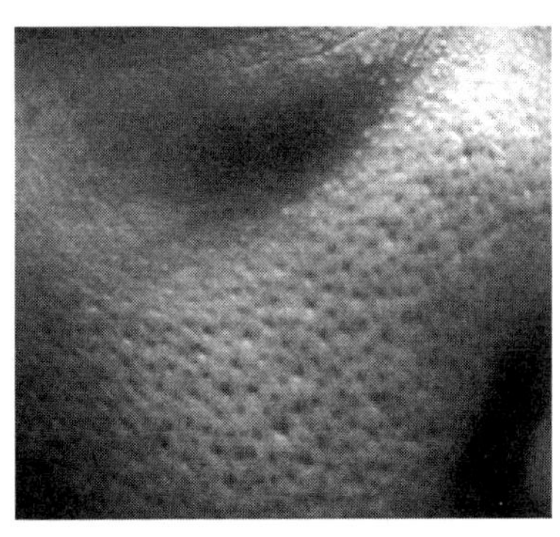

图1-4　皮肤毛孔

对于毛孔大小尚无确切定义，一般面部毛孔明显可见，影响美观时，即认为是毛孔粗大。皮肤毛孔粗大，在正常人群中较大毛孔的发生率为鼻翼（66.57%）＞鼻正面（59.55%）＞颊部（58.46%）。鼻及其周围皮肤粗大的毛孔多属于可见的内含角栓的毛囊皮脂腺开口，皮脂、灰尘和化妆品残留物等混合而成的角栓，质硬，不易清洗，使毛孔扩大。而毛囊皮脂腺的分布在鼻翼多于鼻正面，且皮脂分泌更旺盛，形成的角栓体积更大。面颊部的毛孔是肉眼可见的毛囊皮脂腺开口，不含角栓，易清洁，毛孔相对较小。

影响毛孔大小的因素包括内源性因素和外源性因素，内源性因素有遗传、毛囊皮脂腺分泌旺盛、激素水平、维生素A缺乏及皮肤自然老化等，外源性因素有化学物质、慢性紫外线照射及慢性放射线照射等。此外，毛孔大小还与皮肤的状态有关，毛孔粗大的皮肤，经皮水分丢失较正常皮肤高，富含不饱和游离脂肪酸，伴角化不全。

随着年龄的增长，自然老化、光老化的累加作用，加上外界化学物质的长期刺激等均使毛孔粗大的发生率增加。随年龄增加，皮肤老化不断加剧，表皮变薄，表皮突结构消失，弹力纤维和胶原纤维减少，呈束状排列，毛孔由于失去胶原纤维的支持和牵拉而变得松弛，表现为毛孔粗大。男性和女性由于遗传、激素等因素的影响，皮肤粗糙度、胶原密度、皮脂腺分布与分泌均存在差异。男性毛孔粗大的发生率与女性相比具有差异性，且鼻正面、鼻翼、颊部均高于女性。就面部而言，两性均在鼻翼最高，但男性鼻正面最低，女性颊部最低。男性与女性面部毛孔粗大发生率不同，除了体质因素外，也可能与平时生活是否规律、美容护肤习惯等后天因素有关系。

2. 毛孔粗大与化妆品研发

基于毛孔粗大的内因和外因，化妆品研究人员常常使用下列物质来控制毛孔粗大：

（1）收敛剂　收敛毛孔，但无法做到真正控油。以往的控油产品以无机粉体作为收敛毛孔的成分，如氧化锌、硫酸锌、氯化铝、硫酸铝等，此类成分的作用类似于用木塞堵住漏水的水龙头，对出油的毛孔来讲，无真正意义上的控油，长期使用还会造成皮肤负担。目前常用的有机酸（如单宁酸、柠檬酸、乳酸等）同样具有收敛毛孔作用，副作用少，收敛效果明显，在较短时间内就能够感受到毛孔变得细致。

（2）清凉剂　只能瞬间收缩毛孔，效果不持久，如酒精、薄荷等。

（3）维生素　维生素作为油脂调理剂，主要针对因缺乏维生素 B_6 而造成的脂溢性皮炎的人。换言之，并非对所有油性皮肤的人均有效。含维生素 B_6、维生素 B_3 和维生素 B_7 的控油产品，往往能够达到治本的效果。

（4）角质剥离溶解剂　水杨酸、AHA 果酸水杨酸对于毛孔中的角质栓塞溶解较好，但会使皮肤变薄，且十分干燥。

第二节　皮肤表观生理功能

一、屏障功能

人体正常皮肤有两方面的屏障作用：一方面保护机体内各种器官和组织免受外界环境中机械的、物理的、化学的和生物的有害因素的侵袭；另一方面防止组织内的各种营养物质、水分、电解质和其他物质的丧失。因此，皮肤在保持机体内环境的稳定上起着重要的作用。

皮肤屏障的含义具有广义和狭义之分。其中，从广义的角度上，皮肤屏障包含机械性屏障、物理性屏障、化学性屏障、生物性屏障以及色素屏障等。从狭义的角度上，皮肤屏障主要是指物理屏障。

（一）机械性屏障

正常皮肤的表皮、真皮及皮下组织共同形成一个完整的整体，它坚韧、柔软，具有一定的张力和弹性。故在一定程度内，皮肤对外界的各种机械性刺激，如摩擦、牵拉、挤压及冲撞等有一定的保护能力，并能迅速地恢复正常状态。经常受摩擦和压迫的部位，如手掌、足跖、四肢伸侧和臀部等处，角质层增厚或发生胼胝，增强了对机械性刺激的耐受性。如果外界机械性刺激太强烈，则可引起保护性的神经反射动作，回避对机体的损伤。

角质层也具有防止机械损伤的功能。将人角质层撕开 2mm 宽，需 40g 的力；但将角质层脱水后，只要用 10g 的力即可撕开。如将角质层全部去除，则表皮即丧失其张力。对抗外界的压力主要依靠真皮，因其具有有弹性的胶原纤维。全厚度的人腹部皮肤每平方厘米具有 50～200kg 的张力。皮下脂肪可对皮肤所受的冲击起缓冲作用。

（二）物理性屏障

1. 限制侵入和外流

角质层位于皮肤的最表面，是由已角化的细胞构成的层状物质，厚度约为 10～20μm，由 15～20 层的长扁平状角蛋白细胞组成。单个细胞侧面近似六角形，长约 35～45μm，厚约 0.5～1.5μm。角质层并不均匀，其外面的 2～3 层较松，细胞易脱落，故其屏障作用较弱，其余部分较均匀，对外界物质透入的屏障作用较强。^{14}C 标记的氢化可的松在正常皮肤只吸收 1%～2%，而在剥脱角质层的皮肤可吸收 90%。胶布粘剥后角质层愈薄，物质愈易通透，这可用 Fick 原理来解释——物质透过薄膜的量与膜的厚度成反比。

角质层细胞是像砖块一样交叉叠合在一起的，通常称为“砖墙结构”，其中角质细胞类似砖墙结构中的“砖块”，角质形成细胞间隙中的脂质则是“灰浆”。角质层脂质是构成表皮屏障功能的重要因素，角质层和细胞间脂质能够防止体内水分、电解质和营养物质的丢失，并阻抑外界物质侵入，达到有效的防护作用，以保持内环境稳定。细胞间脂质具有典型的生物膜双分子层结构，即亲脂基团向内，亲水基团向外，形成水脂相间的多层夹心结构。此结构一方面保留了生物膜的半通透或选择性通透的性质，有利于某些小分子营养物质如电解质的吸收渗透，另一方面它结合了一部分水分子，并将其固定下来，这些水即所谓的结合水，因此可有效保持机体的含水量。

除角质层外，毛囊、皮脂腺和汗腺也可为物质透过的通道，用组织化学、放射自显影以及荧光显微镜等方法可见透入物沿毛囊入侵。但有人认为这个途径并不重要，其依据为：手掌皮肤虽然汗腺密度很大，但除对水分外，对其他物质通透性极弱。先天性汗腺缺乏的人，其经表皮水分弥散并不减少；啮齿动物皮肤毛囊比人类多百倍，然而其通透性仅比人类大 3～5 倍。

2. 防御环境射线

（1）电的不良导体　皮肤是电的不良导体，它对低电压电流有一定的阻抗能力。电阻值受皮肤部位、汗腺分泌和排泄活动、精神状态及气候等因素的影响，特别和皮肤角质层的含水量及其表面湿度有关，电阻值的高低和水分的多少成反比，即干燥时皮肤电阻值比潮湿时大，导电性低。皮肤对电的屏障作用主要位于角质层，如果去掉角质层，真皮及皮下组织则成为电的良导体，严重削弱皮肤对电损伤的防护能力。

（2）吸收射线　正常皮肤对光有吸收能力，以保护机体内的器官和组织免受光的损伤。光透入人体组织的能力和它的波长及皮肤组织的结构有密切的关系，一般波长愈短，透入皮肤的程度愈表浅。皮肤组织吸收光有明显的选择性，如角质层内的角质细胞能吸收大量的短波紫外线（波长为180～280nm），棘层的棘细胞和基底层的黑素细胞则吸收长波紫外线（波长为320～400nm）。故皮肤组织对不同波长的光的吸收情况是不同的，紫外线大部分被表皮吸收。随着波长的增加，光的透入程度也有变化，红光及其附近的红外线，透入皮肤最深，但都被皮肤吸收，而长波红外线（波长为15～400μm）透入程度很差，大部分被表皮所吸收。

基底层中的黑素细胞对防止紫外线损伤有重要作用，黑素细胞产生的黑素颗粒，有吸收紫外线的能力，可以被输送到角质形成细胞中。黑素颗粒对防止紫外线可能引起的日晒损伤具有屏障作用。

（3）抗氧化防御系统　紫外线不仅可以损伤皮肤中带有芳香环的DNA，紫外线还可以通过人体的其他色基等吸收，导致活性氧（ROS）释放，ROS具有一个或多个未配对电子的原子或分子，包括过氧化氢、单线态氧及超氧阴离子等，其可引起皮肤红斑、水肿、光老化及光致癌等。

皮肤具有完善的抗氧化防御系统拮抗外界氧化压力，该系统包括多种酶及非酶性抗氧化物质。酶性抗氧化物质的作用主要是使环境中有害因素和内生活性氧中间产物失活。表皮中抗氧化剂的含量明显高于真皮层。角质层中非酶抗氧化物质包括：维生素E、维生素C及谷胱甘肽等，这些抗氧化物质也能够使环境中有害因素和内生活性氧中间产物失活。

（4）吸收电磁波　磁对人体组织，包括皮肤在内，产生一定的磁生物效应。一般认为它可以影响组织内生物电流的大小和方向，引起细胞内、外电解质及酶系统发生变化，它本身还可以产生磁电流，但是一般不会引起组织损伤。

（三）化学性屏障

正常皮肤对各种化学物质都有一定的屏障作用，屏障部位主要在角质层，其次是皮肤表面的氢离子浓度对酸、碱等的缓冲能力。角质层中角质细胞的胞浆、胞膜及细胞间隙物质都对化学物质有屏障作用。角质层中的致密部分就是对化学物质的主要屏障区。

正常皮肤表面偏酸性，其pH值约为5.5～7.0，最低可到4.0，最高可到9.6。它受一些体内外因素的影响，如小汗腺较多的部位pH值约为5.5±0.5，顶泌汗腺较多的部位则为6.5±0.5。一般在上肢及手背处偏酸性，头部、前额及腹股沟处偏碱性。故皮肤有中和酸、碱的能力。皮肤表面呈弱酸性，对碱性物质起缓冲作用，被称为碱中和作用。皮肤和碱性溶液接触后，最初5min皮肤的中和能力最强，经过一段时间，皮肤表面的pH值又恢复正常。皮肤对pH值在4.2～6.0范围内的酸性物质也有相当的缓冲能力，被称为酸中和作用，以防止一些酸性物质对机体的损害。

（四）生物性屏障

人体皮肤面积约 1.8m^2，具有生境多样、褶皱丰富、内陷和特殊壁龛（生态位）的生态系统，支持广泛的微生物群体。皮肤是人体与外界环境的一个接口，作为“殖民地”接收不同的微生物种群，包括细菌、真菌、病毒以及螨虫。共生微生物占据了广泛的皮肤龛，并防止病原性或有害性生物的入侵。这些微生物还起到训导皮肤中亿万 T 细胞的作用，引发它们防御相似的致病因素。皮肤作为一个生态系统存在系统的平衡，在平衡破坏时可以导致皮肤疾病或感染。宿主与微生物关系的影响因素包括内源性（例如：遗传变异，选择一个特定的微生物群落）或外源性（例如：洗手）。

另外，角质层对微生物有良好的屏障作用，一般直径约 200nm 的细菌以及直径约为其 1/2 的病毒，在正常情况下都不能进入皮肤内。其次，皮肤表面 pH 偏酸性，对寄生菌的生长是不利的。此外，皮肤表面脂质中的某些游离脂肪酸对寄生菌的生长有抑制作用，如长链游离饱和脂肪酸和油酸对化脓性链球菌有抑制作用；皮肤干燥和脱屑对寄生菌的生长也有影响。

（五）色素屏障

人体与外部环境之间，皮肤作为一个屏障，避免来自环境中的物理、化学和生物侵害。但人们也同时暴露于太阳辐射下，皮肤遭受不同的损伤。皮肤中的生物大分子或小分子化合物，作为有色物质，吸收特定波长的辐射，导致细胞内产生级联反应。在西方国家，皮肤癌（包括黑素瘤和非黑素瘤皮肤癌）的发病率已大幅增加，是由于太阳紫外辐射诱导基因产生各种各样的生物有机分子损伤，包括 DNA、蛋白质和其他小分子物质（如叶酸）。这些色素物质，包括皮肤中的所有核酸、尿刊酸、辅因子 NADPH 和 NADH、芳香族氨基酸、色氨酸和酪氨酸、核黄素、卟啉及其前体和黑素等大小分子。这些物质吸收质子，并经历了一系列的结构和化学变化。这些色素物质的结构和化学变化，在某种程度上保护着机体遗传物质免受外界射线导致的损伤。

更为重要的是在表皮的基底层有黑素细胞，黑素细胞合成的黑素，吸收紫外线或其他射线，在保护皮肤免受辐射损伤过程中起着重要的作用。紫外辐射诱导黑素细胞合成黑素，通过对黑素的化学修饰，形成即刻色素黑化。黑素细胞将合成的黑素小体转移至角质形成细胞，在角质形成细胞的核部位形成一个帽子状的防护结构，保护细胞的 DNA 免受辐射损害。紫外线暴露，可以导致皮肤的延迟性晒黑，紫外线诱导的色素沉着，被认为在防止 DNA 损伤和突变的积累过程中扮演着主要角色。鉴于黑素和皮肤色素沉着在保护机体免受太阳辐射损伤中的重要性，人类皮肤色素沉着的进化受到了广泛的关注。皮肤色素沉着被认为是人类进化过程中的保护性适应，避免机体直接暴露于太阳辐射下产生的破坏性影响。

二、吸收功能

角质层的屏障作用是对物质被动扩散的阻力作用，是纯粹的物理化学作用，它不依赖于活细胞，不需要能量过程，其依据为：①屏障阻力在体内和离体时一样，皮肤离体后很长时间仍有屏障阻力作用；②一般服从理化定律；③在实验室中可将表皮的方向倒置而不影响其弥散结果；④角质层是高度分化、代谢上不活跃的组织，水分经表皮向外渗出是一个被动过程，仅取决于外界湿度，角质层温度、厚度及其完整性。人体的绝大部分外界湿度接近零时，经表皮丧失的水分约为每小时 $0.25mg/cm^2$。

（一）皮肤渗透速率

低浓度时，单位时间、单位面积内物质的渗透率与其浓度成正比，也即服从Fick定律。

$$J_s = K_m D \Delta C / \delta$$

式中 J_s——单位面积单位时间的渗透量；

K_m——物质在角质层和在赋形剂中的分配系数；

D——物质在角质层中的扩散常数；

ΔC——物质在角质薄膜（角质层）两侧溶液浓度之差；

δ——角质层厚度。

上述公式假定皮肤角质层是一均匀的渗透屏障，实际上皮肤尚有许多附属器官，即使没有附属器官，角细胞是由角蛋白纤维和间质交替镶嵌而成的，并非均质。

同时皮肤渗透速率与分配系数也有关系。分配系数接近1时经皮吸收最好，

$$PC = C_s / C_v$$

式中 PC——分配系数；

C_s——在平衡时物质在角质层的浓度；

C_v——在平衡时物质在赋形剂中的浓度。

（二）皮肤的吸收途径

皮肤主要通过四个途径吸收外界物质，即角质层、毛囊、皮脂腺和汗腺管。

角质层是皮肤吸收的最重要的途径。角质层的物理性质相当稳定，它在皮肤表面形成一个完整的半通透膜，在一定的条件下水分可以自由通过，经过细胞膜进入细胞内。角质层的这种性能除了和组织结构有关外，还与其物理性质有关。有一些物质是通过毛囊、皮脂腺和汗腺管侧壁弥散到真皮中去的，极少数重金属及其化学物质通过这两种途径进入皮肤。皮肤外用的生物大分子，如抗原，主要经细胞内或细胞间的路线穿透连续的角质层。此外，附属器包括毛囊、皮脂腺、汗腺也能成为

抗原的入口。毛囊和相关结构的存在能帮助大分子进入有活力的皮肤细胞，然后在毛囊里面或其周围表达的蛋白会扩散到周围的皮肤组织及全身血液循环中，产生局部或全身的生物效应。

（三）影响皮肤吸收作用的因素

1. 生理、病理因素

（1）年龄、性别 关于不同年龄、性别对皮肤吸收能力的影响的资料很少。大多数研究认为婴儿和老年人皮肤比其他年龄组皮肤透皮吸收能力更强。但是目前也有研究显示，新生儿和婴儿的皮肤的透皮吸收能力与其他年龄组相比减少或正常，且无性别差异。

（2）部位 人体全身皮肤的屏障作用并不一致。阴囊最易透入，而面部、前额和手背比躯干、上臂和小腿更易透过水分。手掌皮肤除水分外几乎一切分子均不能透过，这也是接触性皮炎在手掌比手背明显减少的主要原因。有人发现前臂角质层的通透率与跖部及指甲同样厚度的角质层的通透率相同，所以认为各个部位的通透性不同可用角质层厚度不同来解释。

（3）皮脂膜 皮肤表面皮脂膜对阻止皮肤吸收的作用极微，可以忽视。去除皮肤表面脂质后不影响皮肤对水的通透性，使用脂溶剂如酒精和乙醚后，可促使某些化合物更易于被吸收，是因为损及表皮屏障而非单纯去除表皮脂膜之故。

（4）血流变化 当皮肤充血，血流增速时，经过表皮到真皮的物质很快即被移去，所以皮肤表面与深层之间的物质浓度差大，物质易于透入。

（5）屏障损伤与吸收

① 物理性创伤 磨损和粘剥后的皮肤易透入，若用胶布将角质层全部粘剥去，水分经皮肤外渗可增加 30 倍，各种外界分子的渗入也同样加速。

② 脱水 水分是角质层成形不可缺少的。若角质层水分含量低于 10%，角质层即变脆易裂，肥皂和去污剂易于透入。影响角质层水分下降的因素有：a. 湿度，当零点下降时，水分即从皮肤表面蒸发直到角质层表面与外周环境形成新的平衡为止；b. 温度，温度低时角质层水分含量也降低，所以寒冷、干燥天气皮肤易开裂；c. 若角细胞膜受损，它们的渗透功能受损，即使在良好的环境下水分也可以从细胞中丧失。摩擦或过度接触肥皂、去污剂、脂溶剂也可使细胞膜损伤。细胞膜损伤后，束缚细胞内水分的吸收分子也流到细胞外，使细胞功能不可逆地丧失。

③ 化学性损伤 损伤性物质如芥子气、酸、碱等伤害屏障细胞，使其通透性增加。用脂溶剂，如乙醚，反复擦皮肤去除皮面脂质，其屏障功能未发生多大变化，但若将离体表皮长期浸于脂溶剂或放在脂溶剂中煮沸，其屏障作用即完全丧失，角细胞膜的这种半透性质取决于它们的脂质含量。

④ 皮肤疾病 影响角质层的皮肤病可影响其屏障作用。急性红斑和荨麻疹对皮肤的屏障和吸收作用无影响。角化不全的皮肤病，如银屑病和湿疹，使屏障功能减

弱，而吸收功能则增强，皮损处水分弥散总是增速，外用的治疗药物在该处也比在正常皮肤处更易透入。

2. 环境因素

（1）时间　在同一部位测量几个星期，其结果也不一样。因为：①角质层在生长、脱落和不同时间内功能上有差异；②湿度和温度有改变，温度从 26℃增至 35℃时表皮的水的弥散可增加一倍。

（2）温度　外界温度升高时，皮肤的吸收能力增强，这是由于物质弥散速度加快，物质被不断地移于血液循环中所致。

（3）湿度　当外界湿度升高时，由于角质层内外水分的浓度差减小，影响了皮肤对水分的吸收，因此，对其他物质的吸收能力也降低。如果外界湿度低，甚至使皮肤变得很干燥，即角质层内水分降到 10%以下时，则角质层吸收水分的能力明显增强。

3. 物质因素

以下几方面因素影响皮肤的吸收能力：

① 对脂质和水分的溶解度　表皮的通透性很大程度上是由细胞膜的脂蛋白结构所决定的。脂溶性物质（如酒精、酮等）可透入细胞膜，水溶性物质因细胞中含蛋白质可吸收水分，故也可透入。角质层细胞的内部切面也为镶嵌型，有脂质 20%～25%，蛋白质 75% ～80%，所以水溶性物质可通过蛋白质透入，有机溶剂则通过脂质而透入。

② 透入物的分子量　分子量与通透常数之间尚无单相关。分子量小的氨气极易透入皮肤，分子量大的物质，如汞软膏、葡聚糖分子（分子量为 15300）也都可透入皮肤。而有些小分子物质则不易透入皮肤。这种情况可能和分子的结构、形状、溶解度等有关系。

③ 浓度　气体及大多数物质浓度愈大，透入率愈大；但也有少数物质浓度高，对角蛋白有凝固作用，反而影响了皮肤的通透性，导致吸收不良。如苯酚，低浓度时，皮肤吸收良好；高浓度时，不但吸收不好，还会造成皮肤损伤。

④ 电离子透入　一般经皮肤附属器官透入，但有人用放射性核素钍标记的氯化钍电离子透入后，其经皮透入量显著增加。

⑤ 赋形剂　赋形剂可能促进物质经皮肤附属器官吸收，但其作用不大，可以忽视。物质能否吸收主要看它本身性质，赋形剂不能将本身不能吸收的物质带过屏障带。但有人认为赋形剂也很重要。同样浓度的 $HgCl_2$ 结晶和 $HgCl_2$ 水溶液放在豚鼠皮肤上，作用一周后前者死亡为 0/20，而后者死亡为 9/20。有人发现，酚在水性赋形剂中比在花生油或聚乙二醇中更易通透。近几年发现二甲基亚砜及其所溶解的物质能很快透入皮肤，其作用机制尚未完全弄清，可能是分配系数有变化之故。

（1）水分　放在 37℃水中的离体角质层，吸收的水分可高达 60%，但完整的皮肤只吸收很少量的水分。水分主要是透过角质细胞的胞膜进入体内，25℃时其通透常数为每小时 $0.5\times10^{-3}cm^2$。

（2）电解质　过去认为阴离子除 I^-、Cl^- 外，一般不能经皮吸收，阳离子中非生理性的 Li^+、Sr^{2+} 和 Ba^{2+} 不能渗透，生理性的 Na^+ 和 Ca^{2+} 也不能渗透。然而，放射性离子实验表明，Na^+、K^+、Br^+ 可很快透过皮肤，^{131}I、^{89}Sr 和放射性钙在鼠皮肤上均可吸收。

（3）脂溶性物质　皮肤可大量吸收脂溶性物质，如维生素 A、维生素 D 及维生素 K 容易经毛囊和皮脂腺透入。激素中的脂溶性激素，如雌激素、睾酮、孕酮、脱氧皮质类固醇等也透入良好。凡在脂及水中都能溶解的物质吸收最好，大多数物质其吸收速度可与消化道黏膜的吸收和注射后的吸收相似。而单纯水溶性物质，如维生素 B、维生素 C、蔗糖、乳糖及葡萄糖等都不被吸收。

（4）酚类物质　一般酚类物质可由皮肤透入。

① 苯酚　高浓度（大于 5%～10%）时可使皮肤蛋白质凝固，低浓度时可很快吸收，皮肤擦伤时比正常皮肤吸收增加 50%，烫伤时增加 130%。婴儿用含酚的卡氏搽剂可引起急性溶血性贫血和正铁血红蛋白血症。

② 水杨酸　非离子化的水杨酸为脂溶性，离子化的水杨酸为非脂溶性。用 5% 的水杨酸和水杨酸钠的霜剂在正常皮肤上贴布 24h，测其尿中排泄量，可见脂溶性水杨酸霜明显吸收而水溶性的水杨酸钠则全不吸收。有报道银屑病患者用 3%～6% 水杨酸外搽，每日 4～6 次，临床可出现恶心、耳鸣、呼吸困难和幻觉。儿童大面积用药时更易中毒，一般用药面积不宜超过体表面积的 25%。其他脂溶性的酚衍生物，如间苯二酚、氢醌、焦性没食子酸，不管何种赋形剂均可渗透皮肤。

（5）激素　睾酮、孕酮、脱氧皮质类固醇等容易迅速地被皮肤吸收。

可的松不被皮肤吸收，氢化可的松可被皮肤吸收，婴幼儿外用氢化可的松可能会导致生长受阻滞。倍他米松外用效果比氢化可的松强 10 倍。氟轻松外用效果最好，皮肤吸收也最好。糖皮质激素外用时，儿童比成人更易吸收，所以在治疗婴儿湿疹时不宜久用，须注意经皮吸收后可引起系统反应。水溶性激素的经皮吸收尚无一定结论。

（6）有机盐基类　皮肤对这类物质吸收情况各有不同，其中有植物碱、合成杀虫剂、抗组胺剂、镇静剂、防腐剂、收敛剂等，如果它们的盐基是脂溶性的游离盐基，则皮肤吸收良好；如果是水溶性的，则皮肤吸收不好。如尼古丁是脂溶性有机盐类物质，皮肤吸收良好。

（7）重金属及其盐类　重金属的脂溶性盐类可经皮吸收，如氯化汞可通过正常皮肤，但浓度超过 0.5% 可凝固蛋白质，妨碍其通过。金属汞、甘汞、黄色氧化汞主要经毛囊和皮脂腺而透入，表皮本身不能透过。氯化氨基汞本身不溶于水、脂质及有机溶剂，故极少吸收。临床上之所以能吸收是因为经角质层和汗液的酸化，使汞离子分解游离之故。

铅、锡、铜、砷、锑、汞与皮肤、皮脂中脂肪酸结合成复合物的倾向，使本来的非脂溶性变为脂溶性，从而使皮肤易于吸收。

（8）气体　皮肤吸收气体的数量很少，全身皮肤吸氧量约为肺的1/160。一氧化碳不被吸收，二氧化碳则内外相通，由溶度高的一侧向低的一侧弥散或透入。此外，氦气、氮气、氨气、硝基苯及特殊的芳香族油类蒸气等也可以透入皮肤。

（四）吸收功能与化妆品研发

外来物质进入皮肤主要通过两个途径：表皮和附属器（汗腺和毛囊）。多数情况下，物质是以表皮进入皮肤的，并经历三个阶段：①经皮渗透，即透过表皮进入真皮；②皮肤吸收，在真皮通过毛细血管作用进入体循环；③在作用部位积聚。这是临床治疗疾病时的药物经皮给药的全过程，最终目的是利用皮肤给药的优点（使用方便和毒副作用小）治疗全身性疾病。药物的经皮给药实际上是透皮吸收给药。

化妆品的经皮输送过程与药物输送的主要区别在于化妆品功能性成分是以经皮渗透后积聚在作用皮肤层为最终目的，而非将其输送到全身。多数化妆品功能性成分需要进入皮肤，是按产品的有效性作用于皮肤表面或进入表皮或真皮，并在该部位积聚和发挥作用，不需要透过皮肤进入体循环。如防晒剂应滞留在皮肤表面，如果渗透到皮肤内，则失去了防晒剂的功能属性，且大大增加对皮肤的伤害可能性。抗氧化剂、皮肤美白剂和抗衰老功效成分，经常作用于表皮的角质形成细胞、黑素细胞或真皮的成纤维细胞等，如果只是停留在皮肤表面而不能达到相应的作用部位，也失去了使用活性成分的意义。因此，化妆品研究人员在研究功能性成分的经皮输送时，要促进这些成分的经皮渗透，避免透皮给药。

三、呼吸功能

除了某些厚度超过1mm的特殊部位外，表皮可以通过皮肤表面弥散获得它所需要的全部氧气；经皮肤排出的二氧化碳，部分来自于皮肤本身，部分来自于浅表血管的血液。皮肤呼吸占人体整个呼吸量的比例：氧的吸收低于1%～1.9%，二氧化碳排出为2.7%。皮肤虽然具有一定的气体交换功能，但尚难称其为呼吸器官。

1. 二氧化碳

表皮角质形成细胞在增殖、分化成熟过程中产生的CO_2通过角质层弥散进入到空气中，或经过真皮进入皮肤循环，并由血液清除。皮肤表面CO_2的弥散与角质层的完整性及皮肤屏障功能相关。皮肤中和碱性物质的能力与其CO_2的释放相关。在皮肤的不同部位，CO_2弥散存在生理学差异。腋窝和前额是CO_2释放较多的部位，而前胸、背部、腹部及手掌等部位的CO_2释放率较低。汗腺在CO_2释放中可能起一定作用，显性出汗时，CO_2释放增多，所以，环境温度应是影响CO_2释放率的主要因素。用乙酰胆碱刺激汗腺显示CO_2释放增多，此与不显性水分丢失增多相关，表

明 CO_2 通过与水分相关的汗腺被排出，CO_2 丢失与角质层完整性之间存在一种对应关系。异位性皮炎、银屑病患者的皮肤与正常皮肤在 CO_2 弥散方面存在差异，而婴儿和成人之间没有差异。

2. 氧气

皮肤与外界环境间的氧气（O_2）交换早在1851年已被证实。角质层是氧气流通的最大阻力，角质层厚度和组成成分（脂类）的变化可引起 O_2 流通改变。离体皮肤对 O_2 转运的阻力显著减少，与血液相关的经皮氧分压（transcutaneous oxygen pressure，$TCPO_2$）在局部充血时增高，许多局部因素如角质层和表皮厚度、炎症、紫外线照射、皮肤病和水肿均可影响 $TCPO_2$。$TCPO_2$ 为评价正常皮肤中动脉氧分压和微循环提供了一种有用的方法。在银屑病、痤疮患者中，$TCPO_2$ 降低。

3. 皮肤呼吸功能与化妆品研发

正常情况下，皮肤毛细血管内的血氧释放在到达皮肤表面之前大部分弥散至周围组织，仅小部分参与皮肤细胞代谢，而且由于表皮结构的阻挡，经弥散到达皮肤表面的氧量很难被检测到。但是，当皮肤被加热至43～45℃时，毛细血管达到最大程度的扩张，血流量最大，流速最快，此时绝大部分血氧可以弥散至皮肤表面，此时可通过监测经皮氧的散失情况来监测皮肤微循环状态。

近年来，化妆品研究人员已经关注并应用调节皮肤微循环的活性物质来改善皮肤的健康状态，并且达到相应的效果。这些改善微循环的化妆品，其功能评价往往使用经皮氧分压作为一个硬性指标，当然也可使用激光多普勒和红外热成像等技术。

四、排泄功能

皮肤具有分泌和排泄功能，这主要是通过汗腺和皮脂腺进行的。

（一）汗腺

汗腺分为小汗腺（或称外分泌腺）和大汗腺（或称顶泌汗腺）两种，它们各自有不同的生理活动，但都有分泌汗液的能力。小汗腺分泌大量水分，与体温调节有关；而大汗腺在人体已退化，仅局限于部分有毛存在之处，与体温调节无关。除此之外，两者神经调节也有所不同，大汗腺受肾上腺素能神经调节，小汗腺由乙酰胆碱能神经支配，但这种区别也不是绝对的，大汗腺可受乙酰胆碱性物质刺激，小汗腺可对肾上腺素和异丙肾上腺素起反应，两者均受双重神经支配。

1. 小汗腺

(1) 小汗腺的分布　除口唇、龟头、包皮内层、阴蒂外，小汗腺分布全身，其密度随部位而不同，一般以掌、跖最多，屈侧比伸侧多。成人皮肤上的小汗腺数量为200万～500万个，平均每平方厘米有143～339个，它因人种、年龄、性别及部位等有所不同。这些小汗腺按其生理活动状态，可分为活动状态小汗腺及休息状态小汗腺。

（2）汗液的成分　汗液相对密度约为1.001～1.006，pH值约为5.5±0.5，主要成分为液体和固体两部分，前者占99%～99.5%，后者仅占0.5%～1.0%。液体内主要是水分，固体内有无机物和有机物，有机物中以乳酸及尿素最多，无机物中以氯化钠最多。此外，还含有钙、镁、磷、铁。汗液中还含有多种氨基酸类，具体如下：①尿素，汗液中含尿素氮约50～60mg/dL，比血中的含量高2倍，尿酸约为0～0.7mg/dL；②乳酸，汗液中含量约为220～370mg/dL，平均约为300mg/dL，比血中的含量高4～40倍；③氯化物，成人不显性出汗时，氯化钠的含量约为5～18mmol/L，24h可排出330mg氯化钠；④氨基酸类，总含氮值约为1.57～4.76mg/dL，约为尿中的1/4，这些氨基酸有谷氨酸、丙氨酸、亮氨酸、甘氨酸、酪氨酸及蛋氨酸等；⑤其他，如免疫球蛋白，汗液中IgG比IgA多（IgG/IgA=3/4），异位性皮炎患者汗液中的IgE比正常人高。汗液中的各种成分及其含量范围见表1-5。

表1-5　汗液中的各种成分及其含量范围

汗液中的各种成分	含量/(mmol/L)	汗液中的各种成分	含量/(mmol/L)
乳酸	<40	天冬酰胺	24×10^{-3}
尿素	<10	鸟氨酸	10×10^{-3}
钠	33.8	亮氨酸	11×10^{-3}
氯	42.12	蛋氨酸、异亮氨酸、苯丙氨酸、赖氨酸	$(2\sim10)\times10^{-3}$
钙	2.00	天冬氨酸、谷氨酸	20×10^{-3}
钾	4.50	组氨酸	37×10^{-3}
氨	0.5～8	瓜氨酸	25×10^{-3}
丝氨酸	154×10^{-3}	脯氨酸	—
苏氨酸	$(32\sim92)\times10^{-3}$	丙氨酸	—
甘氨酸	51×10^{-3}		

（3）小汗腺的分泌和排泄机制　在室温条件下，只有少数小汗腺有分泌活动，多数处于休息状态，当外界温度升高到32℃以上时，活动状态小汗腺增加。身体各部位活动状态小汗腺的数目是不一致的。如气温高于临界水平（31～32℃），则全身皮肤可见到或多或少的突然出汗。当气温低于临界水平时，汗腺分泌只能在显微镜下可见，肉眼看不见，这不仅是因为汗珠太小，而且其刚出表皮即被蒸发。这种不可见的出汗是人体不自觉失水的一部分。另一部分则是通过表皮角化过程的不显汗，这部分汗不是小汗腺排出的。

到达皮肤表面的汗液数量的变化取决于小汗腺分泌丝球部的汗液分泌率。汗液主要是通过分泌细胞完整的细胞膜分泌出来的，并不包含细胞质的全部成分。分泌丝球部的暗细胞只分泌一种含黏多糖的黏液，透明细胞则分泌钠离子及水分等。这些物质在分泌丝球部的管腔内混合成类似血浆一样的等渗或轻度高渗的液体。当钠离子从分泌细胞内转移到细胞外时，水分也随之排出，这种活动是在透明细胞的内管道处进行的。在出汗率低时，则内管道关闭，钠离子分泌减少；出汗增多时，它全部开放，钠离子的分泌数量增多。

等渗或轻度高渗的汗液排到丝球汗管中，其中一部分钠离子又重新被管壁细胞吸收回去，使汗液变为低渗溶液。在出汗率高时，不存在水分的重吸收；在出汗率低时，水分则重新被吸收，但数量非常少。因为钠离子的分泌和重吸收保持着动态平衡，因此，不同的汗液流动率对钠离子重吸收的影响很小。汗液的 pH 值主要和乳酸盐有关，和钠及氯的关系也很密切。

钙离子透入剂——A23187 可带钙离子经过细胞膜，体外实验证实其是汗液分泌的刺激剂，其强度与乙酰胆碱相同。在体外能诱发汗液分泌的强度依次为：乙酰胆碱-钙离子透入剂 A23187＞前列腺素 E＞肾上腺素＞异丙去甲肾上腺素＞茶碱＞脱羟肾上腺素＞DB-cAMP，5-羟色胺和组胺则无发汗作用。异丙去甲肾上腺素、茶碱和 DB-cAMP 的作用，可能与 β-肾上腺素能拮抗剂-受体-腺苷酸环化酶系统有关。钙离子对小汗腺分泌的胆碱能和 α-肾上腺素能的机制非常重要。在乙酰胆碱或脱羟肾上腺素诱导的汗腺分泌中，对钙离子有绝对依赖性。但在异丙去甲肾上腺素诱导的汗液分泌中，对钙离子依赖较少。可能是受 α-肾上腺素能和乙酰胆碱刺激使细胞膜对钙的通透性增加，钙离子进入细胞膜所致。

在绝大多数组织中，钙离子和 cAMP 是调节细胞活性的内部信号系统的主要组成部分。汗腺在异丙去甲肾上腺素、茶碱和两者共同存在时的研究表明，不同时间的 cAMP 量，前者培育 5min，cAMP 即可达到饱和点，单用茶碱 cAMP 上升甚微，但两者并用时 cAMP 量可高达单用异丙去甲肾上腺素的一倍以上。

（4）小汗腺分泌的生理功能

① 散热降温　体内外温度升高时，排汗可以散热降温。24h 不显性出汗的数量约为 500～700g，由于水分的不断蒸发，带走大量热量，特别是在高温环境中，显性出汗散热降温的作用更明显，以此维持正常体温。

② 角质柔化作用　在很多气候条件下，环境的湿度、汗液和透过表皮的不显汗可维持水分的供给与挥发的生理平衡，从而防止角质层干燥。汗液可补充角质层的水分散失，以保持角质层的正常含水量，使皮肤柔软、光滑、湿润。

③ 汗液在皮面的酸化作用　表皮呈酸性，在日常生活中可防御微生物，这种作用主要通过汗液的酸性来维持。至于汗液中哪些成分在酸化中起作用，尚未完全肯定。

④ 脂类乳化作用　汗液与皮脂的相互乳化力很强，形成乳化剂，在皮面上及其沟纹皱襞处，毛囊漏斗内形成脂类薄膜。

⑤ 排泄药物　汗腺分泌细胞对与蛋白质相结合的药物有很高的通透性，有不少的药物，如磺胺类、氨基比林、巴比妥类、灰黄霉素、奎宁、酒精及铅等，都可以

从汗腺中分泌和排泄出去。

⑥ 分泌免疫球蛋白　如分泌型 IgA。

（5）影响小汗腺分泌的因素

① 温度　小汗腺分泌受体内外温度的影响。实验证明，将肾上腺素和去甲肾上腺素直接注入脑室内，可使体温下降，小汗腺分泌减少；而 5-羟色胺可使体温上升，并使小汗腺分泌活动增加。这种出汗称为中枢性排汗。另外，小汗腺处的胆碱能纤维可以直接接受皮肤及外界温度变化的刺激，引起反射性排汗增加，这种出汗称为直接性排汗，它不受麻醉剂的影响。在 31℃以下室温时的排汗，称为不显性出汗，仅在显微镜下可以看到汗液；31℃以上时的出汗，称为显性出汗。

② 精神　大脑皮质的兴奋及抑制对汗腺的分泌活动有影响，这种出汗称为精神性排汗。它常常发生在手掌、足跖、手背、头面及颈部，其次在前臂、小腿及躯干。小汗腺的活动受交感神经的支配，主要是胆碱能纤维，在组织学上尚未证实有肾上腺素能纤维存在。实验证明，局部注射乙酰胆碱可引起小汗腺大量分泌和排泄汗液。但是，在局部注射肾上腺素后，也可以引起小汗腺的分泌活动增加，排泄出少量的汗液。

③ 药物　有一些药物可以使小汗腺分泌活动增加或减少。例如，局部注射乙酰胆碱，也可引起小汗腺分泌活动增加，这种出汗称为胆碱能性排汗，它可用抗胆碱制剂对抗。此外，用肾上腺素皮内注射，也可以引起出汗，可能是作用到肌上皮细胞的结果，这种出汗称为肾上腺素能排汗。

④ 饮食　口腔黏膜、舌背等处分布有丰富的神经末梢及特殊的味觉感受器。在咀嚼时可引起口周、鼻、面颈及上胸部反射性出汗，特别是吃了辛辣食物或热烫食物后更加明显，这种出汗称为味觉性出汗。

⑤ 其他　新生儿（包括早产及足月产）的皮肤汗腺发育是不完全的，有的早产儿开始出汗常仅限于面部，皮肤常呈低温状态。随着时间的增长，四肢及躯干也可以出汗，一般在 7～14 天后全身可出汗。足月产儿第 3 天手掌有出汗，但皮肤汗腺对乙酰胆碱的反应差，出生后 7～10 天试验，结果仍比成人差，约为成人的 1/3，这可能与新生儿大脑发育不良有关。

成人的温热发汗量男性较女性的潜伏期短，发汗量大，这可用男性基础代谢量大来解释。男性汗腺对乙酰胆碱的敏感度也高，但也有报道，男女汗腺对乙酰胆碱、肾上腺素的敏感度无明显差异。从年龄的差别来看发汗的特征，小孩单位面积的能动汗腺数比成人多 3～10 倍，单个汗腺的分泌力仅为成人的 1/5～1/2，随着年龄的增加，汗腺中的氯化钠浓度逐渐升高。各部位汗腺的平均分泌量以躯干部为最强，头部、额面次之，四肢特别是掌跖处较弱。掌跖处汗腺密集而发汗量少。一般体部的汗腺为温热发汗，与体温调节有关。与体温调节无关的掌跖发汗相比，后者汗腺分布密集度小而发汗量大。

2. 大汗腺

大汗腺分泌的汗液称为大汗液。大汗液成分：为液体和固体两部分，前者主要为水分，后者包括下列一些成分。

① 铁 顶泌汗腺是排泄铁的主要地方，顶泌汗腺浑浊部分约含铁 0.6～10mg/dL，上清液中仅残留总含量的 5%。

② 脂质 顶泌汗腺中含有四种脂质，即中性脂肪、脂肪酸、胆固醇及脂质。

③ 荧光物质 这些物质可溶于丙酮，用紫外线照射后产生荧光。小汗腺的汗液中没有荧光物质，故可作为两者鉴别之用。

④ 有臭物质 人体都有一种体臭味，且因人种、性别、年龄及气候等而不同，有一定的遗传性。大汗液中的有臭物质较多，俗称的"狐臭"即其中之一。臭味的产生和皮肤表面寄生菌的分解无明显关系，因为有臭处和无臭处的寄生菌基本上是相同的，有臭物质本身分解时就发出臭味。

⑤ 有色物质 有些人的大汗液中有这种物质，使汗液呈现出黄色、黄褐色、绿色、青色、红色或黑色等不同的颜色。除腋窝处最常见外，有时在顶泌汗腺异常分布的部位，如眼周、上下眼睑、眉上部、额部、腹股沟、鼻周、颈、胸、腹、阴部及四肢等处也可见到，临床上称为色汗症。

⑥ 其他 有时可见到大汗液内含有血液成分，称为血汗；含尿素过多的，则可嗅到一种尿味，称为尿汗；含有磷成分的称为磷汗。

从上文可以了解到大汗腺与皮肤异味有着密切的关系，如何针对大汗腺分布部位、分泌物质，进行有效地中和臭味物质、拮抗或抑制大汗腺分泌作用，对除臭化妆品开发具有指导意义。

（二）皮脂腺

全身皮肤除掌（跖）及指（趾）腹面外都有皮脂腺分布，有的部位多，有的部位少，面部及头皮较多，额部约有 400～900 个/cm^2，其他部位都在 100 个/cm^2 以下。皮脂腺的活动受人种、年龄、性别及气候等因素的影响，例如 16～34 岁时，皮脂腺活动最旺盛，妇女停经后皮脂腺发生萎缩，男子皮脂腺活动可维持到 70 岁左右。

1. 皮脂腺的分布

皮脂腺分布全身，但在掌跖处没有，手背、足背很少，在头面部、躯干中部和外阴部皮脂腺多而且大，即所谓脂溢部位。一般皮脂腺开口于毛囊，但有的地方不开口于毛囊，如：口腔黏膜、唇红处、女性乳晕、包皮和眼睑。

2. 皮脂的成分

皮脂腺分泌和排泄的产物称为皮脂。它是一种混合物，其中包含多种脂类物质，主要有饱和的及不饱和的游离脂肪酸、甘油酯类、蜡类、固醇类、角鲨烯及液状石蜡等。它们在皮脂中的含量是不同的。

3. 皮脂腺功能

① 形成皮表脂质膜　皮脂是构成皮表脂质膜（皮脂膜）的主要成分。但是皮脂与皮脂膜两者之间是有区别的，皮脂只是多种脂类的混合物，而皮表脂质膜内除含有皮脂的成分外，还会有从汗腺及角层排出的水分及多种物质，它们共同形成一种乳化的脂质膜。

② 润滑毛发及皮肤　皮脂腺一般都和毛发共生。一部分皮脂附着在毛发上，起着润滑毛发的作用，防止毛发干燥、断裂；另外，大部分皮脂则排泄到皮肤表面，防止皮肤干燥、皲裂。

③ 脂肪酸形成酸性环境　对真菌和细菌的生长有轻度抑制作用。

4. 皮脂腺分泌和排泄的机制

皮脂腺排泄脂质为每分钟 0.1～2μg/cm^2，在皮面平时为 0.05～0.4mg/cm^2（皮面脂质），成人一天约分泌 2g。皮脂大部分从皮脂腺而来，小部分是在表皮细胞角化过程中形成的。皮脂腺的功能可用皮脂的排泄来表示，皮脂量增加，皮脂腺功能亢进。假如将皮面的脂肪除去，皮脂将立即以很快的速度被排泄出来，当表面皮脂达到某种厚度时则这个速度逐渐减退，减到最低的速度或完全停止。此时如将表面的脂肪再除去，则皮脂又排泄出来。这样，皮脂的排泄被认为是间断性的。皮面的皮脂于除去后再恢复，一般需要 3h 左右。

皮脂排泄的调节是两种力量对抗的结果。其一为皮脂腺压力，另一为皮脂排泄在皮面上达到某一厚度时，其对抗力可超过皮脂腺压力，使皮脂排泄停止。产生这样的对抗力所需脂质的厚度，视皮脂的稠度而定，稠的皮脂对抗力较稀的大。腺细胞中脂质的合成和排出需要一个多星期，平均皮脂腺小叶更换时间在 14 天以上，可能为 21～25 天左右，皮脂腺的成熟是一连续过程，对生理和药理性制剂的抑制或兴奋反应缓慢。但皮面脂层相当稳定也是事实，反馈学说不能完全被否定，可能多余的脂质在表皮细胞脱落时失落，或由衣服拭去。

5. 影响皮脂排泄的因素

影响皮脂腺排泄的因素十分复杂，既与内分泌、神经、免疫系统等内环境密切相关，也受药物、饮食、紫外线、温度等外界因素影响，其影响因素有：

(1) 年龄　人的一生中皮脂分泌呈双峰现象，即刚出生时为第一次高峰，此时受母体激素的影响，皮脂腺分泌旺盛，容易发生脂溢性皮炎和新生儿痤疮；随后皮脂腺分泌逐渐减少，至儿童期皮肤干燥，容易罹患单纯糠疹、特应性皮炎等皮肤病。第二次高峰出现在青春期，青春期随内分泌变化尤其是雄性激素的刺激，皮脂腺的分泌再次达到高峰，以后随着年龄增长，皮脂分泌逐渐下降，随着年老皮脂腺萎缩，则皮脂分泌更少。所以儿童和中老年的皮肤偏干，而青春期皮肤偏油。

(2) 性别　一般情况下各年龄段男性比女性皮脂分泌多，尤其是老年组，女性在绝经期后皮脂分泌急剧下降，而老年男性直至 70 岁仍有一定的皮脂分泌。

（3）人种 该部分资料较少，有研究显示有色人种尤其黑人皮脂分泌比白人略多。

（4）外界温度 气温高时，皮脂分泌量较多；气温低时，皮脂分泌量减少。所以夏季皮肤多偏油性，冬季时皮肤会变得偏于干燥。

（5）湿度 皮肤表面的湿度可影响皮脂的分泌扩散。当皮肤表面湿度高时，皮脂乳化、扩散会变得缓慢。

（6）内分泌 人体内的雄性激素和肾上腺皮质激素可使皮脂腺腺体肥大、分泌功能增强。所以一般男性皮肤比女性皮肤偏油性，毛孔粗大。

（7）药物 长期服用糖皮质激素可促进皮脂腺增生，分泌增加。外源性雄性激素可直接刺激皮脂腺增生，皮脂分泌增加，雌激素则有抑制皮脂腺分泌的作用。

（8）食物 油腻性食物、辛辣刺激性食物可以使皮脂分泌量增加。所以油性皮肤，尤其是长痤疮的人不宜吃甜食、油腻和刺激性的食物。

（9）其他 如日光暴晒以及过度清洗等也会导致润泽脂质丢失，经皮丢失水分增多，皮肤干燥。

（三）排泄功能与除臭化妆品

汗液和皮脂排泄到皮肤表面后，与表皮脱落的皮屑、空气污染物等混合，在皮肤微生物的作用下，形成保护皮肤的皮脂膜。

由于个体差异、环境的变化，皮脂膜往往具有不良气味，某种情况下产生引起人们不愉悦，甚至是一种刺鼻的特殊臭味。体臭一般分布在腋下、阴部、乳头、口角等，这些部位大汗腺分泌的脂肪酸比普通部位多，在微生物的作用下产生不饱和脂肪酸和硫化氢等气体。这些物质的气味与狐狸体臭相似，所以常常称为狐臭。化妆品研究人员往往可根据汗腺和皮脂腺分泌机制，研究和开发抑汗、除臭化妆品。

皮脂腺和汗腺分泌的多少，受地域、季节、工作场所等因素影响，不同因素影响下的皮脂和汗液分泌量会发生变化，从而使皮脂膜形成的多少和状态受到影响。皮脂膜的多少和状态与皮肤保湿等屏障功能相关，了解皮肤排泄功能以及影响因素，对开发不同区域、季节、工作场所以及不同年龄人群使用的保湿产品以及屏障护理产品，具有重要的指导意义。

五、体温调节功能

（一）体温

人和高等动物机体都具有一定的温度，这就是体温。体温是机体进行新陈代谢和正常生命活动的必要条件。体温分为表层体温和深部体温。人体的外周组织即表层，包括皮肤、皮下组织和肌肉等的温度称为表层温度。机体深部（心、肺、脑和腹腔内脏等处）的温度称为深部温度。

1. 表层温度

人体的外周组织即表层，包括皮肤、皮下组织和肌肉等的温度称为表层温度。表层温度不稳定，各部位之间的差异也大。在环境温度为23℃时，人体表层最外层的皮肤温度，如足皮肤温度为27℃，手皮肤温度为30℃，躯干温度为32℃，额部温度为33～34℃。四肢末梢皮肤温度最低，越近躯干、头部，皮肤温度越高。气温达32℃以上时，皮肤温度的差别将变小。在寒冷环境中，随着气温下降，手、足的皮肤温度降低最显著，但头部皮肤温度变动相对较小。

皮肤温度与局部血液流量有密切关系。凡是能影响皮肤血管舒缩的因素（如环境温度变化或精神紧张等）都能改变皮肤的温度。在寒冷环境中，由于皮肤血管收缩，皮肤血流量减少，皮肤温度随之降低，体热散失因此减少。相反，在炎热环境中，皮肤血管舒张，皮肤血流量增加，皮肤温度因而上升，同时起到了增强发散体热的作用。人情绪激动时，由于血管紧张度增加，皮肤温度特别是手的皮肤温度便显著降低。

2. 深部温度

机体深部（心、肺、脑和腹腔内脏等处）的温度称为深部温度。深部温度比表层温度高且比较稳定，各部位之间的差异也小。这里所说的表层与深部，不是指严格的解剖学结构，而是生理功能上所作的体温分布区域。在不同环境中，深部温度和表层温度的分布会发生相对改变。在较寒冷的环境中，深部温度分布区域缩小，主要集中在头部与胸腹内脏，而且表层与深部之间存在明显的温度梯度。在炎热环境中，深部温度可扩展到四肢。

（二）体热平衡

机体内营养物质代谢释放出来的化学能，其中50%以上以热能的形式用于维持体温，其余不足50%的化学能则载荷于ATP，经过能量转化与利用，最终也变成热能，并与维持体温的热量一起，由循环血液传导到机体表层并散发于体外。因此，机体在体温调节机制的调控下，使产热过程和散热过程处于动态平衡，即体热平衡，维持正常的体温。如果机体的产热量大于散热量，体温就会升高；散热量大于产热量则体温就会下降，直至产热量与散热量重新取得平衡时才会使体温稳定在正常水平。

1. 产热过程

机体的总产热量主要包括基础代谢，食物特殊动力作用和肌肉活动所产生的热量。基础代谢是机体产热的基础。基础代谢高，产热量多，基础代谢低，产热量少。正常成年男子的基础代谢率约为170kJ/(m^2·h)，成年女子约为155kJ/(m^2·h)。在安静状态下，机体产热量一般比基础代谢率增高25%，这是由于维持姿势时肌肉收缩所造成的。食物特殊动力作用可使机体进食后额外产生热量。骨骼肌的产热量则变化很大，在安静时产热量很小，运动时则产热量很大。轻度运动如步行时，其产热量可比安静时增加3～5倍，剧烈运动时，可增加10～20倍。

人在寒冷环境中主要依靠寒战来增加产热量。发生寒战时，代谢率可增加4～5倍。内分泌激素也可影响产热，肾上腺素和去甲肾上腺素可使产热量迅速增加，但维持时间短，甲状腺激素则使产热缓慢增加，但维持时间长。

2. 散热过程

人体主要散热部位是皮肤。当环境温度低于体温时，大部分的体热通过皮肤的辐射、传导和对流散热，一部分热量通过皮肤汗液蒸发来散发，呼吸、排尿和排粪也可散失一小部分热量。在环境温度为21℃，约70%的体热通过皮肤的辐射、传导和对流散热，约27%的体热通过皮肤水分蒸发散热；约2%的体热通过呼吸散热；约1%的体热通过排尿、排粪散热。

(1) 辐射、传导和对流散热

① 辐射散热 这是机体以热射线的形式将热量传给外界较冷物质的一种散热形式。以此种方式散发的热量，在机体安静状态下所占比例较大（约占总散热量的60%），辐射散热量同皮肤与环境间的温度差以及机体有效辐射面积等因素有关。皮肤温度稍有变动，辐射散热量就会有很大变化。四肢表面积比较大，因此在辐射散热中有重要作用。气温与皮肤的温度差越大，或是机体有效辐射面积越大，辐射的散热量就越多。

② 传导散热 传导散热是机体的热量直接传给同它接触的较冷物体的一种散热方式。机体深部热量以传导方式传到机体表面的皮肤，再由皮肤直接传给同它相接触的物体，如床或衣服等。但由于此等物质是热的不良导体，所以体热因传导而散失的量不大。另外，人体脂肪的导热度也低，肥胖者皮下脂肪较多，女子一般皮下脂肪也较多。所以，他们由深部向表层传导的散热量要少些。皮肤涂油脂类物质，也可以起减少散热的作用。

③ 对流散热 对流散热是指通过气体或液体来交换热量的一种方式。人体周围总是绕有一薄层同皮肤接触的空气，人体的热量传给这一层空气，由于空气不断流动（对流），便将体热发散到空间。对流是传导散热的一种特殊形式。通过对流所散失的热量的多少，受风速影响极大。风速越大，对流散热量也越多。相反，风速越小，对流散热量也越少。

辐射、传导和对流散失的热量取决于皮肤和环境之间的温度差，温度差越大，散热量越多；温度差越小，散热量越少。皮肤温度为皮肤血流量所控制。皮肤血液循环的特点是，分布到皮肤的动脉穿透隔热组织（脂肪组织等），在乳头下层形成动脉网；皮下的毛细血管异常弯曲，进而形成丰富的静脉丛；皮下还有大量的动-静脉吻合支，这些结构特点决定了皮肤血流量可以在很大范围内变动。机体的体温调节机制通过交感神经系统控制着皮肤血管的口径，增减皮肤血流量以改变皮肤温度，从而使散热量符合当时条件下体热平衡的要求。在炎热环境中，交感神经紧张度降低，皮肤小动脉舒张，动-静脉吻合支也开放，皮肤血流量因而大大增加（据推算，全部皮肤血流量最多可达到心输出量的12%），于是较多的体热从机体深部被带到体表层，提高了皮肤温度，增加了散热作用。在寒冷环境中，交感神经紧张度增强，皮肤血管收缩，皮肤血流量剧减，散热量也因而大大减少。此时机体表层宛如一个隔热器，起到了防止体热散失的作用。衣服覆盖的皮肤表层，不易实现对流，棉毛纤维间的空气不易流动，这类情况都有利于保温。

（2）蒸发散热　在人的体温条件下，蒸发1g水分可使机体散失2.4kJ热量。当环境温度为21℃时，大部分的体热（70%）靠辐射、传导和对流的方式散热，少部分的体热（29%）则由蒸发散热。当环境温度升高时，皮肤和环境之间的温度差变小，辐射、传导和对流的散热量减小，而蒸发的散热作用增强；当环境温度等于或高于皮肤温度时，辐射、传导和对流的散热方式就不起作用，此时，蒸发就成为机体唯一的散热方式。人体蒸发散热有两种形式：不感蒸发和可感蒸发。

① 不感蒸发　人体即使处在低温环境中，没有汗液分泌时，皮肤和呼吸道也不断有水分渗出而被蒸发掉，这种水分蒸发称为不感蒸发。这种皮肤水分的蒸发又称不显汗，即这种水分蒸发不为人们所察觉，并与汗腺的活动无关。室温在30℃以下时，不感蒸发的水分相当恒定，有12～15g/(m^2·h)水分被蒸发掉，其中一半是呼吸道蒸发的水分；另一半的水分是由皮肤的组织间隙直接渗出而蒸发的。人体24h的不感蒸发量为400～500mL。婴幼儿的不感蒸发的速率比成人大，因此，在缺水时婴幼儿更容易造成严重脱水。不感蒸发是一种很有效的散热途径，有些动物如狗，虽有汗腺结构，但在高温环境下也不能分泌汗液，此时它必须通过热喘呼吸由呼吸道来增强蒸发散热。

② 可感蒸发　汗腺分泌汗液的活动称为发汗。发汗是可以意识到的有明显的汗液分泌。因此，汗液的蒸发又称为可感蒸发。人在安静状态下，当环境温度达30℃左右时便开始发汗。如果空气湿度大，而且着衣较多时，气温达25℃便可引起人体发汗。人进行劳动或运动时，气温虽在20℃以下，亦可出现发汗，而且汗量往往是较多的。

发汗是反射活动。人体汗腺接受交感胆碱能纤维支配，所以乙酰胆碱对小汗腺有促进分泌作用。发汗中枢分布在从脊髓到大脑皮层的中枢神经系统中。在正常情况下，起主要作用的是下丘脑的发汗中枢，它很可能位于体温调节中枢之中或其附近。

在温热环境下引起全身各部位的小汗腺分泌汗液称为温热发汗。始动温热性发汗的主要因素有：①温热环境刺激皮肤中的温觉感受器，冲动传入发汗中枢，反射性引起发汗；②温热环境使皮肤血液升温，升温的血液流至下丘脑发汗中枢的热敏神经元，引起发汗。温热性发汗的生理意义在于散热。若每小时蒸发1.7L汗液，就可使体热散发约4200kJ的热量。但是，如果汗水从身上滚落或被擦掉而未被蒸发，则无蒸发散热作用。

发汗速度受环境中温度和湿度影响。环境温度越高，发汗速度越快。如果在高温环境中时间太长，发汗速度会因汗腺疲劳而明显减慢。湿度大，汗液不易蒸发，体热因而不易散失。此外，风速大时，汗液易蒸发，汗液蒸发快，容易散热而使发汗速度变小。

劳动强度也影响发汗速度。劳动强度越大，产热量越多，发汗量越多。精神紧张或情绪激动而引起的发汗称为精神性发汗，主要见于掌心、足底和腋窝。精神性发汗的中枢可能在大脑皮层运动区。精神性发汗在体温调节中的作用不大。

（三）体温调节

在一昼夜之中，人体体温呈周期性波动。清晨2～6时体温最低，午后1～6时最高。波动的幅度一般不超过1℃。体温的这种昼夜周期性波动称为昼夜节律或日周期。女子的基础体温随月经周期而发生变动。在排卵后体温升高，这种体温升高一直持续到下次月经开始。这种现象很可能同性激素的分泌有关，实验证明，这种变动同血中孕激素及其代谢产物的变化相吻合。体温也与年龄有关。儿童的体温较高，新生儿和老年人的体温较低。新生儿，特别是早产儿，由于体温调节机制发育还不完善，调节体温的能力差，所以他们的体温容易受环境温度的影响而变动。肌肉活动时代谢增强，产热量因而增加，结果可导致体温升高。此外，情绪激动、精神紧张、进食及饮水等情况对体温都会有影响。环境温度的变化对体温也有影响。

1. 温度感受器

对温度敏感的感受器称为温度感受器。温度感受器分为外周温度感受器和中枢温度感受器。①外周温度感受器：在人体皮肤、黏膜和内脏中，温度感受器分为冷觉感受器和温觉感受器，它们都是游离神经末梢。当皮肤温度升高时，温觉感受器兴奋，而当皮肤温度下降时，则冷觉感受器兴奋。②中枢温度感受器：在脊髓、延髓、脑干网状结构及下丘脑中有温度感受器。

2. 体温调节中枢

下丘脑前部的热敏神经元和冷敏神经元，既能感受它们所在部位的温度变化，又能对传入的温度信息进行整合。因此，当外界环境温度改变时，可通过：①皮肤的温、冷觉感受器的刺激，将温度变化的信息沿躯体传入神经、经脊髓到达下丘脑的体温调节中枢；②外界温度改变可通过血液引起深部温度改变，并直接作用于下丘脑前部。

脊髓和下丘脑以外的中枢温度感受器也将温度信息传递给下丘脑前部。通过下丘脑前部和中枢其他部位的整合作用，由下述三条途径发出指令调节体温：①通过交感神经系统调节皮肤血管舒缩反应和汗腺分泌；②通过躯体神经改变骨骼肌的活动，如在寒冷环境时的寒战等；③通过甲状腺和肾上腺髓质的激素分泌活动的改变来调节机体的代谢率。

有人认为：皮肤温度感受器兴奋主要调节皮肤血管舒缩活动和血流量；而深部温度改变则主要调节发汗和骨骼肌的活动。通过上述复杂的调节过程，机体在外界环境温度改变时能维持体温相对稳定。

（四）体温调节功能与化妆品研发

许多化妆品研究人员认为，皮肤的体温调节功能对开发化妆品没有多少指导意义，其实不然。化妆品用于体表护理，在使用感觉方面常常有易涂抹、厚重感、黏腻等描述。一方面，这些描述与皮肤的触觉有关；另一方面，与体温调节功能也密切相关。不同剂型、不同流变参数的化妆品严重地影响产品使用感觉，主要因素是产品对皮肤的封闭状态不一样，封闭状态影响了皮肤的蒸发热或辐射热等，皮肤感觉发生变化，从而引起消费者对某些产品产生不一样的喜好度。许多化妆品研究人员知道不同区域、季节的消费者对产品的使用感觉有不同需求，其实是皮肤体温调节功能机理所在。

六、感觉功能

正常皮肤内分布有感觉神经及运动神经，它们的神经末梢和特殊感受器广泛地分布在表皮、真皮及皮下组织内，以感知体内外的各种刺激，产生各种感觉，引起相应的神经反射，以维护机体的健康。它们能分别传导六种基本感觉：触觉、压觉、冷觉、温觉、痛觉、痒觉。一般感知的感觉可以分为两大类：一类是单一感觉，如触觉、压觉、冷觉、温觉、痛觉、痒觉等，这种感觉是由于神经末梢或特殊的囊状感受器接受体内外单一性刺激引起的；另一类是复合感觉，如湿潮、干燥、平滑、粗糙、坚硬及柔软等。这些复合的感觉不是某一种特殊的感受器能完全感知的，而是由几种不同的感受器或神经末梢共同感知的，并由大脑皮层进行综合分析的结果。正常皮肤内感觉神经末梢分为三种，即游离神经末梢、毛囊周围末梢神经网及特殊形状的囊状感受器。

（一）常见的皮肤感觉

生活中很多人会在气候变化、日晒、进食刺激性食物及使用化妆品后，出现皮肤瘙痒、紧绷、烧灼、刺痛等不适，使得皮肤处于一种高度敏感的亚健康状态。近年来，随着化妆品行业的兴起，敏感皮肤一词使用频率逐年上升。敏感性皮肤可以被认定为一种极易致敏、高度不耐受的皮肤状态，该状态下的皮肤对任何外界轻微的刺激均不耐受，极易产生瘙痒、刺痛、烧灼、紧绷等多种主观症状。近年来，研究和开发抗敏化妆品成为行业热点，特别是医学专家鼓励研究和开发临床辅助治疗功效性化妆品，化妆品研究人员不得不了解和熟悉皮肤痒觉、痛觉生理和病理生理机制等。

1. 痒觉

瘙痒是一种能引起搔抓欲望的不愉快的感觉，将瘙痒分为以下几类：

① 皮肤源性瘙痒 是由于皮肤的炎症或损伤导致的瘙痒，如皮炎。

② 神经源性瘙痒 是由于感觉神经传入通路中发生病理改变而引起的瘙痒，如疱疹后遗神经痛伴随的瘙痒。

③ 非神经源性瘙痒 是指没有神经损伤而在神经系统中产生的痒感，如胆汁淤积。

④ 心源性瘙痒 是由心理异常所引发的瘙痒，如寄生虫恐惧症。

⑤ 混合性瘙痒 是由两种或两种以上的机制引起的瘙痒，如特应性皮炎既有皮肤源性瘙痒又有神经源性瘙痒。

（1）痒的生理基础 瘙痒和疼痛可能是相互作用的两种独立的不同感觉。

痛觉的中心通道研究比痒觉的更为详细。痛觉冲动沿着大的有髓鞘纤维和无髓鞘纤维传递。大的有髓鞘纤维传递的痛觉是局限性和刺痛性；无髓鞘纤维需更强烈的刺激，所产生的痛觉是弥漫性灼痛。人体病理性疼痛，可能是由于刺激激活无髓鞘纤维感受器之故。

（2）痒的发生机制 痒觉发生机制是很复杂的，许多体内外因素，如机械性的搔抓、强酸、乙酸、甲酸、弱碱、甲基溴化物、芥子气、某些植物以及机体细胞受损后所产生的一些物质（如组胺、活性蛋白酶及多肽类物质）等，皆可引起痒感。

瘙痒的神经传导系统：瘙痒感受器是皮肤中对组胺敏感的特殊无髓鞘神经末梢C纤维的亚型，分布广泛，机械力无应答，没有痛觉反应，电阈值高。虽然这些与瘙痒相关的C纤维在解剖学上与痛觉的传入纤维相同，但功能不同，这种在传入性神经纤维中发现的慢传导的C纤维被认为是传导瘙痒信号的特殊途径。

瘙痒的传导通路：当皮肤被致痒物质刺激后，瘙痒感受器向脊髓后角传导神经冲动，然后通过脊髓丘脑束传到丘脑，直达躯体感觉皮层。外周和中枢形成的特殊的反应模式和投射是瘙痒形成的神经通路基础。

瘙痒的外周介质及感觉神经纤维末梢受体：①组胺及其受体：组胺主要存在于肥大细胞和嗜碱粒细胞中，机体受刺激后细胞发生脱颗粒而释放组胺，组胺可以刺激C纤维末梢相关受体从而产生瘙痒和疼痛。组胺有H1～H4四种受体，H1、H2受体表达于感觉神经末梢，组胺对H1受体的亲和力是H2受体的10倍，因此组胺所导致的血管扩张、水肿和瘙痒主要是由其与H1受体结合所致。关于H3、H4受体研究尚不明了。②蛋白水解酶及蛋白水解酶受体-2（PAR-2）：蛋白水解酶可以激活PAR-2。PAR主要在神经系统高表达，包括PAR-1、PAR-2、PAR-4，目前仅发现PAR-2在病理生理方面和瘙痒相关。肥大细胞激活后释放纤维蛋白溶酶，后者激活C神经纤维末梢上的PAR-2，激活的C纤维将此信号传递至中枢神经系统，导致瘙痒。角质细胞的PAR-2可能介导内源性物质（胰蛋白酶、激肽释放酶）或外源性蛋白酶（细菌、尘螨）诱发的瘙痒。皮肤感觉神经和角质细胞的PAR-2激活可能是特应性皮炎和其他皮肤病瘙痒反应传递的特殊通路。特应性皮炎患者中角质细胞的PAR-2数量上升，而且内源性PAR-2激动剂可增达4倍。③瞬时受体电位香草酸受体-1（transient receptor potential vanilloid-1，TRPV1）：TRP通道由6组分子组成，即TRPC、TRPV、TRPM、TRPP、TRPML和TRPA。这些分子均位于C型感觉神经元上，是非特异性的钙渗透性感受传导通道，感受味觉、温度觉和细胞及器官水平的渗透/机械压力。TRPV1可以被辣椒素激活，也可以被高温（＞42℃）和酸环境（pH＜5.9）激活。各种瘙痒介质，如花生酸类物质、组胺、缓激肽、ATP以及各种神经因子等，都可以归结为拥有香草样物质的作用，它们可以直接激活或者通过激活各种细胞间的信号传递通路激活TRPV1。该受体的激活可以使神经末梢去极化而释放分泌性颗粒，其中含有神经肽P物质等。不管是否释放神经肽，该动作电位都会被传到脊髓继而启动瘙痒或疼痛的感觉。持久使用辣椒辣素可以使神经的敏感性下降，并抑制神经肽的聚集释放从而抑制瘙痒，这也就是外用辣椒辣素治疗瘙痒的机制。功能性的TRPVl通道还在大量非神经元的细胞表达，如肥大细胞、树突细胞以及毛囊的各种角质细胞。④大麻素受体-1：该受体与TRPV1有密切关系，它们在C型瘙痒感觉纤维上有共区域化的特性。内源以及合成大麻素均有止痛作用，大麻素受体-1激动剂可有效抑制组胺诱导的瘙痒，并伴有感觉末梢释放神经肽减少。

痒觉产生的其他机制：①阿片样物质和阿片受体：内源性阿片样肽包括脑啡肽、β-内啡肽和强啡肽，可由神经和角质细胞产生，阿片受体包括μ、κ、δ受体。脊髓鞘内阿片μ-受体激动剂在止痛的同时可以引起瘙痒，而外周的μ-受体表达下降可能促成慢性瘙痒。临床上使用κ-受体激动剂（脊髓水平作用）可以对顽固瘙痒有明显的缓解作用。②5-羟色胺：该介质作用于其受体诱发瘙痒，这种瘙痒可通过外周和中枢机制形成。5-羟色胺能使C纤维兴奋伤害感受器。皮内注射能引起瘙痒，但较组胺为弱。③前列腺素：是一种血管舒张剂，被证实对正常或特应性皮炎患者皮肤均有较弱的致痒作用，呈剂量依赖性。它自身不会引起痒感，但前列腺素-1能降低痒感域值和增强由组胺产生的痒感，前列腺素-2能使正常皮肤血管舒张并产生弱的瘙痒感。这可能是该物质对神经末梢产生一种非特异性的刺激作用，增加神经对瘙痒的敏感性。④细胞因子：IL-2、IL-4等可诱发瘙痒。临床观察认为IL-2是瘙痒的诱凶，它的具体作用机制目前还不清楚。⑤神经生长因子及其受体：神经生长因子与瘙痒有关，它可由角质细胞、肥大细胞和成纤维细胞释放。它作用于感觉神经的高亲和力受体并将其激活，导致神经芽殖和致敏。慢性瘙痒性疾病真皮内神经纤维密度较高，在特应性皮炎患者皮损中神经生长因子-4也有较高的密度，其血清神经生长因子和P物质的浓度与疾病的严重度一致。

神经纤维和肥大细胞的相互作用与痒觉产生：皮肤中的肥大细胞经各种不同途径受刺激后，释放一系列生物学活性的化学性递质，包括组胺以及胃促胰酶和胰蛋白酶样血管舒缓素在内的颗粒酶。肥大细胞被激活后释放类胰蛋白酶，可以激活C类神经纤维末梢的蛋白酶激活受体-2（PAR-2），将信号传导到中枢而引发痒感。另外，C类神经纤维被激活会导致局部神经肽（如P物质）的释放。高浓度P物质可引起肥大细胞脱颗粒；低浓度P物质则激活肥大细胞上特异性受体NK1，使肥大细胞致敏释放肿瘤坏死因子（TNF-α），TNF-α作用于神经末梢伤害性感受器引发瘙痒。从肥大细胞产生的可能致痒的递质还有血小板因子、慢反应物质、嗜酸性粒细胞趋化因子、其他趋化因子和蛋白水解酶。血管活性肠肽、分泌素和生长抑素于皮内注射后可引起皮肤瘙痒、风团和轴索反射红斑。这些作用是通过释放组胺而引起的。而其他神经肽如血管紧张素、黑素细胞刺激素、神经肽Y和神经垂体激素运载蛋白则没有明显的致痒作用。

2. 痛觉

痛觉是由有可能损伤或已造成皮肤损伤的各种性质的刺激所引起。机体受到伤害性刺激时，往往产生痛觉。痛觉是一种复杂的感觉，常伴有不愉快的情绪活动和防卫反应，这对于保护机体是重要的。疼痛也是皮肤过敏引起的主要临床症状之一，因此值得化妆品研究人员关注。

(1) 皮肤痛觉生理基础　伤害性刺激作用于皮肤时，可先后出现两种性质不同的痛觉，即快痛与慢痛。快痛是一种尖锐而定位清楚的刺痛，在刺激时很快发生，撤除刺激后很快消失。慢痛是一种定位不明确的烧灼痛；在刺激后0.5～1.0s才能被感觉到，痛感强烈而难以忍受，撤除刺激后还持续几秒钟，并伴有情绪反应及心血管和呼吸等方面的变化。

(2) 皮肤痛觉发生机制　一般认为痛觉的感受器是游离神经末梢。引起痛觉不需要特殊的适宜刺激，任何形式的刺激，只要达到一定强度有可能或造成组织损失时，都能引起痛觉，但其机制还不清楚。有人认为，这种游离神经末梢是一种化学感受器，当各种伤害性刺激作用时，首先引起组织内释放某些致痛物质（例如K^+、H^+、组胺、5-羟色胺、缓激肽、前列腺素等)，然后作用于游离神经末梢产生痛觉传入冲动，进入中枢引起痛觉。

痛觉的中枢传导通路比较复杂。痛觉传入纤维进入脊髓后，在后角更换神经元并发出纤维交叉到对侧，再经脊髓丘脑侧束上行抵达丘脑的体感觉核，转而向皮层体表感觉区投射。此外，痛觉传入冲动还在脊髓内弥散上行，沿脊髓网状纤维、脊髓中脑纤维和脊髓丘脑内侧部纤维，抵达脑干网状结构、丘脑内侧部和边缘系统，引起痛的情绪反应。

3. 触觉

触觉是微弱的机械刺激兴奋了皮肤浅的触觉感受器引起的。正常皮肤内感知触觉的特殊感受器有三种：在平滑皮肤处，主要是Meissner小体，位于表皮基底层的为梅克尔细胞，在有毛皮肤处则为Pinkus小体。这些感受器接受的外界刺激，实际上是一种机械能，如刺激毛发的末梢引起的感觉，主要是由于对毛囊周围末梢神经网的压力及毛发出口处皮肤受到牵拉变形的结果。

皮肤表面散布触点，触点的大小是不同的，有的直径可以大到0.5mm，其分布也不规则，一般指端腹面最多，头部有 300 个/cm^2，小腿外侧只有 7 个/cm^2。由于触点较大，故获得的感觉常常是复合感觉，而不易将两种以上的感觉区别开来。

4. 温觉

温觉有人称之为热觉，它主要是由小体传导。有人认为皮肤血管球上的游离神经末梢也参与活动。皮肤表面也有热点存在，但难以测定，在 2cm^2 内约有 29 个。它也随皮肤温度的变化而减弱。

冷觉和温觉合称为温度觉，这起源于两种感觉范围不同的温度感受器，因为，冷不能构成一种能量形式。冷感受器在皮肤温度低于 30℃时开始引起冲动发放，热感受器在超过 30℃时开始发放冲动，47℃时频率最高。一般皮肤表面冷点较热点多 4～10 倍。冷点下方主要分布有游离神经末梢，由Ⅲ类纤维传导传入冲动；热感受器可能也主要是游离神经末梢，传导纤维以Ⅳ类为主。

5. 冷觉

冷觉一般认为是由皮肤内的 Krause 小体（又称皮肤-黏膜感受器）传导的，主要分布在唇红、舌、牙龈、眼睑、龟头、阴蒂及肛门周围等处。在有毛皮肤及摩擦部位尚未发现这种感受器。但皮肤表面确有冷点存在，常成群分布，在 2cm^2 内约有 33 个。冷点的数目一般和皮肤的温度变化成正比，皮肤温度愈低，活动性冷点数目愈少；反之，则冷点数目增多。到目前为止，已经有两种冷受体被发现：一种是寒冷和薄荷激活的通道 CMR1；另一种是 ANKTM1，其激活所需的温度比前者更低。降低皮肤温度和外用薄荷制剂可以减轻皮肤瘙痒，可能与这两种受体有关。

6. 压觉

压觉是指较强的机械刺激导致深部组织变形时引起的感觉，压觉是由皮肤内的 Pacini 小体传导的。这种感受器主要分布在平滑皮肤处，如手指、外阴及乳房等处，胰腺、腹后壁、浆膜及淋巴结等处也有。它常和其他的感受器或游离神经末梢共同感知各种复杂的复合感觉。触觉与压觉两者在性质上类似，只是机械性刺激强度不同，可统称为触-压觉。

（二）皮肤感觉阈值

作用于皮肤的能量达到一定的程度，使皮肤感受器起作用，产生皮肤感觉，这一最低的程度的能量称为感觉阈值。它主要取决于感受器的阈值，但也受许多其他因素的影响。在某一特定部位，各种感觉阈值之间不一定有关，可相互不同，例如指端对触觉极敏感，但对温觉相对不敏感。触觉、温觉和冷觉的阈值有个体差异，也随不同部位而有所不同。皮肤温度是能改变各种感觉阈值的主要因素。众所周知，对某一温度的物体的感觉是冷还是热与接触该物体时的皮肤温度冷热有关。触觉和痛觉阈值也可因皮肤温度的改变而有所不同。许多其他局部因素，例如该处以前受刺激的多少，刺激是否作用于心理敏感区，皮肤的厚度及局部出汗量等，都可影响结果。恐惧、焦虑、暗示和以往经验可改变痛觉阈值。性别、年龄对此也有影响，温度阈值在女子较低，而振动阈值则在男子较低。

各种感觉的阈值下肢比上肢高。线状物品接触手指有感觉，而接触足或小腿则无知觉；温度刺激手掌比足底更易感受。触觉阈值在指端、舌尖和口唇等处最低。这些部位差异很显著，可能与神经支配的密度不同有关。

（三）皮肤感觉的电生理学

皮肤神经干接受电刺激后最大的有髓纤维首先起反应，刺激增大时较小的有髓神经起反应，随后无髓纤维起反应。最后刺激强度再增加，反应不再增强，这种刺激称为最大刺激。一种纤维受刺激后起的反应为“全”或“无”式。

神经干受最大刺激后用电极在间隔一段距离的神经干上测得电位变化。A 波由有髓纤维活动所致，传递速度为 90m/s，C 波为无髓纤维活动所致，传递速度为 1m/s。一般来说，较大的纤维传递冲动的速度比较小的纤维快。

皮肤感觉与脊髓的神经通路有密切关系。在脊髓前侧区切断神经通路时，痛觉、痒觉和温觉都消失而触觉仍不受影响。神经的粗细和感觉也有关，神经较粗时，传导冲动速度较快，最易传导触觉及压觉；中等直径神经传导速度较慢，传导温觉较好；直径较小者传导痛觉及痒觉。有髓纤维传导的痛觉是局限性的，无髓纤维传导的是弥漫性灼痛。人体病理性疼痛，可能是由于刺激激活无髓纤维感受器。

（四）皮肤感觉定位

对皮肤刺激的定位能力在不同个体之间有相当大的差异。一般来说，对触觉的定位比对其他感觉准确。触觉的定位在神经支配较密及相邻神经末梢有许多重叠的部位较好，而在神经支配稀少的部位较差。

对邻近两点刺激的区别能力可通过实践而改进，因疲劳或注意力不集中而减弱。皮肤温度也有影响，皮肤温暖时两点区别能力提高，皮肤冷却时减弱。某些部位刺激可扩散，例如用棉花轻轻刺激口唇，可引起面部下部广泛的、长期的瘙痒感。虫咬后开始瘙痒是局限的，但以后可扩展到相当大的范围。

刺激皮肤某一特定点，偶尔可在远处也有感觉，此为牵涉性感觉。神经系统功能正常时，牵涉性感觉限于痛、痒，但在病理情况下触觉也可有牵涉性感觉。不仅皮肤上的刺激可引起牵涉性感觉，深部组织，不论是内脏、肌肉、骨骼，还是结缔组织的疾病和刺激，都可在皮肤上产生牵涉性痛。牵涉性感觉的发生机制用轴索反射来解释，或用内脏和皮肤的感觉通路在脊髓或在脑中会聚来解释。

感觉和刺激的时间不一定完全相符。刺激未去除时感觉可消退，这称之为适应。感觉在刺激停止后可持续存在一段相当长的时间，称之为后感觉。人对衣服的压觉在穿着衣服后不久即消失，这就是适应。对冷热觉的适应也一样，如手置于 23℃ 环境中，不久后不再感觉冷，置 40℃ 环境中过一段时间就没有温暖感觉。超过这些限度则不能完全适应。后感觉可以发生于各种感觉。皮肤的某些部位更易发生后感觉，如鼻、上唇周围、外耳道内等，但相似的刺激在眼睑、指端和手背就不易产生后感觉。

（五）感觉功能与化妆品研发

1. 化妆品使用感觉评价

感官评价不仅仅是一门技术，经过近百年的发展，已经形成了一门独立的科学，涉及心理学、统计学、生理学等多方面的知识。通过组织人们来试验，利用感官获得有价值和有效的信息。试验结果同样能详细说明产品的化学、物理和生物学性质，是独一无二的信息来源。

化妆品属于时尚产品，一方面，产品必须具有良好气味、颜色、性状，改善皮肤局部不良气味、颜色；另一方面，还必须保证产品的涂抹感、滋润感以保证使用部位局部的愉悦感。我们知道人类主要通过五种感觉系统来获取外界的信息，它们分别是：视觉、听觉、触觉、味觉和嗅觉。这五种感觉主要是来判断产品的气味、颜色、性质等，而产品的功效需要皮肤局部感觉系统来判断，如产品的基本属性黏稠度、滋润感、清凉感、残留感等。

化妆品使用感觉评价，一般有以下四个关键内容：评价主体、评价方法、实验设计、分析与解释。这里只是简单介绍评价主体和评价方法，关注该知识的研究人员可以查阅相关资料和书籍。

(1) 评价主体　原则上，任何人都有可能成为评价主体，但评价的敏感性可相差1000倍，约有30%的人对常用产品区别不出。首先，他们必须通过基础感觉测试(也叫作“识别力试验”)，表明他们具有正确的感觉辨别能力。这种感觉测试其实很简单，比如说，给他们三个样品，其中有两个是完全一样的，要求他们正确辨别出不同的一个。其次，必须接受专门术语培训，包括有关化妆品使用方面的训练，以便按照规定方法正确使用样品，并统一评定尺度进行感觉评价。

影响因素：①产品使用频率可以增加评价的敏感性；②专业知识可以影响评价，故感觉评价不能选择配方人员；③实验目的不同，评价主体不同；④评价主体可以是在职员工或不是。

(2) 评价方法

① 辨别法：配对比较，二点评估，三点评估。

② 描述法：风味描述，定量描述分。

③ 情感法：接受-偏好，如9分制（接受法）。

(3) 评价方法应用

在新产品开发中的应用：①新产品构思产生；②配方调整；③工艺调整；④产品消费者测试；⑤对市场诊断和竞争对手的关注。

产品质量控制：①原材料选择、质量和成本控制和管理；②感官质量图谱、质量规范的建立和更新；③工艺、设备、储存条件等因素变化对产品感觉质量影响甄别；④产品与竞争性产品感官质量的优缺点鉴别；⑤感官质量稳定性跟踪测定；⑥感官质量有效期确定。

为此，了解和熟悉皮肤感官功能，对化妆品研究人员具有重要的帮助作用。

2. 感觉功能与抗敏化妆品研发

环境污染、工作压力、化妆品的过度使用等，导致敏感皮肤发生率逐渐上升，敏感皮肤已经成为影响消费者生活质量的关键因素之一。为此，近年人们在研究和开发抗敏化妆品时，从抗炎、抗组胺、抑制末梢微循环的过度反应途径来解决皮肤敏感问题，抑制 TRPV1 过度活跃所导致的灼烧等不良感觉成为热点。由于痒觉、痛觉机制复杂，抗敏产品市场表现并不能够达到研究人员的预期。但是，有研究发现与单一作用靶点的单分子物质干预敏感皮肤相比，中医思想指导下使用中草药干预敏感皮肤具有明显优势。

皮肤感觉神经功能变化是敏感皮肤发生的机理之一。敏感皮肤的神经兴奋性阈值降低，神经传导速度加快，导致皮肤处于敏感状态。为此，皮肤感觉阈值和皮肤感觉的电生理指标可以诊断消费者是否是敏感皮肤以及敏感程度，可以使用这些指标来判断抗敏产品的临床功效状况。

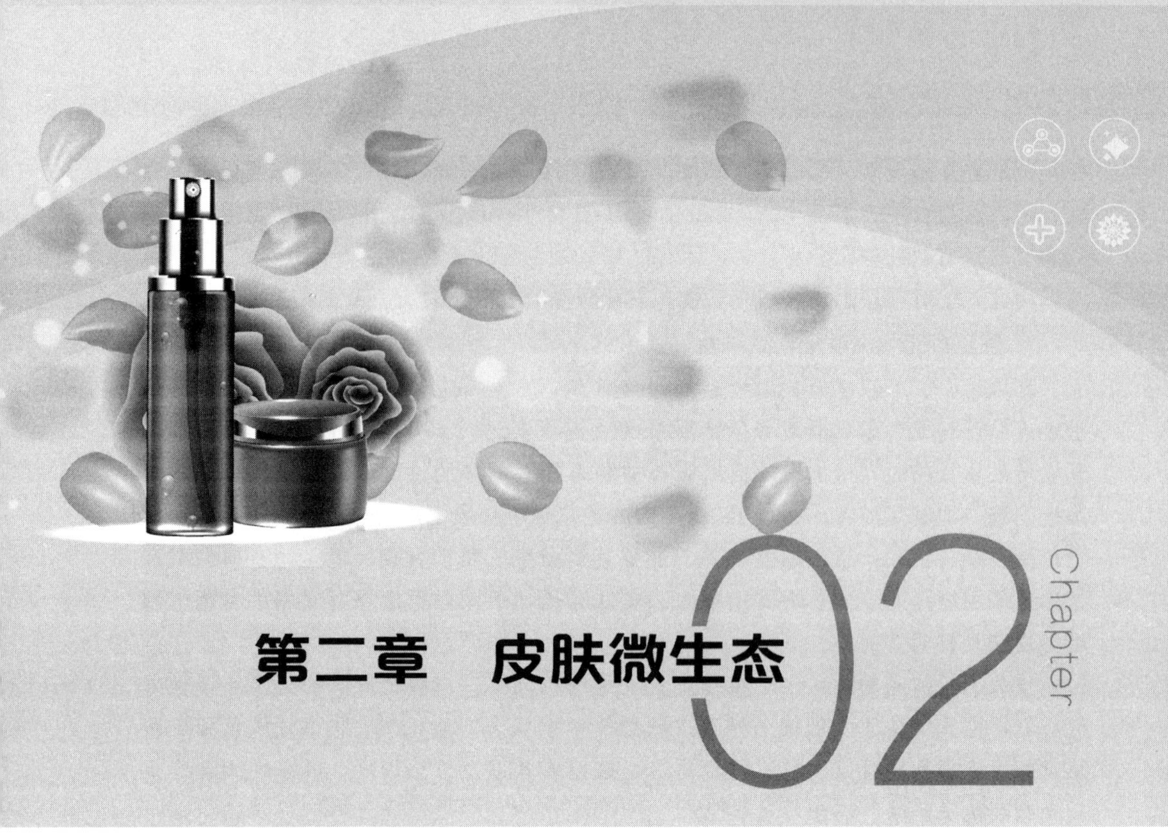

第二章　皮肤微生态

皮肤微生态学是研究皮肤微生物群的结构、功能及其与人体相互关系的一门生态学科。皮肤是人体内外环境交界的一个生物活性界面，皮肤的生态环境为微生物群的定居和繁衍提供了一个很好的场所。关于皮肤微生物相关研究在30多年前就已经展开，皮肤表面栖居着大量的微生物群，包括细菌、真菌、病毒、衣原体等，但以往曾认为它们是“无用的”，甚至是“致病的”，不过近年来随着微生物分子生态学的发展、宏基因组学技术的应用，科学家们对皮肤微生态系统有了深入的了解。

越来越多的证据表明皮肤微生态与皮肤健康具有密切的关系，同时各种皮肤问题的出现与皮肤微生态的紊乱有关，尤其是痤疮、黄褐斑、特应性皮炎、尿布疹。但是皮肤微生物都有哪些？皮肤微生物有哪些生理功能？哪些因素会导致微生态的紊乱？皮肤微生态如何影响化妆品常见皮肤问题？这一系列问题困扰着化妆品研究人员。本章对皮肤微生物组成及影响因素、皮肤微生态生理功能以及皮肤微生态对常见皮肤问题的影响做了阐述，以期能够指导化妆品研究人员，从原料研发起步，构建科学的、兼顾微生态状态的、解决皮肤问题的配方方案。

第一节 皮肤微生物组成及影响因素

一、皮肤微生物组成

皮肤微生物是皮肤微生态系统的重要成员，皮肤表面的菌群通常可分为常驻菌和暂驻菌。常驻菌是一群在健康皮肤上定居的微生物，包括葡萄球菌、棒状杆菌、丙酸杆菌、不动杆菌、马拉色菌、微球菌、肠杆菌及克雷伯杆菌等。暂住菌是指通过接触外界环境而获得的一类微生物，包括金黄色葡萄球菌、溶血链球菌及肠球菌等，它们是引起皮肤感染的主要病原菌。细菌是皮肤表面的优势菌，此外皮肤上也存在少量真菌。从门水平上看，皮肤表面的细菌主要由四个菌门构成，分别是放线菌门、厚壁菌门、变形菌门和拟杆菌门（图 2-1）。从属水平看，皮肤表面的细菌主要为棒状杆菌属、葡萄球菌属和丙酸杆菌属。这些细菌在维护皮肤健康方面功不可没。

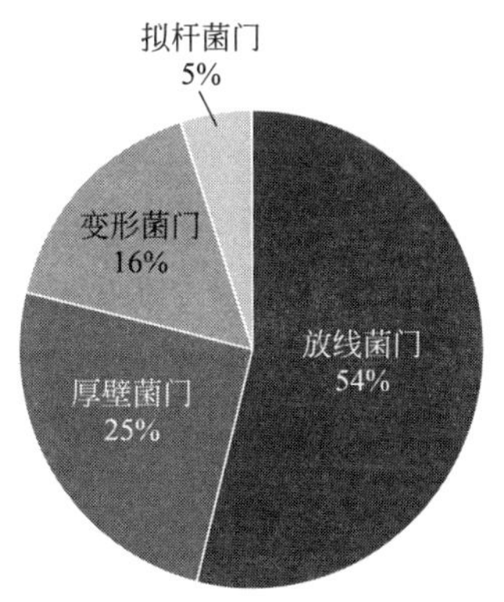

图 2-1 皮肤表面优势菌门相对丰度

二、皮肤微生态影响因素

1. 宿主因素

特定的宿主因素，如年龄、性别、位置，对皮肤微生物区系均有影响。年龄对皮肤微环境的影响很大，因此，年龄对微生物定植具有较大的影响。在子宫内，胎儿的皮肤是无菌的，出生后微生物便立即定植，发生在阴道分娩或剖腹产分娩的出生后几分钟内。未来的一个重要研究方向便是探讨在生命的第一年皮肤及其他部位的微生物群落的建立和稳定，如新生婴儿暴露其环境以及其免疫机制成熟。男性和女性之间的生理和解剖学上的差异，如汗腺、皮脂腺、激素产物等，部分原因导致性别之间皮肤微生物的差异。男性和女性的皮肤菌群的比较表明，女性手上的细菌多样性大于男性，但目前尚不清楚是由于生理因素还是不同卫生习惯和美容引起。个体之间的差异显示，菌群社群在鼻翼皱褶、背部和胸骨（胸部）的皮脂腺区变化最小，这些研究主要集中在少数几个稳定的菌群，如丙酸杆菌和葡萄球菌属，但是稀有、暂住菌群组建菌群平衡，以及个体之间菌群的变化，影响因素尚不清楚。

2. 皮肤附属器

皮肤内陷和附件，包括汗腺（汗腺和大汗腺）、皮脂腺和毛囊，都有自己独特的菌群。皮脂腺连接着毛囊，形成毛囊皮脂腺单位，分泌丰富的脂质物质——皮脂，皮脂是一种疏水性保护膜，保护和润滑皮肤和头发，并起到一种抗菌屏蔽作用。皮脂腺相对缺氧，支持兼性厌氧菌如痤疮丙酸杆菌的生长，痤疮丙酸杆菌中含有降解皮脂的痤疮丙酸杆菌脂肪酶，水解皮脂中的甘油三酯，释放游离脂肪酸。细菌可以黏附到这些游离脂肪酸上，这有助于解释痤疮丙酸杆菌在皮脂腺中的定植，这些游离脂肪酸也有助于皮肤表面呈酸性（pH 值为 5）。许多常见的病原菌，如金黄色葡萄球菌和化脓性链球菌，在酸性环境中被抑制，因此对凝固酶阴性葡萄球菌和棒状杆菌的生长是有利的。然而，皮肤阻塞导致 pH 值升高，将有利于金黄色葡萄球菌和化脓性链球菌生长。因为人类与其他动物相比，能够产生更多的皮脂甘油三酯，所以在人类皮肤上定植更多的痤疮丙酸杆菌。

3. 皮肤表面的地形学

皮肤表面的地形变化基于皮肤解剖区域差异。基于培养的方法研究，不同的地形区域支持着不同的微生物。温度、湿度较高的区域，如腹股沟、腋窝和趾蹼，更适合微生物生长（例如革兰氏阴性杆菌、金黄色葡萄球菌和棒状杆菌）。具有高密度的皮脂腺区，如面部、胸部和背部，更适合微生物的生长（例如丙酸杆菌和马拉色菌）。与其他部位相比，手臂和腿部的皮肤比较干燥，表面温度变化波动较大，与温暖潮湿环境的区域相比，这些区域含有的微生物在数量上较少，这也证实了皮脂腺区微环境（如额头）是决定微生物定植的主要因素。

4. 身体部位

分子生物学方法检测细菌多样性的概念，强调皮肤菌群是依赖于身体部位。细菌定植是依赖于皮肤的生理部位，与特定的潮湿、干燥、皮脂腺微环境等相关。在一般情况下，皮脂腺部位的细菌多样性似乎是最低，这表明微生物菌群选择定植位置具有苛刻的条件，皮脂腺密集部位以及包括额、耳后皱褶、背和鼻翼皱褶（鼻孔侧），丙酸杆菌占主导地位，这也证实了丙酸杆菌是毛囊皮脂腺单位的亲脂性居民。

宏基因组分析和培养法研究表明，葡萄球菌和棒状杆菌最喜欢高湿度地区。这些潮湿的部位包括脐（肚脐）、腋窝、腹股沟皱褶（腹股沟处的侧）、臀皱褶（臀部之间的均价最高）、脚掌、腘窝和肘窝（肘内侧）。葡萄球菌在皮肤有氧区域，可能使用汗液中的尿素作为氮源。棒状杆菌和金黄色葡萄球菌在大汗腺中发挥生物学作用，如腋窝处，导致人类的气味特征。

最不同的皮肤部位是干燥的地区，如前臂、臀部、手等，定植包括放线菌门、变形菌门、厚壁菌门和拟杆菌门的混合菌群。通过分子生物学方法研究发现，这些部位菌群的突出特点是革兰氏阴性菌，这些部位曾一度被认为很少有菌群定植，但随着研究的深入，发现这些部位比胃肠道和口腔中的定植菌具有更大的多样性。

5. 时间变化

采用分子生物学方法研究皮肤菌群的时空变化，发现与采样的时间和部位相关。有些部位相对封闭，如外耳道（耳内）、鼻孔和腹股沟等，皮肤菌群随时空变化较小；有些部位与外界接触较多，如前臂掌侧、腘窝、肘窝、足底足跟和指蹼（手指之间），皮肤菌群随时空变化较大。总之，与肠道和口腔微生物相比，皮肤的微生物随着时间的推移变化最大。

6. pH 变化

早在 1929 年 Marchionini 证明了皮肤呈酸性，因此建立了皮肤具有可以抑制微生物生长、保护机体免受感染的“酸外套”的概念，这已在皮肤病学研究中沿用至今。早期很多研究结果证明，在人类以及很多动物模型，刚出生时皮肤表面的 pH 值接近中性，之后数天至数周 pH 值不断降低最后达到成年水平，由于皮肤表面缺乏皮脂膜这一酸性外套，新生儿较成人更易发生细菌和真菌感染。另外一些研究认为，皮肤表面呈酸性可以减少致病菌的繁殖和聚集，并利于非致病菌在角质层的附着。因此，角质层的酸性被认为是角质层发挥其抗感染功能的重要因素。

但事实上大多数正常菌生长没有严格的 pH 值要求，可在一个较广范围的 pH 值环境下生长，而不同的 pH 值环境细菌生长的状态亦不相同，酸性或偏酸性会抑制某些细菌的生长但也会促进另外一些细菌的生长。虽然像腋下、腹股沟、脚趾间等皮肤闭塞部位的 pH 值较高，微生物数量也较高，但由于这些部位闭塞，很难将皮肤的 pH 值作为影响这些部位菌丛生长的独立因素，因为 pH 值与温度和水合作用均有内在联系，而后者均可影响菌丛。而且微生物生长的同时会产生副产品，如可利用水解糖类产生乳酸等，水解蛋白质可释放氨基酸，从而降低皮肤表面的 pH 值，但也有一些微生物能分解蛋白质产生尿素从而增加碱性，我们很难确定 pH 值增加是由微生物生长的副产品所致还是与微生物增殖有关。因此，通过酸外套抑制微生物生长的概念看来有些过于简单化，而皮肤 pH 值在保护机体抵抗感染中的作用仍未完全确定。

有研究表明，pH 值增加可改变皮肤静电荷，从而改变微生物菌丛与皮肤界面之间的静电力，致使大量微生物从皮肤表面释放。外分泌液中存在的阳性和阴性离子也可能是细菌和皮肤吸引和排斥的有效因素，因为微生物的电泳迁移性受 pH 值影响。此外，皮肤菌群酶或毒素的产生也是依赖于 pH 值的。以上这些机制是否可以为皮肤的弱酸性可维持皮肤的正常微生态从而抵抗外来病原菌感染提供可能的解释，仍有待深入探讨。

7. 外源性因素——化妆品的使用

影响皮肤微生态的外源性因素有很多，如外界环境的温度、湿度、空气质量、化妆品等。在诸多的外界影响因素中，由于皮肤频繁与化妆品接触，在人体某些部位，化妆品是影响皮肤微生态的重要因素之一。鉴于化妆品的属性，多数成分具有丰富的营养，为了防止微生物污染，必须人为构建防腐体系。对微生态来讲，化妆品成分既具有丰富的营养作用，又具有明显的抑制作用，另外，这些物质还可能改变皮肤的微环境，如 pH 值、湿度、油脂含量等，并影响汗腺和皮脂腺的分泌功能，使皮肤的自净和代谢功能受到阻碍。而皮肤微环境发生改变，皮肤微生物也肯定会受到影响。为此，化妆品成分可能直接或间接影响皮肤微生态。

首先，化妆品配方中的某些营养成分和防止微生物污染的具有防腐作用的物质，或多或少可与常驻微生物和外源微生物相互作用，进而影响皮肤微生态。国际国内标准生产的化妆品本身污染的微生物数量是极低的，也并没有要求化妆品完全无菌，所以其中可能会含有一些非致病性微生物。Keith T. Holland 等提出化妆品可能会通过以下两种途径影响皮肤微生态：①产品本身所携带的非致病性微生物［图 2-2（a）］，这些微生物可能通过生物学作用或其他方式来修饰改变化妆品中的一些化学成分性质，对皮肤常驻菌或皮肤微环境产生不利影响，进而对皮肤造成损害；②皮肤常驻菌修饰改变化妆品中的化学成分，进而影响皮肤健康［图 2-2（b）］。已有研究证实化妆品影响皮肤微生物的组成，使用化妆品的女性（22～29 岁）前额皮肤微生物多样性要显著高于男性（$P<0.01$），并且在使用化妆品的某个体女性中检出特有菌属：月形单胞菌属（*Selenomonas*）、柯克斯体属（*Aquicella*）、气球菌属（*Aerococcus*）等。相反，对于不使用化妆品的女性前额皮肤微生物多样性则与男性无显著差异（$P=0.26$）。该研究结果提示，这些特殊存在于使用化妆品人群中的微生物可能与化妆品中的一些化学成分相互作用来影响皮肤微生态。但是，由于化妆品成分的复杂性，其对皮肤微生态产生的影响还需要进一步深入研究。

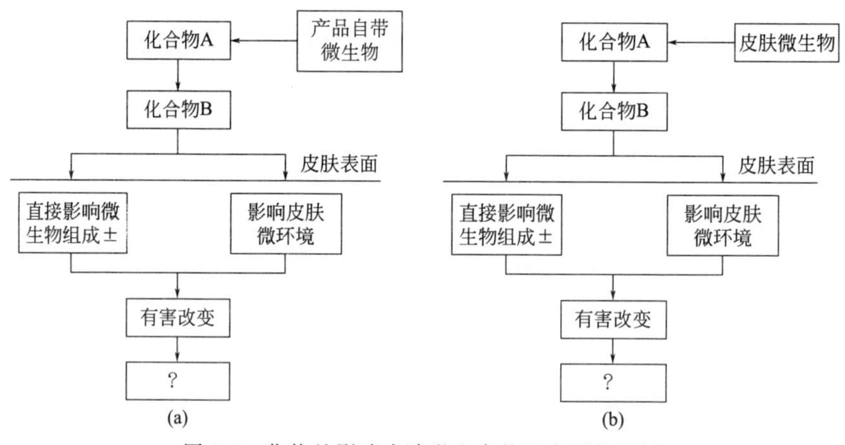

图 2-2　化妆品影响皮肤微生态的两个可能机制

（图中“±”表示微生物族群增多或减少）

其次，微生物的定植对皮肤健康具有重要意义，化妆品成分可能影响皮肤微生物的定植。化妆品中的保湿剂可以为皮肤微生物的生长提供适宜的条件（合适的湿度），有利于皮肤微生物的定植。但是，一些特殊功能的化妆品，如含除臭剂或抗菌剂的化妆品，则会影响微生物的定植，防腐剂则是其中的典型代表。化妆品中添加防腐剂的目的就是抑制微生物繁殖，防腐剂虽然没有抗生素那样的强力杀菌作用，但在某种程度上也可以称为化妆品中的“抗生素”，如果对化妆品中的“抗生素”不好理解，那么以口服抗生素为例，就不难想象防腐剂（抗生素）对微生态的影响。

研究发现使用抗生素治疗后的肠道中有益菌减少，其中包括分解植物纤维产生丁酸的细菌，从而打破肠道微生态平衡，促进了致病菌的生长。化妆品中的防腐剂如果无选择地抑制皮肤微生物，包括常驻菌（有益菌）和暂驻菌（致病菌），也可能会扰乱皮肤的微生态平衡，促进皮肤致病菌生长，出现皮炎、痤疮、皮屑等。有研究显示，在微生物挑战试验发现在膏状或液状化妆品中添加杰马 BP，在通常添加量（0.1%～0.75%）且接触时间较短（8h 以内）不会对痤疮丙酸杆菌、表皮葡萄球菌产生抑杀作用；但当时间达到 24h 时，则产生明显抑制。就目前的研究水平来看，化妆品防腐剂在合理添加范围，且与皮肤接触时间较短的情况下，不会对皮肤常驻菌产生抑制，但从化妆品的长期使用性及良好抑菌性角度出发，一定要考虑防腐剂对皮肤常驻菌的影响。

第二节 皮肤微生态的生理功能

正常菌群具有较强的自身稳定性，能阻止外籍菌的定植。在正常情况下，微生物与微生物之间、微生物与宿主之间保持动态的微生态平衡。

一、参与皮肤组织代谢

皮脂腺分泌脂质，由微生物参加代谢形成一层乳化脂质膜，这些脂质膜含有游离脂肪酸，又称为酸膜，它可以中和沾染在皮肤上的碱性物质，抑制外籍菌（过路菌）、真菌等致病微生物生长，故皮肤正常菌群的第一功能是重要的保护作用。

二、营养作用

随着时间的推移，皮肤具有自我更新的能力，人们肉眼可以看到的是皮屑，这就是表皮细胞由活性、饱满的角质细胞逐渐转化为无活性的扁平细胞，细胞器消失，逐渐角质化。这些角质化并且脱落的细胞，崩解为磷脂、氨基酸等，既可供细菌生长也可供细胞吸收。重要的是，崩解的大分子成分，皮肤无法吸收，往往需要在皮肤微生物的作用下降解，变成小分子物质，以营养皮肤。皮肤细胞及间质含水量占人体总含水量的 1/4，约 1250～1300mL，内含糖和电解质（如钾、钠、钙等），这些也是皮肤菌群良好的培养基，可促进其生长。而皮肤微生物分解磷脂、固醇类、角质蛋白也可使皮肤细胞吸收并促进细胞生长、延缓老化和减少皱纹产生。

三、免疫作用

人体皮肤作为抵御外来病原体侵害的第一道防线，通过多种机制主动或被动地保护宿主皮肤。这种自我保护其中一个重要机制就是表皮固有的分泌抗菌肽。抗菌肽是细胞或微生物体内诱导而产生的一类具有广谱抗菌活性的碱性多肽物质，作为免疫防御的主要因子，各个器官的多种细胞均可产生。人体皮肤可分泌抗菌肽的细胞主要是角质形成细胞、肥大细胞、中性粒细胞和皮脂腺细胞。

皮肤共生菌可通过调节抗菌肽的生成，从而调控皮肤受损后的炎症反应及参与局部免疫防御。抗菌肽对病原体有直接抗菌功能，同时可以刺激炎症细胞聚集和细胞因子的释放。生理条件下，正常人体皮肤中的角质形成细胞维持抗菌肽的基础分泌，发挥持续抑菌作用；在炎症触发时，由白细胞发挥主要的抗菌功能。近期研究表明，在共生菌存在的皮肤区域，皮脂腺腺体也可以通过调节抗菌肽的生成，从而调控皮肤受损后的炎症反应及参与局部免疫防御。

皮肤正常共生菌还可以通过直接分泌或诱导机体自身生成抗菌肽，抑制病原微生物的繁殖。表皮葡萄球菌是健康人群皮肤正常共生菌群的主要组成者，不但抵御潜在的致病微生物，还可抑制已存在的条件致病菌的过度繁殖。有研究表明，表皮葡萄球菌的抗菌肽对宿主有益，且与角质细胞之间存在互惠关系。皮肤受伤后，受损细胞释放 RNA，可刺激角质形成细胞释放炎症因子而形成炎症，表皮葡萄球菌释放的一种称为脂磷壁酸的小分子，不但可抑制角质细胞释放炎症因子，还能抑制角质细胞触发的炎症反应。因此，表皮葡萄球菌通过分泌外源性抗菌肽直接或间接增强宿主固有的抗菌肽作用，加强皮肤固有免疫防御功能。

皮肤固有免疫系统联合皮肤微生物群是人体抵御致病微生物和机会致病菌的屏障。故此值得主要地，单纯地使用抑菌剂、杀菌剂来治疗痤疮、特应性皮炎等疾病，这可能会影响由有益菌构成的体内稳态，虽然可带来疾病的短期改善，但长期来看，会增加有害菌的致病风险。因此恢复和维护正常的微生物群落对保持皮肤健康和治疗菌群失调相关皮肤问题具有重要意义。

四、自净作用

皮肤菌群中常驻菌丙酸杆菌和共生菌表皮葡萄球菌等分解皮脂形成游离脂肪酸，使皮肤表面处于偏酸性状态即酸性乳化脂膜，可以拮抗许多过路菌群的定植、生长和繁殖，如金黄色葡萄球菌、链球菌。因此，皮肤微生物对皮肤自净起着重要作用。

五、屏障作用

正常微生物菌群是皮肤抵御外来病原菌感染的因素之一，也属于皮肤屏障功能的一部分。有层次并且有序地定植在皮肤上的微生物群，犹如一层生物膜，不仅对机体裸露的表皮起了占位保护作用，而且直接影响定植抗力的建立（形成），使外袭致病菌无法立足于机体的表面（图 2-3）。皮肤的常驻菌，即微生态系中优势种群使之形成和谐的微生态社会（微群落或微生态系），彼此相互依赖、相互制约形成一个相互稳定、相互和谐的生物屏障，保护着机体的健康。

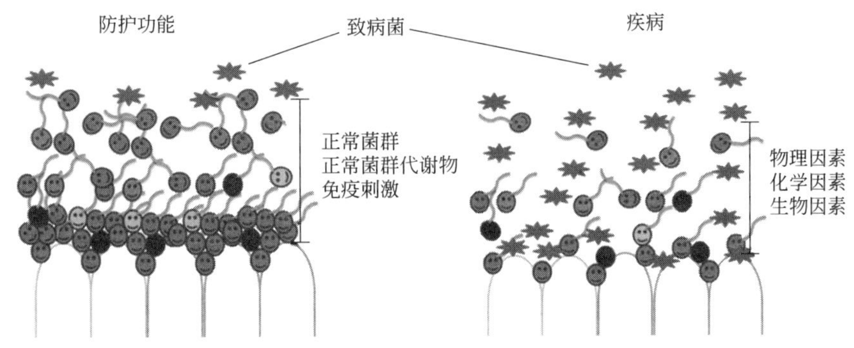

图 2-3　皮肤微生态屏障作用

第三节　皮肤微生态与皮肤问题

许多常见的皮肤疾病，被认为与微生物有关，使用抗菌治疗，并在临床上观察疾病得到改善。然而，致病微生物的组成部分，充分满足科学假设，还很少得到认可。特定生物体相关的皮肤病有三种形式：第一，相关微生物引起的皮肤疾病；第二，不明微生物成分引起的皮肤病；第三，一个皮肤共生微生物群体可以入侵造成感染。

一、痤疮

人体皮肤表面分布着大量的细菌、真菌、病毒及小型节肢类动物，共同构成皮肤的微生物群。而在众多的微生物当中，与痤疮的发生关系最密切的包括痤疮丙酸杆菌、糠秕孢子菌、葡萄球菌等几种常见类型。

1. 痤疮丙酸杆菌

痤疮丙酸杆菌是一种革兰氏染色阳性的厌氧短杆菌，广泛存在于人体表面脂质中，主要寄居在毛囊皮脂腺等皮脂分泌旺盛处，为皮肤正常寄生菌。分布部位：主要分布于毛囊与皮脂腺丰富的部位，如面部及胸背部，四肢较少。采集重度痤疮患者面部微生物组成，结果发现痤疮丙酸杆菌阳性率高达 90.91%，可见其是引发痤疮最常见的一种微生物。

痤疮丙酸杆菌对痤疮的影响主要体现在以下几个方面：

(1) 引发炎症反应　痤疮丙酸杆菌被认为是强烈的前炎症激活因子。痤疮丙酸杆菌诱导和活化 Toll 样受体（TLRs），是痤疮炎症的始动环节之一，Toll 样受体是一组识别病原微生物的跨膜受体家族，通过识别保守的病原相关分子模式产生免疫炎症反应，痤疮发病中痤疮丙酸杆菌主要被 TLR-2 识别，从而引发炎症因子的释放，导致炎症反应。

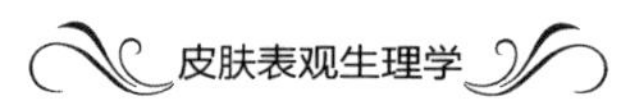

同时，痤疮丙酸杆菌生长繁殖的主要营养来源是皮脂中的甘油三酯，能够获取甘油部分作为能量供应，而去酯化的脂肪酸则残存在皮脂当中，脂肪酸进一步大量聚集产生炎症反应，促进引发痤疮进程。

(2) 引发毛囊漏斗部过度角化　痤疮丙酸杆菌还能够产生蛋白酶、透明质酸酶以及趋化因子，诱导产生抗体及激活补体，使毛囊漏斗部过度角化，最终形成粉刺。

Fitz-Gibbon 等利用宏基因组学和基因测序相结合的方法，在菌株水平和基因水平比较了 49 例痤疮患者和 50 例健康人鼻部皮脂腺单元的皮肤微生物群。发现痤疮患者和健康人鼻部痤疮杆菌的相对丰度差异无统计学意义，核糖体型 1（RT1）和 R1RT、RT3 痤疮丙酸杆菌菌株相当均匀地分布于痤疮患者和健康人鼻部。但痤疮患者中 RT4 和 RT5 痤疮丙酸杆菌的菌株占优势，RT6 菌株则主要见于正常人群的鼻部。提示 RT4 和 RT5 痤疮丙酸杆菌菌株与痤疮的发病密切相关，RT6 菌株则与健康皮肤相关。该项研究从菌株水平分析了共生菌痤疮丙酸杆菌的不同菌株在痤疮发病中的作用。这给广大化妆品研究人员一个启发，研究和开发治疗痤疮化妆品方案时，有必要采用微生态制剂调节皮肤微生物群使其回到健康的菌群结构状态，即进行自然共生菌结构的靶向治疗，而非采用抗生素来杀灭所有的痤疮丙酸杆菌。

2. 糠秕孢子菌

糠秕孢子菌又称糠秕马拉色菌，圆形糠秕孢子菌或卵圆形糠秕孢子菌均可引起毛囊炎，旧称马拉色菌毛囊炎，常与痤疮合并出现。已有研究发现，痤疮患者中糠秕孢子菌的带菌率可高达 83.57%；且病情的轻重程度与糠秕孢子菌带菌数量呈正相关，局部检测到的糠秕孢子菌数量随着病情加重而逐渐增多。有研究对青少年痤疮患者的糠秕孢子菌带菌情况进行调查，从而研究糠秕孢子菌感染与青少年痤疮之间的关系，结果表明阳性率可达 73.34%。

糠秕孢子菌能够引起局部炎症，从而导致痤疮加重。痤疮患者皮脂分泌增多，导致糠秕孢子菌过度繁殖而引起局部炎症，同时糠秕孢子菌的增多又会促进机体分泌游离脂肪酸，使炎症反应更加明显，恶性循环，促使病情不断发展恶化。

3. 表皮葡萄球菌

表皮葡萄球菌是凝固酶阴性的革兰氏阳性球菌，是正常皮肤表面绝对优势常驻菌，约占需氧菌群的 90%以上，主要定植于头部、腋窝和鼻腔中。通常认为，它是维持皮肤微生物屏障的重要共生菌，可有效抑制其他致病菌的入侵。但有研究表明，表皮葡萄球菌也参与痤疮的发病，Thomsen 等发现在痤疮毛囊皮脂腺内定植的微生物中 6.8%～47.3%为表皮葡萄球菌，仅次于痤疮丙酸杆菌。

表皮葡萄球菌对痤疮的影响主要体现在以下几个方面：

(1) 诱导炎症反应　表皮葡萄球菌中提取的肽聚糖和磷壁酸可诱导人外周血单核细胞产生 TNF-α、IL-1β 及 IL-6，诱导炎症反应。

(2) 加重炎症反应　表皮葡萄球菌与痤疮丙酸杆菌类似，均可分解甘油三酯为游离脂肪酸，加重炎症反应。也可通过激活 TLR-2、脂酶破坏毛囊壁加重炎症反应。

(3) 表皮葡萄球菌可形成生物膜，抵御抗生素等的杀菌作用。

4. 金黄色葡萄球菌

重型痤疮皮损主要为脓疱、囊肿、结节，而金黄色葡萄球菌是化脓性感染中最常见的病原菌，故有学者认为此类皮损中存在金黄色葡萄球菌感染。有研究表明21.7%的痤疮患者皮损中能分离到金黄色葡萄球菌，也有研究表明表皮葡萄球菌可产生一种名为抗菌肽酚可溶性调控蛋白的物质，可以选择性地抑制金黄色葡萄球菌，提示两者可能相互拮抗。

鉴于表皮葡萄球菌在痤疮皮损中被证实是确实存在的，故它是否对金黄色葡萄球菌的生长形成抑制，从而掩盖了金黄色葡萄球菌在痤疮发病中的作用还需要进一步探讨。

5. 微生态调节剂与痤疮

黄坤等（2006年）报道，中药微生态调节剂（生态霜）治疗痤疮患者，痤疮患者皮损区的常驻菌、共生菌以及优势菌，与治疗前相比有显著差异，也就是说使用生态霜对痤疮进行治疗，有利于扶持皮肤常驻菌的同时，可增强局部皮肤的非特异性及细胞免疫功能，发挥常住菌对优势菌天然的生物拮抗作用，抑制皮损区的优势菌，提高皮肤定植抗力。通过微生态系统的自稳状态的反馈作用，重新调整微生态与宿主及环境的生态平衡。微生态平衡恢复后，不仅减少了异常增殖的痤疮杆菌、表皮葡萄球菌等，而且减少了皮肤本身的脂酶来源，使游离脂肪酸较少。因此，对毛囊的刺激和损伤减少，进入皮肤屏障中的脂肪酸也减少，对痤疮的治疗和修复均具有重要意义。

与肠道微生态调节研究一样，益生菌、益生元或合生元在对治疗或护理痤疮等具有微生态紊乱的一些皮肤问题，也将成为化妆品行业的研究热点。益生菌、益生元或合生元治疗此类皮肤问题的可能机理在于改善微生态环境，提高皮肤的定植抗力，使皮肤细胞代谢恢复正常。

二、黄褐斑

微生态系统的大部分暂驻菌可通过其特殊配体，透过皮肤的保护膜和表皮，到达真皮，并诱导真皮免疫反应，引发局部或系统疾病，包括黄褐斑。研究发现黄褐斑皮损区菌群与健康人比较，常驻菌中表皮葡萄球菌的活菌数与分离率无显著性差异，痤疮丙酸杆菌、微球菌及其他产色素的微球菌和格兰氏阴性杆菌等暂驻菌的活菌数和分离率均显著高于健康人，以产褐色素、菊黄色素的微球菌增加显著，且产色素的微球菌随温度升高和时间延长活菌数增多，产生的色素也明显加深。由此推导，黄褐斑患者之所以夏季色斑加深或复发、冬季色淡或消退，其原因之一可能与高温高热有关。换言之，热环境是产色素微球菌赖以存活和繁殖的温床。另外，常驻厌氧菌的活菌数与分离率减小，使皮肤定植抗力降低，菌群之间的竞争性抑制和干扰力减弱，导致其他产色素的微球菌大量繁殖，黏附、定植于表皮，使表皮出现色素沉着。

基于皮损区微生态失衡是形成黄褐斑的重要病理因素，临床常常采用调整皮肤菌群的生态疗法，来促使黄褐斑消退。有研究对51例使用皮肤益生素霜（用正常皮肤优势菌群及其促进物经发酵等工艺制备而成）治疗的患者进行皮损区菌群分析，并与健康人比较，也发现治疗后皮损区产色素微球菌与治疗前相比显著减少，常驻厌氧菌明显增加，表明应用微生态抑制剂治疗后，黄褐斑皮损区的微生态逐渐恢复平衡。其作用机制可能是皮肤益生素霜改变了皮肤菌群的定植，增加常驻厌氧菌的定植率，提高皮肤定植抗力，减少暂驻菌尤其是产色素微球菌的定植率，恢复并重建皮肤微生态平衡。上述结论显示，菌群调整疗法是一种防治皮肤色素吸附、沉积的有效手段。

由此可见，调整皮肤的正常菌群，即增加常驻菌（厌氧菌）的数量和分离率，减少暂驻菌的数量和分离率，维护皮肤菌群的生态平衡，增强皮肤的定植抗力和皮肤黏膜免疫及代谢功能，是防治皮肤黄褐斑的重要手段之一。

三、特应性皮炎

特应性皮炎（atopic dermatitis，AD）是一种常见的慢性复发性炎症性皮肤疾病，主要表现为皮肤广泛红斑、丘疹、脱屑和顽固的瘙痒和皮肤干燥。AD的发病机制尚未明确，遗传易感性、皮肤屏障功能缺陷和免疫调节异常是发病的主要病理基础。近年研究证实，皮肤屏障功能受损是AD发病的重要始发环节，而皮肤表面微生物如金黄色葡萄球菌定植或感染可能是诱发或促发因素之一。一方面，皮肤屏障功能的改变会对微生物定植的种类和数量产生影响；另一方面定植在皮肤表面的微生物可通过多种途径诱发炎症反应并进一步破坏皮肤屏障，二者相互影响。

1. AD患者存在皮肤微生态异常

AD病情发作或加重与皮损处金黄色葡萄球菌定植或感染有关，皮肤微生物多样性的减少可能是特应性皮炎（AD）的诱发因素。德国的一项针对2500例婴儿的研究表明，经剖腹产分娩的婴儿与经阴分娩的婴儿相比，皮肤表面暴露的微生物较少，其特应性疾病（包括特应性皮炎）的发病风险显著升高。也有研究表明，AD患者表面的菌群随着皮损不同时期而变化。在急性期，皮肤菌群多样性显著下降，以金黄色葡萄球菌（以下简称金葡菌）数量明显上升为主，且与疾病的严重程度密切相关。经过正规治疗后（外用抗炎药物和抗菌药物），金葡菌数量下降，皮肤菌群的多样性恢复，尤其是链球菌、棒状杆菌以及丙酸杆菌的数量上升。

现研究已经表明金黄色葡萄球菌定植和感染常与AD发病相关。宏基因组学研究显示，在AD的发作期金黄色葡萄球菌比基线时或治疗后要明显增多，并与疾病的严重度密切相关。治疗后链球菌属、丙酸菌属、棒状杆菌属增加。但令人惊讶的是，急性发作期金黄色葡萄球菌和表皮葡萄球菌均增加，葡萄球菌物种从35%增加到90%，且与发病无关的非葡萄球菌在丰度上也发生改变。进一步的研究显示，表皮葡萄球菌产生的一些细胞因子选择性地抑制金黄色葡萄球菌，虽然目前还无法解释表皮葡萄球菌的增加是为了拮抗金黄色葡萄球菌还是由于与金黄色葡萄球菌相互作用促进彼此定植。

2. AD患者皮肤微生态异常与屏障功能障碍

表皮屏障功能障碍会直接导致皮肤表面定植的微生物群的多样性发生改变。研究发现，在AD皮损加重期，皮肤屏障受损加重，同时皮损表面定植的微生物特别是金葡菌数量明显增加，而多样性则明显减少。

AD患者皮肤屏障功能紊乱，容易导致皮肤微生态失调。研究表明，金葡菌表面存在微生物识别黏附基质分子的表面成分（MSCRAMM），能够与细胞外基质蛋白结合。当AD患者表皮屏障被破坏，角质层不完整，细胞外基质蛋白暴露时，MSCRAMM更易与之结合，因此皮损区金葡菌定植数量明显增加。也有研究表明，AD患者皮肤表面pH值升高，导致蛋白表面电荷改变，也促使MSCRAMM与细胞外基质蛋白结合，金葡菌更容易定植。

皮肤微生态失调也会导致屏障功能紊乱。AD患者皮肤表面定植增多的金葡菌也会反过来加重皮肤屏障功能障碍，其可能的机制涉及金葡菌直接损伤皮肤角质细胞、影响正常皮脂膜的形成等。

3. AD患者皮肤微生态异常与免疫炎症反应

表皮及真皮内的角质细胞、树突细胞、淋巴细胞和肥大细胞等联合构成了一个复杂的免疫监视系统，在机体受到创伤和感染时发挥至关重要的作用，同时也能调节皮肤共生微生物的定植。

皮肤天然免疫反应的重要产物是AMP，包括神经鞘氨酸、皮离蛋白，可快速杀灭各类病原体或使之失活。皮离蛋白是一种广谱AMP，其在AD患者中显著减少，导致细菌和病毒性皮肤感染。皮肤细胞外层的神经酰胺代谢产物神经鞘氨酸具有抗微生物活性，然而AD患者角质层神经鞘氨酸水平显著降低，这些可能与AD患者的金葡菌高定植率有关。

四、尿布疹

尿布疹，或称尿布性皮炎，是一种用于描述发生在尿布区的任何一个类型的皮肤炎症，包括：接触性皮炎、念珠菌性尿布皮炎、细菌性尿布皮炎、婴儿臀部肉芽肿等。0～5岁的所有儿童皮肤病中尿布疹占1/5。

大多数尿布疹的病因不明确且没有清晰的定义。引起尿布疹可能有多种因素，包括湿度、摩擦、尿液、粪便和微生物的存在。尤其是该发病皮肤区域有众多褶皱与折痕，加之尿液与粪便的残留，从而更容易导致该皮肤区域微生态环境失调。

接触性皮炎：刺激性接触性皮炎最有可能由间擦疹和痱子组成。此外，已证明尿液和粪便的混合物是产生刺激作用的原因。在粪便脲酶的作用下，尿液产生氨，环境变得更加碱性，从而碱性尿激活大便脂肪酶、脲酶和蛋白酶。另外，碱性环境、相关酶直接刺激皮肤，使皮肤通透性增加，促进了低分子量物质给皮肤带来的刺激性。

念珠菌性尿布皮炎：一旦皮肤受损，白念珠菌继发感染是常见的。持续超过3天的尿布疹，有40%～75%的患者定植C白色念珠菌。念珠菌来源于粪便，通常情况下并未出现在会阴部皮肤。发现阿莫西林可以增加念珠菌的定植，恶化尿布皮炎。

细菌性尿布皮炎：细菌可通过降低粪便pH值和激活相关酶，在尿布皮炎形成中发挥作用。此外，当出现尿布疹时，粪便微生物可能导致继发感染。在尿布区大疱性脓疱病表现的继发感染特别明显，造成大泡，有时发现金黄色葡萄球菌感染，或皮肤链球菌蜂窝织炎，甚至由于金黄色葡萄球菌感染毛囊炎。至少在一半的尿布疹区，可以培养出微生物，葡萄球菌最常见，其次是肠杆菌科细菌链球菌，近50%的菌株含有厌氧菌。

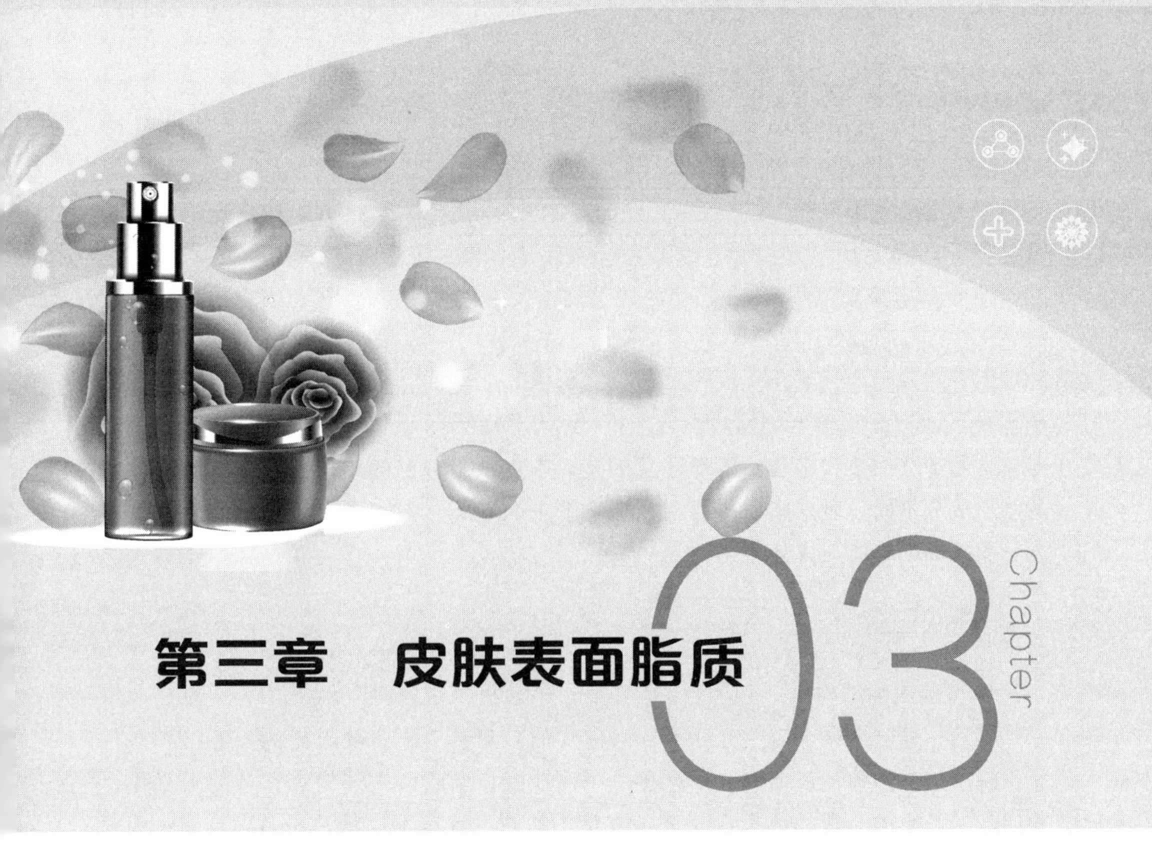

第三章　皮肤表面脂质

皮肤有一层清澈透明的脂质层，该脂质层覆盖在皮肤表面，由皮脂腺、汗腺分泌物和角化细胞崩解物组合而成，覆盖到皮肤和毛发的表面，像一层无形的屏障影响皮肤的健康。皮肤表面脂质主要来源于皮脂腺分泌和表皮细胞的脂质，由角鲨烯、蜡酯、胆固醇、胆固醇酯、甘油三酯、甘油二酯、甘油单酯和游离脂肪酸等组成。越来越多的文献报道表明，多种皮肤问题都与皮脂分泌有直接或间接的关系，例如痤疮、特应性皮炎、皮肤干燥等。

第一节　皮肤表面脂质成分

皮肤表面脂质主要来源于皮脂腺分泌和表皮细胞的脂质。皮脂腺分泌的脂质，主要含有甘油三酯、游离脂肪酸、角鲨烯、蜡酯、胆固醇和胆固醇酯等（详见表 3-1），刚分泌出来的皮脂中不含有游离脂肪酸，它是毛囊内的寄生菌水解甘油三酯形成的，

表 3-1　皮脂组分相对含量汇总表

脂质类型	含量范围（质量分数）/%	平均含量（质量分数）/%
甘油三酯	20～60	45
蜡酯	23～29	25

续表

脂质类型	含量范围（质量分数）/%	平均含量（质量分数）/%
角鲨烯	10～14	12
游离脂肪酸	5～40	10
胆固醇和胆固醇酯	1～5	4
双甘酯	1～2	2

能够抑制部分细菌和真菌。值得注意的是，表皮细胞分泌的脂质成分与皮脂腺分泌的脂质成分不同，表皮脂质中含有皮脂腺脂质所没有的神经酰胺、磷脂等，几乎不含有角鲨烯、蜡酯等成分。

一、甘油三酯

1. 甘油三酯结构

甘油三酯是由一个丙三醇分子（俗称甘油）和三个脂肪酸组成的。丙三醇是一个由三个碳的结构，每个碳可以连接一个脂肪酸。脂肪酸主结构由长条的碳氢化合物组成，基于链上碳的数量以及碳碳双键的数量，具有不同的油脂名称。如：棕榈酸（palmitic acid）的脂肪酸有十六个碳，没有碳碳双键，脂肪酸链可以缩写成 16∶0；油酸（oleic acid）脂肪酸链有十八个碳和一个双键，链的缩写是 18∶1；α-亚麻酸的脂肪酸链有十八个碳和三个共轭双键，链的缩写是 18∶3。

2. 甘油三酯对皮肤的作用

甘油三酯作为脂质的一类，哺乳动物可用作能量储存及构成细胞膜。脂质被认为是护肤品里最重要的成分。可以防止皮肤水分流失，增强皮肤屏障。护肤品里所用的油和脂质都是由甘油三酯组成的，但每种油里的甘油三酯是由不同的脂肪酸组成的。不同的脂肪酸有着不同的护肤效果。为此，化妆品研发人员必须充分了解和掌握不同脂质的化学属性及功效作用。

二、蜡酯

1. 蜡酯组成

蜡酯是皮脂中特有的组分，它们占皮脂腺脂类的 25%～30%，它们的产生与皮脂腺分化有关。蜡酯是由长链的脂肪酸和脂肪醇酯化形成的，在皮肤表面脂质中发现的蜡酯由脂肪醇、羟基脂肪酸、烷基-1,2-二醇、烷基-2,3-二醇和烷基-α,ω-二醇的羟基与脂肪酸酯化组成。

蜡酯合成的关键酶为蜡酯合酶、酯酰辅酶 A 还原酶。酯酰辅酶 A 在酯酰辅酶 A 还原酶的作用下还原成脂肪醇，脂肪醇和酯酰辅酶 A 在蜡酯合酶的作用下生成酯。

2. 蜡酯对皮肤的作用

蜡酯是非常稳定的分子，比甘油三酯和磷脂更具有抗氧化、抗水解和阻断热的功能，具有润滑、保护、防止水分散失等作用。蜡酯基于生物表面上最具疏水性的分子，从而帮助密封组织内部的水分并防止它们过度水合。同时由于蜡酯可以形成排斥水的微结构，故此使其能够抵抗灰尘、花粉、细菌等各种物理或生物的入侵，这种现象被称为“莲花效应”。

三、角鲨烯

1. 角鲨烯结构

角鲨烯是在鲨鱼肝油中发现的一种新的淡黄色不饱和烃类化合物。角鲨烯是一种长链烃，具有高度的不饱和性，属于流动分子，因此是一种具有高渗透性的天然润滑剂。角鲨烯是构成人体皮脂的重要功能成分之一，皮脂中角鲨烯的含量大约为13g/100g。角鲨烯是由六个非共轭双键构成的类异戊二烯烃类化合物，具有较强的抗氧化活性。

2. 角鲨烯对皮肤的作用

其抗氧化机制在于角鲨烯的低电离阈值使其能够提供或接收电子而不破坏细胞的分子结构，并且角鲨烯可以中断脂质过氧化途径中氢过氧化物的链式反应。有研究显示，皮脂的过氧化反应主要是由单线态氧引起的，而人类皮脂中角鲨烯的单重态氧猝灭速率常数远远大于人体皮肤中的其他脂质的单重态氧猝灭常数。但是值得注意的是，虽然角鲨烯能够阻断脂质过氧化，但是角鲨烯的氧化产物，如不饱和脂肪酸等，对皮肤也具有刺激作用。

四、胆固醇

1. 胆固醇结构

胆固醇，也称胆甾醇，存在于动物体的各组织中，如皮肤、神经、血液、胆汁、卵黄等。胆固醇是由甾醇部分和一条长的侧链组成的。胆固醇是构成细胞膜的重要组成成分，细胞膜包围在人体每一细胞外，胆固醇为它的基本组成成分，占质膜脂类的20%以上。温度高时，胆固醇能阻止双分子层的无序化；温度低时又可干扰其有序化，阻止液晶的形成，保持其流动性。因此，可以想象要是没有胆固醇，细胞就无法维持正常的生理功能，生命也将终止。

2. 胆固醇对皮肤的作用

胆固醇对角质形成细胞增殖具有促进作用，抑制经皮水分蒸发，对角质形成细胞释放 IL-1 具有抑制作用，降低皮肤对致敏物的敏感性。

胆固醇对皮肤无刺激，无光敏性。化妆品中一定量的胆固醇具有柔滑、保湿效果。同时，胆固醇有表面活性，有稳定泡沫的作用。

第二节　皮肤表面脂质作用

一、屏障作用

皮脂膜是对皮肤锁水功能而言最重要的一层屏障，可防止皮肤水分过度蒸发、外界水分及其他物质大量进入，使皮肤的含水量保持正常。

二、滋润皮肤

皮脂膜的脂质可有效滋润皮肤，使皮肤柔韧、润滑、富有光泽；水分可使皮肤保持一定的湿润度，防止干裂。

三、抗感染作用

皮脂膜是皮肤表面的免疫层，皮脂膜中的一些游离脂肪酸能够抑制某些致病微生物的生长，对皮肤有净化作用。

四、中和酸碱损害作用

皮脂膜的 pH 值呈弱酸性，对碱性物质的侵害起缓冲作用，称为碱中和作用。皮肤和碱性溶液接触后，最初 5min 皮脂膜的中和能力最强，以防止一些碱性物质对皮肤的损害。皮脂膜对 pH 值在 4.2～6.0 的酸性物质的侵害也有一定的缓冲能力，称为酸中和作用。

五、维持人体皮肤表面常驻菌的生态稳定性

人体皮肤表面分布有大量的常驻菌群（约 1×10^{12} 个/m^2），其中葡萄球菌、丙酸杆菌和棒状杆菌 3 种条件致病菌，正常情况下维持平衡不致病，能够抵抗酸性环境和抑制其他有害外来细菌侵袭。它们以角质细胞的碎屑或脂质为食，并且能够抑制其他有害菌的生长。过度清洁和清洁不够都会使皮肤菌群失衡。

皮脂中的脂肪酸的主要作用之一就是调节宿主与微生物的相互作用，脂肪酸大部分是通过微生物脂肪酶介导的皮脂中甘油三酯水解产生的。游离脂肪酸中硬脂酸具有最高的抗微生物活性，对金黄色葡萄球菌具有选择性，其作用机理可能是由于硬脂酸能够导致金黄色葡萄球菌细胞壁被破坏，从而导致其代谢途径终止。

六、作为皮肤病和衰老的生物标志

到目前为止，对皮肤表面的脂质研究，始终基于脂质在表皮发挥复杂的信号转

导网络作用，以至于它被视为一个专业包装材料保护内部器官免受环境伤害、保证渗透屏障平衡，但没有将它作为更广泛、复杂、积极与外部世界沟通的器官看待。因此，要想彻底修改传统的概念，不能只是认识皮脂数量的改变，还必须研究皮脂质量和成分有没有变化。皮脂腺有多方面功能，不同的皮肤疾病皮脂酶合成或代谢表现出不同的功能，从而改变皮脂的抗氧化水平。综上所述，皮脂在经历水解和氧化过程后，产生生物活性产物，该过程依赖于局部脂溶性抗氧化剂的水平，以及皮脂由毛囊皮脂腺单位运送到皮肤表面的水平的调节。事实上，在不同疾病和不同的衰老状态，皮脂的组成在数量和质量上均发生变化。

特应性皮炎和脂溢性皮炎，皮肤表面的油脂总量明显减少。儿童和成人特应性皮炎患者皮脂减少主要因为皮脂腺分泌油脂、角鲨烯和蜡酯减少，以及游离和酯化胆固醇的增加。类似的改变发生在脂溢性皮炎、HIV 阴性和 HIV 阳性患者，与健康人相比，后者罹患脂溢性皮炎的概率更大。这些皮肤病的皮脂变化，主要表现为脂溶性抗氧化剂的水平、解毒酶的活性、维生素 E、红细胞谷胱甘肽过氧化物酶等全身性耗竭。

在痤疮的发病过程中，角鲨烯的过氧化物可能扮演着主要角色。在动物实验模型中，已经证实角鲨烯单过氧化物可高度引起粉刺，且在 UV 照射下，角鲨烯过氧化物含量逐渐上升。故此提示，痤疮患者应注意防晒，防晒剂可以避免紫外线引起的生理浓度下的角鲨烯过氧化。

痤疮、特应性皮炎都会引起皮肤脂质成分的变化，故此皮肤特定脂质可以作为可靠的皮肤病生物标志物，可通过无创性分析技术进行检测。

第三节 皮肤表面脂质影响因素

一、皮脂腺影响因素

影响皮脂腺分泌的因素：①部位，人体皮脂腺越丰富的部位（面部、头皮、胸背部等），皮脂的分泌量越大；②年龄，新生儿出生前因受母亲体内雄激素的影响，皮脂腺功能活跃，皮脂分泌较多；青春期后，性腺及肾上腺产生的雄激素增多，皮脂腺增大，皮脂分泌增多；雌激素可抑制皮脂腺的分泌，女性绝经后雌性激素和雄性激素均减少导致皮脂分泌量急剧减少；男性 70 岁左右减少；③性别及人种，一般同年龄中男性比女性皮脂分泌多，黑人比白人皮脂分泌多。

二、汗腺影响因素

人体汗腺的分泌受以下多种因素影响：①温度，在正常室温下，只有少数汗腺有分泌活动，多数处于休息状态，无出汗的感觉，称不显性出汗；气温高于 30℃时，活动性小汗腺增加，排汗明显，称显性出汗；②神经，汗腺的透明细胞受胆碱能神经纤维支配，排出汗液，肌上皮细胞受肾上腺素能神经纤维支配而收缩，可促进汗液排出，但不影响汗液分泌；③精神状态及味觉，恐惧、愤怒、兴奋等可使手掌、足底、颈部、面部及躯干等处发汗增加，称为精神性发汗；辛辣食物可使鼻、面、颈、背部等多处出汗，称为味觉性出汗；④时段，大汗腺分泌水平在早晨较高，夜间较低。

第四节　皮肤表面脂质与皮肤问题

一、痤疮

痤疮是一种毛囊皮脂腺的慢性炎症性皮肤病，主要发生在青春期，男女均有发生，患病率约为70%～87%，对青少年的心理和社交影响超过了免疫性哮喘和神经性癫痫，且常常持续到成年期。此病发病机制复杂，包括激素水平、个人卫生等。痤疮常始于青春早期，雄激素含量增高引起皮脂分泌增加，局部微生态平衡紊乱，导致痤疮。

皮脂腺功能增强：痤疮患者的皮脂腺功能受到多种激素影响，包括雄激素，促肾上腺皮质激素释放激素，维生素D和胰岛素样生长因子1等。皮脂腺中Ⅰ型11-β-羟化类固醇脱氢酶的表达增高，可将可的松转变为氢化可的松，从而诱导皮脂合成增多，最终促进压力诱导的类固醇激素性痤疮形成。异维甲酸和螺内酯具有减少皮脂分泌的功能，临床上常用来治疗痤疮，但是现在临床应用异维甲酸治疗痤疮会出现唇炎和皮肤干燥等现象，由此可推测皮脂腺功能减退可促进皮肤干燥和皮炎的发生。螺内酯是合成的抗雄激素药物，主要用来治疗与激素相关的痤疮。局部外用螺内酯后，皮损数量减少，尤以粉刺更明显，但痤疮严重度并不降低。

皮肤表面脂质成分变化：皮脂的过度分泌是导致痤疮的主要原因，此外，有研究认为皮脂组成的改变也是导致痤疮的重要原因。从痤疮患者面部提取的皮脂中发现，亚油酸含量偏低，而亚油酸可阻止粉刺生成。角鲨烯在痤疮患者中含量偏高，氧化的角鲨烯可促进表皮细胞的炎性细胞因子释放，从而加速和加重痤疮的发生。痤疮丙酸杆菌的大量繁殖，可将皮脂中的甘油三酯代谢为游离脂肪酸，进一步刺激皮脂分泌速率加快，痤疮丙酸杆菌的浓度也会随之增高，同时说明皮脂腺在痤疮的发展中起到了重要作用。

皮肤表面脂质导致毛囊皮脂腺导管角化异常：皮脂腺活性增加导致的皮脂分泌过多是痤疮发生的主要原发性因素，但就皮脂本身而言，分泌过多在痤疮病因学上并非唯一的因素。除了脂质分泌量外，脂质成分的变化也可直接或间接参与痤疮炎症和毛囊皮脂腺导管角化异常的发生。

游离脂肪酸（free fatty acid，FFA）与痤疮发生最有相关性的脂质，体外研究显示，其具有诱导痤疮炎症和毛囊皮脂腺导管角化作用。也有研究表明，FFA 能够促进人皮脂腺细胞增殖和分化。此外，其他与痤疮发生相关的脂质成分有亚油酸、棕榈酸甘油酯、角鲨烯、蜡酯等。亚油酸对痤疮形成的影响有如下两点：①低水平的亚油酸会影响皮脂腺细胞的分化，从而导致皮脂腺导管角化过度；②不正常的亚油酸水平诱导卵泡角化过度，产生亲炎症细胞因子，从而影响毛囊漏斗部角质形成细胞的增殖。棕榈酸甘油酯能够促进中性粒细胞产生过氧化氢，从而使机理氧化水平上升，进一步损伤表皮屏障功能，使促炎症介质更容易通过毛囊进入真皮。有研究显示，痤疮患者粉刺中棕榈酸甘油酯的水平高于正常人。

二、特应性皮炎

特应性皮炎是一种慢性反复发作的炎症性皮肤病，本病通常初发于婴儿期，1 岁前发病者约占全部患者的 50%，该病发展缓慢，部分患者可迁延到成年，也有成年初发此病，在发达国家儿童患病率可高达 15%～20%。已有研究证实特应性皮炎患者的皮脂（角鲨烯和蜡酯）降低且表皮细胞的脂类（游离和酯化的胆固醇）升高。Sugiura 等发现特应性皮炎患者的表皮细胞中神经酰胺合成受阻。在特应性皮炎患者中，皮脂含量偏低常与表皮水合状态减弱有关，据此可知皮肤屏障功能破坏与皮脂腺功能降低存在一定联系。皮脂分泌在整个青少年期都呈升高的趋势，并且维持稳定直至男女都降低，但男性分泌速率依旧高于女性。由于青春期皮脂腺分泌旺盛，儿童期特应性皮炎逐渐缓解，青春期后随着皮脂分泌减少，到成年期可发展为干燥性皮炎。局部刺激皮脂产生对于特应性皮炎患者来说是一种有意义的治疗方法，通过激活雄激素受体和过氧化物酶增殖体激活受体-γ，可增强皮肤的屏障功能，但此类局部刺激皮脂产生的药物副作用及安全性尚未明确，未能在临床得到广泛应用。Dobrosi 等发现使用内皮大麻素可刺激皮脂生成，含有内皮大麻素的外用乳膏可改善特应性皮炎患者的主观和客观症状，并能减少糖皮质激素的使用。

第五节　皮肤表面脂质与化妆品研发

一、角鲨烯（过）氧化物

角鲨烯为一种天然抗氧化分子，可以保护哺乳动物上皮细胞的 DNA 免受氧化性损伤，天然角鲨烯不会损害皮肤结构和功能。然而，由于角鲨烯的多不饱和属性，角鲨烯遇到环境因素如紫外线、大气污染物等很容易被氧化。当角鲨烯发生氧化时，其氧化产物成为皮肤表面脂质过氧化物的主要来源。角鲨烯过氧化物在日晒伤过程、紫外线诱导的免疫效应等中起着重要作用。日光照射可加剧痤疮，这可能与角鲨烯的过氧化有关，角鲨烯（过）氧化过程能够生成损害细胞和组织生理功能的分子。大气污染对角鲨烯同样具有影响，与居住在较少污染地区的人相比，居住在污染地区的人群皮肤表面脂质内含有更多的角鲨烯（过）氧化物。避免角鲨烯被氧化的目标明确，许多化妆品研究工作者在积极探索可以通过局部使用添加抗氧化剂的化妆品来实现。

二、游离脂肪酸

1970 年，Ansari 等第一次提出人体表皮含有多种不同碳链长度（C_{12}～C_{30}）和饱和程度的游离脂肪酸，其中包括饱和脂肪酸、单不饱和脂肪酸、多不饱和脂肪酸和羟基化游离脂肪酸。1987 年，Wertz 等证实人体表皮含量最多的游离脂肪酸主要碳链长度为 C_{22} 和 C_{24}。

游离脂肪酸含量、种类、不饱和程度都会影响皮肤健康。研究特应性皮炎患者皮脂变化情况时发现，患者皮损和非皮损部位长链脂肪酸的含量均有所下降，短链脂肪酸的含量增加明显，并且当脂肪酸链由 C_{22}～C_{24} 下降为 C_{16} 时，皮肤屏障功能障碍加重。同样，在游离脂肪酸缺乏的皮肤表面，外源性补充游离脂肪酸也有助于皮肤屏障功能的恢复。荷兰科学家 G. S. Gooris 及其同事在等摩尔浓度的神经酰胺/胆固醇混合物中，加入少量脂肪酸，并将其涂抹于人体皮肤表面，发现脂肪组织严密程度增加，并且随着脂肪酸含量增加，这种促进作用越发明显。为此，研究和开发保湿化妆品，尤其是针对屏障损伤治疗和辅助治疗的化妆品，脂肪酸的应用非常有学问，值得化妆品研究人员认真对待。

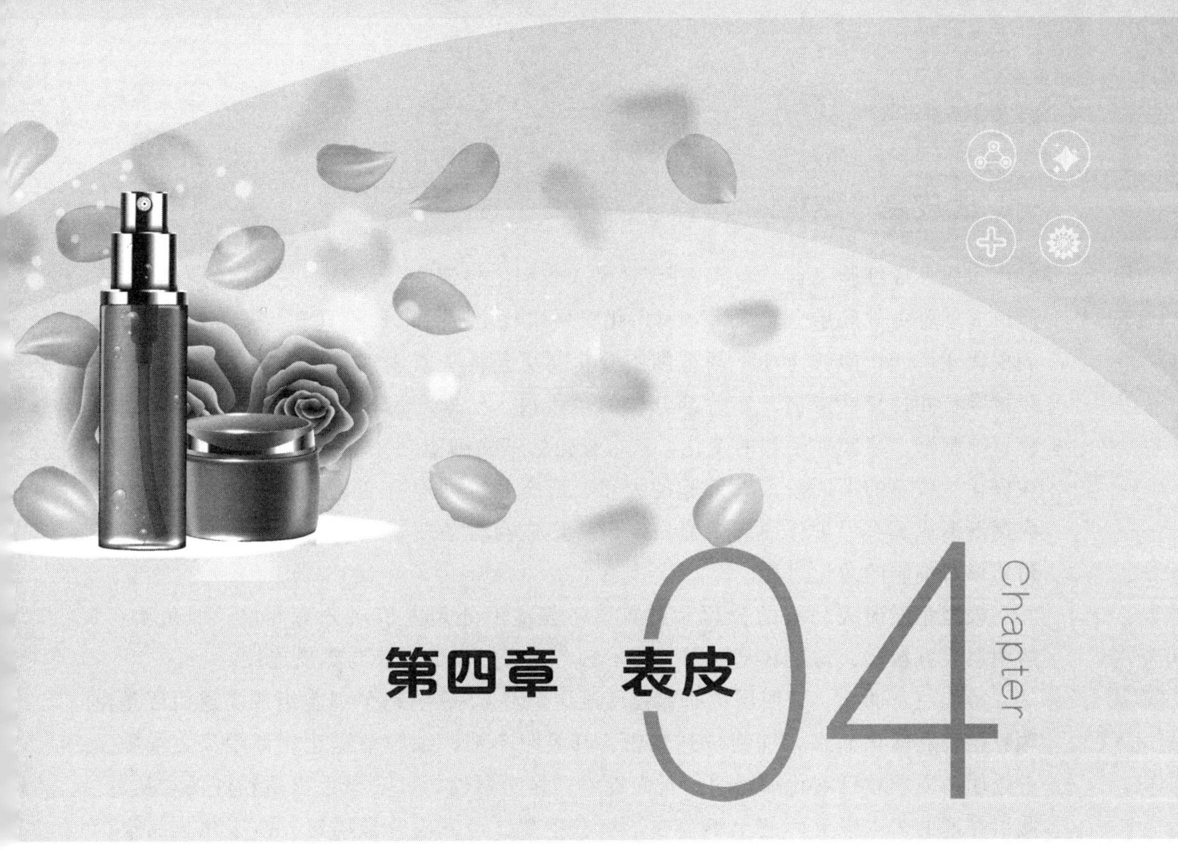

第四章　表皮

本章描述了表皮的“砖墙”结构中的“砖”和“灰浆”，例如：角蛋白的分类、发生、发展和转归，结构脂质的特性等，并分节阐述了表皮对常见皮肤问题——干燥、色素、衰老、敏感、痤疮的影响。值得一提的是本章将“表皮渗透功能”单独分节，对研究人员就化妆品活性原料的生物利用度，功效性（如保湿、美白、抗衰老、抗敏、祛痘等）产品开发，具有很好的指导作用。

第一节　表皮结构

表皮覆于机体表面，是皮肤的浅层，由外胚层分化而来，由角化的复层扁平上皮构成。因分布部位不同，表皮的厚薄也有不同，手掌和足底的表皮较厚，一般为0.8～1.5mm，其他部位厚约0.7～1.2mm。表皮细胞分两大类，即角质形成细胞和非角质形成细胞，后者散在分布于角质形成细胞之间，因形态呈树枝状突起，也称“树枝状细胞”，包括黑素细胞、朗格汉斯细胞、梅克尔细胞及未定类细胞。

表皮作为人体屏障的重要组成部分，能保护机体免于不良因素的侵袭。表皮细胞有分化、更新的能力，对皮肤损伤的修复起重要作用，同时表皮是反映人体外观特征的重要指标，其更新代谢正常，皮肤就会展现柔软细腻、润泽光滑的美丽外观，使人尽显靓丽容颜。

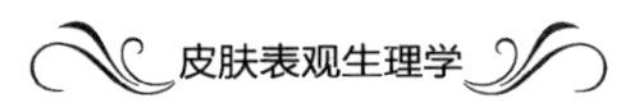

一、表皮基本结构

角质形成细胞又称“角朊细胞”，是表皮的主要细胞，约占表皮细胞的80%。角质形成细胞由外胚层分化而来，属角化复层鳞状上皮，借助于真皮与皮下组织相连。表皮代谢活跃，能够连续不断地细胞分化与更新，主要表现在两个方面：一是合成膜被颗粒和特异性蛋白，如特异分化的角蛋白、丝聚合蛋白及套膜蛋白；二是细胞核、细胞器、浆膜和桥粒的变化，从未分化的基底细胞到完全分化的角质形成细胞，在分化、成熟的不同阶段，细胞的大小、形态及排列均有变化。分化过程中细胞质内逐渐形成具有保护作用的角蛋白，最终形成富含角质蛋白的角质细胞层，完成了角质形成细胞的角化过程。

根据角质形成细胞的分化和特点，将表皮由外到内依次分为5层，即角质层、透明层、颗粒层、棘层和基底层（图4-1），基底层借助基膜与真皮连接。

特别注意的是，透明层位于颗粒层浅层，由2～3层扁平细胞组成。透明层是由颗粒层细胞转化而来，细胞排列紧密，其界限不清。细胞核退化逐渐消失，细胞质中透明角质颗粒已液化而透明，折光性强，显嗜酸性，H-E染色呈浅粉红的均质状。此层在薄的表皮中更薄甚至不存在，只有手掌、足底皮肤最明显。由于化妆品很少关注手掌和足底皮肤，为此图4-1中没有对透明层进行标注。

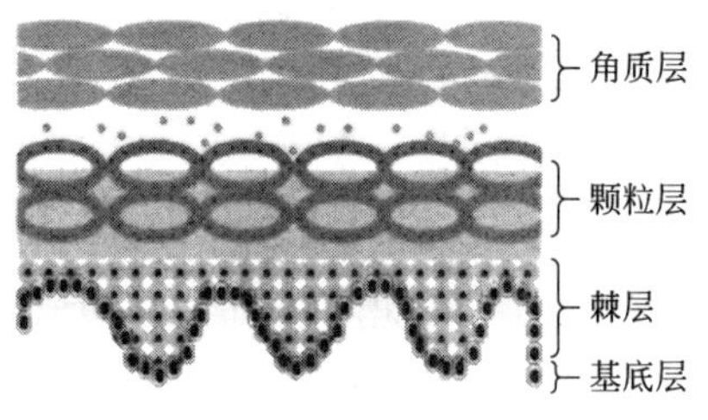

图4-1　表皮结构图

1. 角质层

角质层是表皮的最外层，与皮肤美容关系最密切。由5～15层细胞核和细胞器消失的角质细胞及细胞间质构成，胞浆内充满了角蛋白，角质细胞包埋于细胞间质，20世纪70年代，Peter Elias教授形象地将这种结构特点比喻为“砖墙结构”，角质层完整的结构对维持皮肤屏障功能起重要作用。角质层的完整性还影响皮肤对药物的吸收，屏障功能缺损的患者对药物透皮吸收增强，如：湿疹皮损对药物的渗透性是正常皮肤的3～5倍。角质层还是皮肤吸收外界物质的主要部位，占皮肤全部吸收能力的90%，由于角质层间隙以脂质为主，所以角质层主要吸收的是脂溶性物质，因此脂溶性化妆品更易被皮肤吸收。

角质层由角质细胞组成，角质细胞为角质形成细胞分化的终点。角质形成细胞在从基底层向上移行到角质层的过程中，细胞器和细胞核消失，细胞膜间发生广泛的交联形成不溶性的坚韧外膜——角质化细胞套膜（cornifed cell envelope，CE），这层外膜厚 15～20nm，由两部分构成：蛋白包膜和脂质包膜。角质层结构如图 4-2 所示，脂质包膜及表皮主要角蛋白结构如图 4-3 所示。

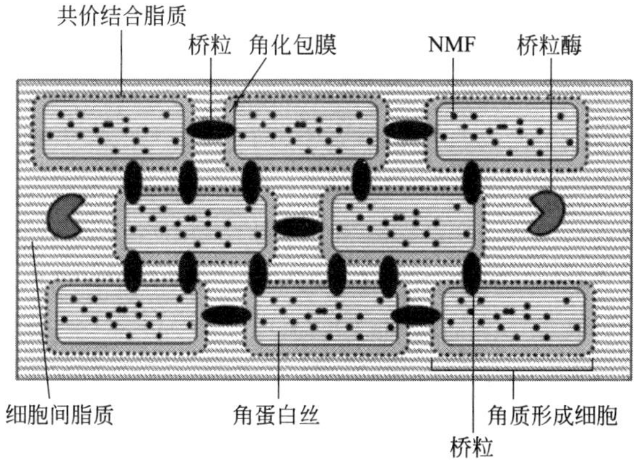

图 4-2　角质层结构图

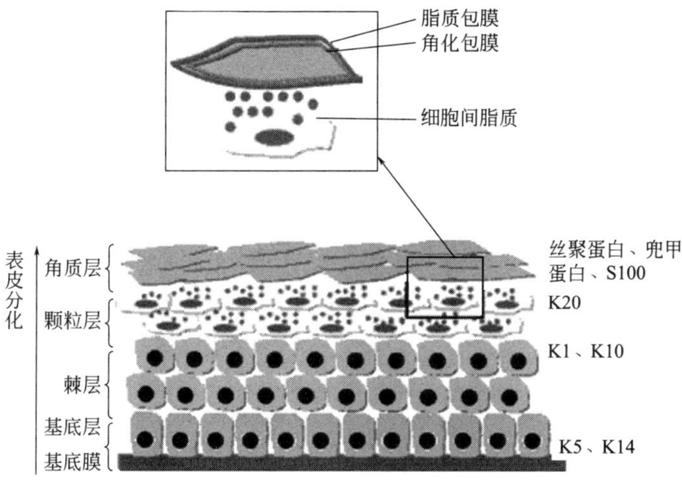

图 4-3　脂质包膜及表皮主要角蛋白示意图

蛋白包膜：厚 10～15nm，由一些特殊的角化包膜结构蛋白交联而成，因此具有生物机械特性。角质细胞的有序排列是表皮抵御外界机械刺激的重要因素。这些角化包膜结构蛋白由兜甲蛋白、内被蛋白、小分子富含脯氨酸的蛋白质、毛透明蛋白、丝聚合蛋白、周斑蛋白、包斑蛋白、抑半胱氨酸蛋白酶蛋白 A、弹力素等交叉连接所构成。角化蛋白包膜含量最多的是兜甲蛋白，约占 80%，与美容保湿最相关的是丝聚合蛋白，其减少或者缺失都可以削弱配方的屏障功能，导致多种皮肤病的发生，如该基因突变导致寻常型鱼鳞病和异位性皮炎的强易感性。

脂质包膜：为角质细胞外约 5nm 厚的包膜，由疏水性 ω-羟基神经酰胺紧密排列组成，与内被蛋白等共价结合包绕在蛋白包膜的外侧，不仅为细胞提供一个包膜，而且还与周围的板层脂质呈犬齿交错状紧密连接，其作用是限制细胞内水及水溶性氨基酸的丢失及细胞外水的摄入，组成水通透性屏障。

角质层具有美学和屏障两大功能。①美学功能：光线在厚薄不一的皮肤中散射后，表皮色泽会出现变化，如光滑的、含水较多的角质层具有规则的反射可形成明亮的光泽；而干燥、有鳞屑的角质层，无规则地排列形成非镜面反射，其反射光线给以皮肤灰暗的感觉。角质层过厚，皮肤会显得粗糙、黯淡无光。②屏障功能：角质层的主要成分角蛋白及脂质紧密有序地排列能抵御外界各种物理、化学和生物性有害因素对皮肤的侵袭；角质层可吸收紫外线，主要是中波紫外线 UVB，因此角质层具有防晒功能；角质层对外界物质的吸收、内部物质的流失，具有明显的限制作用。角质层是皮肤吸收外界物质的主要部位，约占皮肤全部吸收能力的 90%以上；正常角质层中的脂质、天然保湿因子使角质层保持一定的含水量，稳定的水合状态是维持角质层正常生理功能的必需条件。角质层能保持经皮肤失水量仅为 2～5g/(h·cm^2)，使皮肤光滑柔韧而有弹性。基于以上功能，角质层是皮肤美容及护理所关注的重点。

角质层与皮肤锁水关系最为密切，正常情况下，皮肤角质层含水量为 10%～20%，如果低于 10%皮肤就会干燥、脱屑；因此，保护良好的皮肤屏障功能，防止水分丢失是角质层的重要功能，对皮肤健康及美观非常重要。正常情况下，角质层保持经表皮水分流失量为 2～5g/(h·cm^2)，当角质层受到破坏时，经表皮水分丢失（transepidermal water loss，TEWL）将增加，如果角质层全层剥落，水分经皮肤外渗可增加 30 倍。当外界湿度下降到零点时，水分会从皮肤表面蒸发直到角质层表面与外周环境形成新的平衡为止。温度降低时角质层的水分含量也降低，所以寒冷、干燥的天气皮肤容易开裂。如果细胞膜受损（摩擦、过度使用去污剂或脂溶剂），即使在良好的环境下水分也可以从细胞中丧失。此外，影响角质层的皮肤疾患，如银屑病、湿疹及异位性皮炎等，使皮肤屏障功能减弱，皮损处水分弥散加速，皮肤更加干燥。

2. 透明层

透明层在角质层的下面，由 2～3 层较扁的细胞组成，细胞界限不清。此层只在手掌和足跖的厚表皮可见。光镜下，此层的细胞易被伊红着色，胞质呈均质状，并有强折光性，故名透明层。电镜下，尚可辨认细胞的形状和轮廓，胞核和细胞器已退化，胞质内充满角蛋白丝，浸埋在致密的均质状基质中，其超微结构与角质层相似，有防止水和电解质通过的屏障作用。

3. 颗粒层

颗粒层由 1～3 层扁平或梭形的细胞构成，位于棘层上方，其细胞浆内含有透明角质颗粒，在 HE 染色切片内，呈强嗜碱性；在角化过程中这种颗粒转化为角蛋白，能阻止细胞间隙内组织液外溢。正常皮肤颗粒层的厚度与角质层的厚度成正比，在角质层薄的部位仅 1～3 层，而在角质层厚的部位，如掌跖，颗粒层则较厚，多达 10 层。

胞质中出现许多大小不等的强嗜碱性致密颗粒，称为透明角质颗粒，这种颗粒无膜包被，包含约 2nm 电子致密颗粒构成的不规则无定形聚合物。角质透明颗粒与张力原纤维密切相关。

颗粒层的代谢变化较大，表皮细胞在此层完全角化后的细胞间隙中，酸性磷酸酶、疏水性磷脂和溶酶体酶等构成一个防水屏障，使水分既不易从体外渗入，也阻止了角质层以下的水分向角质层渗透。

紧密连接位于颗粒层，是由跨膜蛋白及细胞内胞质蛋白组成。跨膜蛋白主要为水闸蛋白、闭锁蛋白、连接黏附分子，细胞内胞质蛋白是由 ZO-1 相关的核酸结合蛋白、膜相关鸟苷酸激酶转化蛋白、扣带蛋白等组成的一个复杂的蛋白质体系。水闸蛋白是组成角质细胞紧密连接的蛋白质家族，目前已发现 24 种，与 KC 细胞共同帮助维持皮肤屏障功能。水闸蛋白的缺乏可以使小鼠在生后 24h 因皮肤干皱、严重的脱水及表皮渗透性和 TEWL 值的增加而死亡。在 AD 中，水闸蛋白-1 和水闸蛋白-23 的表达均显著降低。

4. 棘层

棘层位于基底层上方，由 4～8 层多角形细胞组成，细胞较大，有许多棘状突起，胞核呈圆形，细胞间桥明显而且呈棘刺状，故称为棘细胞。最底层的棘细胞也有分裂功能，可参与表皮的损伤修复，细胞间以桥粒相连接；细胞间隙内有淋巴流通，以滋养表皮；棘层 pH 值为 7.3～7.5，呈弱碱性。

角质形成细胞一进入棘层就表达特异性 K1/K10 蛋白，它是表皮终末分化和角化的标记。K1 或 K10 基因缺陷导致一系列以皮肤屏障结构损害为主要临床特征的皮肤疾病，如非表皮松解性掌跖角化病等。

棘细胞及颗粒层细胞内含卵圆形双层膜包被的板层状颗粒，称为 Odland 小体，也称板层颗粒、板层小体或被膜颗粒等，这种膜包被的颗粒大小约为 100nm×500nm，可见于胞质中任何部位，但在邻近脂膜的部位最明显。Odland 小体首先出现在棘层，它们包含由磷脂、神经酰胺、游离脂肪酸和胆固醇构成的脂质混合物，随着表皮的分化，脂质的分布和含量也发生改变，磷脂减少，神经酰胺、游离脂肪酸和胆固醇增多，至颗粒层顶部颗粒层细胞向角质细胞转化时，Odland 小体通过胞吐作用将其脂质内容物释放到角质层的细胞间隙，即形成结构脂质，是角质层结构中非常重要的皮肤屏障结构。Odland 小体还包括多种水解酶，如酸性磷酸酶、糖苷酶、蛋白酶和脂酶，这些酶针对细胞外环境中脂质和桥粒蛋白的活性，可能对屏障形成和表皮自然脱屑很重要。在疾病状态下，如银屑病皮损的颗粒层则变薄或消失，结构及润泽脂质的合成及分泌减少，因此，在临床上可见银屑病患者皮肤干燥、脱屑，从而提示，临床治疗银屑病时，需辅助使用含脂质成分的保湿剂，以补偿神经酰胺的不足。

在表皮染色切片中棘细胞之间的间隙约为 20nm，这里是相邻棘细胞膜外的细胞外衣，即外被多糖。其中含唾液酸，可将棘细胞互相粘连并使其能互相移动。唾液酸有嗜水性，是表皮细胞所需水溶性物质从真皮细胞外区输送进表皮，及表皮代谢产物进入机体的途径。外被多糖中亦含有与膜有关及细胞分化有关的糖结合物、皮质类固醇、肾上腺素及其他内分泌受体、HLA-DR 抗原和表皮生长因子受体等。

5. 基底层

基底层位于表皮的最底层，仅为一层柱状或立方形的基底细胞，基底层细胞为异质性细胞，包括上皮干细胞，开始分化的角质形成细胞和树枝状细胞。

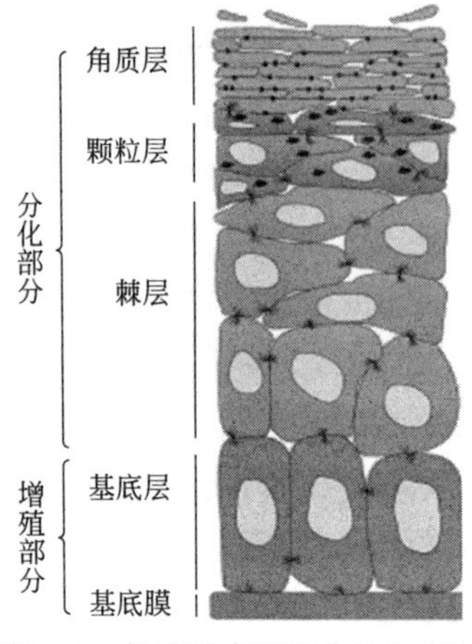

图 4-4　角质形成细胞分化示意图

基底层和棘层又常常被称为生发层，此层细胞具有分裂、增殖能力，其分裂比较活跃，不断产生新的细胞并向浅层推移，以补充衰老脱落的角质形成细胞，与皮肤自我修复、创伤修复及瘢痕形成有关。角质形成细胞的分化示意图见图 4-4。正常表皮从基底细胞层演变成棘层、颗粒层、透明层和角质层最后脱落所需的时间为 28 天，故认为正常表皮细胞的更替时间为 28 天。基底细胞层 pH 值为 6.8～6.9，呈弱酸性。外伤或手术时，尤其是进行面部美容磨削术与激光治疗时，只要注意创面不突破真皮浅层，其修复由基底层完成，皮肤就能恢复到原来的状态。若突破真皮浅层，由真皮结缔组织增生修复创面，则会形成瘢痕。

基底层由一层圆柱状或立方形细胞组成，约 10～14μm 大小，核大且深染，通常排列整齐呈栅栏状，其长轴与表皮和真皮之间的交界线垂直。基底层的细胞是异质性的，包括上皮的干细胞、开始分化的角质形成细胞（常统称为基底细胞）及前述的几种树枝状细胞。基底层角质形成细胞基底面借半桥粒与基底膜连接，较多的细胞底面伸出多个突起，与基底膜互相嵌合。基底细胞胞质中含丰富的游离核糖体，故在光镜下，胞质呈较强的嗜碱性，胞核呈卵圆形，暗黑色，位置偏下。干细胞和较幼稚细胞的胞核呈常染色质性，而已分化的基底细胞胞核呈异染色质性。基底细胞胞浆中含有分子量较低（46000～58000）角蛋白张力丝、肌动蛋白、辅肌动蛋白和肌球蛋白的微丝及微管，可使分裂后的基底细胞向上移动。基底细胞内尚有多少不等的黑素，其含量的多少与皮肤的颜色一致。白皮肤的人的基底细胞内仅含有少量黑素颗粒，以致在 HE 染色切片内看不清楚，而晒黑或黑皮肤的人，其基底细胞内有大量黑素颗粒。通常黑素颗粒主要位于基底细胞核的上方，但数量多时，亦可散布于胞浆内。

基底细胞在电镜下可见整个胞浆内有无数游离核糖体，其中有些是附着在内质网囊上。有较多的线粒体，多在核的周围，但高尔基复合体和内质网不发达。基底细胞胞核呈卵圆形，有两层清楚的核膜。外层核膜的胞浆面覆有许多细颗粒。外层核膜与内层核膜之间有近的角蛋白张力丝、肌动蛋白、辅肌动蛋白和肌球蛋白的微丝及微管，可使分裂后的基底细胞向上移动。

基底细胞内含有许多张力细丝。其直径约 5nm，走向很规则，常与表皮表面垂直。张力细丝束从桥粒体的胞浆面开始进入胞浆，并不通到相邻的细胞胞浆内。此外胞浆中还含有肌动蛋白、辅肌动蛋白和微丝微管，可使分裂后的基底细胞向上移动。基底细胞内通常有黑素复合体，其黑素颗粒属于成熟型，因此通常看不到黑素体所具有的特征性的内条纹。基底细胞向真皮的一面有不规则的多个胞浆突起接近真皮，与基底膜相互嵌合，突起的胞膜内侧可见有增厚处，称附着斑，胞浆中的角蛋白张力细丝即附着于这些斑块上并折向胞浆内，构成了半桥粒。一般在基底膜与基底细胞质突的胞膜之间至少可看到一个半桥粒。在半桥粒下方的透明板中，有和胞膜平行的膜下致密线以及与透明板垂直的锚丝。一些因素可促进基底细胞的增生，如表皮生长因子、单磷酸环鸟苷酸。另外一些因素如表皮抑素及单磷酸环腺苷酸则可抑制细胞分裂。正常皮肤需维持其适合的增生和抑制比例，使新生细胞与脱落的角质细胞保持平衡，从而保持其生理需要的厚度，如过度增生则形成胼胝，过度脱落则形成鳞屑。基底细胞的分裂周期约为 13～19 天，创伤愈合及某些疾病如银屑病时基底细胞进行分裂的比例增加，细胞新生加快及增多，而在银屑病缓解时，其分裂周期恢复正常。基底细胞分裂过程中，两个新生的细胞有一个被挤向上方，经棘层、颗粒层最后形成角质细胞失去生命活力而逐渐脱落。由基底层移动至颗粒层最上层，再移至角质层上部，称为表皮通过时间，约为 28～56 天，因此，表皮的更新时间约为 41～75 天。患银屑病时这一时间大大缩短了。

二、表皮结构脂质

（一）表皮脂质

与基底层及棘层中细胞相比，角质层细胞和颗粒层细胞中固醇类较高，角质层细胞几乎不含磷脂，在角质层中尚有蜡酯和脑酰胺积聚。不同分化阶段的表皮细胞，其脂质的组成有显著的不同，见表 4-1。

表 4-1　不同分化阶段表皮细胞的脂质组成

类别	占总脂的百分比/%		
	基底层、棘层	颗粒层	角质层
全部中性脂质	30	71	97
胆固醇	8	18	23
胆固醇酯	1	2	2
神经酰胺	1	10	17
磷脂	62	21	<1
糖鞘脂类	7	8	3
硫酸胆固醇	0.3	0.1	0.1

磷脂为表皮脂质的主要成分之一，表皮的磷脂形成有两个来源：一是角质形成细胞的细胞器在酸性水解酶作用下释放磷脂，如含有磷脂-胆固醇和磷脂-蛋白质复合物的内质网膜、线粒体（大约含有30%脂类，主要为磷脂）、溶酶体等；二是在表皮上层中通过磷酸戊糖通路途径形成磷脂，该途径必需的α-磷脂甘油脱氢酶在皮肤的上层表皮中被检出，表明该处的磷脂合成相当活跃。在表皮中有许多降解磷脂类物质的酶，如磷脂酶和碱性磷酸酶，可将底物降解成脂肪酸、甘油、磷酸和胆碱。如磷脂酶A和溶血卵磷脂酶，可将卵磷脂和磷脂酰乙醇胺裂解，酸性磷脂酶C（神经磷脂酶）可使神经磷脂裂解出脑酰胺。

皮肤表面还有许多不同的类固醇物质，其中大多数是由皮脂腺分泌而来，少数来自表皮脂质，但是人体表皮脂质膜中的胆固醇主要来源于表皮细胞。鲨烯是合成人皮肤固醇的直接前体，研究表明表皮细胞的内质网含有把乙酸转变为鲨烯的酶。体外研究证实表皮极易使^{14}C-乙酸转变为^{14}C-胆固醇，而含有皮脂腺的真皮只生成少量胆固醇，同时有较多的^{14}C-鲨烯聚集，由此可以解释皮脂含有大量的鲨烯而胆固醇则很少这一现象。胆固醇可在表皮细胞中转变成7-脱氢胆固醇，受紫外线照射作用后成为有活性的维生素D_3。少量胆固醇与其还原产物二氢胆固醇还可以皮脂的形式被分泌出来，另有微量的胆固醇和胆固醇酯随同表皮细胞的脱落而排出体外。也有研究表明表皮脱屑与胆固醇有关，角质层脱屑是由角质桥粒蛋白水解所致，涉及该过程的水解酶伴随脂质被分泌到细胞间隙内，硫酸胆固醇是这些水解酶的抑制剂。表皮角化过程中，硫酸胆固醇被类固醇硫酸酯酶水解，随之而来的是角质桥粒蛋白水解酶活化，桥粒被水解。其他部位的皮肤脱屑可能也涉及该过程。

（二）细胞间脂质

来源于颗粒层、棘层角质细胞板层小体合成的脂质以胞吐作用释放到角质层的细胞间隙，以共价键结合角质层，称为结构脂质，各种结构脂质以不同比例形成非极性疏水性脂质，组成具有成熟屏障功能的复层板层膜，也就是“砖墙结构”中的“灰浆”，充满整个角质层角质细胞的间隙，维持皮肤屏障功能。结构脂质的异常对皮肤屏障功能的影响较大，不仅降低皮肤的储水保湿功能，也直接影响角质形成细胞的生长与分化调节，影响正常角质层的形成。许多皮肤病往往引起角质层脂质变化，不同的皮肤病脂质的成分减少不同，如特应性皮炎、湿疹和敏感性皮肤等以神经酰胺含量下降为主；银屑病和尿布皮炎以游离脂肪酸减少为主；皮肤老化或光老化以胆固醇减少为主，提示不同的疾病在进行屏障功能修复时应添加不同的结构脂质成分。

结构脂质还与皮肤屏障功能密切相关，当各种原因所致脂质缺乏时，皮肤屏障作用减弱，经表皮水分丢失增多。此外，结构脂质还参与表皮分化、角质层细胞间粘连及脱屑等生理过程。

这里值得注意的一点是板层小体对结构脂质合成的影响。板层小体位于表皮，呈卵圆形，是环形排列的大小约 0.2μm×0.3μm 的双分子膜分泌细胞器，伴随角质形成细胞分化生成，首先见于棘层上部，逐渐上移至颗粒层并明显增加。板层小体是一个复杂的分泌结构，内含有葡萄糖基神经酰胺、胆固醇及一些酶类物质。板层小体将其内容物分泌到颗粒-角质层分界面的细胞间质。在细胞间质，葡萄糖基神经酰胺和鞘磷脂分别被 β-葡糖脑苷脂酶和酸性鞘磷脂酶转变为神经酰胺，磷脂被分泌性磷脂酶 A2 转变为游离脂肪酸和甘油。进一步，神经酰胺、胆固醇、游离脂肪酸等组成的非极性疏水性脂质，以适当的等摩尔比组成具有成熟屏障功能的复层板层膜，维持皮肤屏障的完整性。而板层小体的合成需要棘层、颗粒层的细胞产生大量的胆固醇、磷脂类物质及葡萄糖基神经酰胺等原料。而抑制以上任何一种脂质的合成，都可以破坏正常板层小体的合成过程，进而引起皮肤屏障的异常。

1. 神经酰胺

神经酰胺（ceramides）有 6 种类型，神经酰胺占表皮脂质的 51.9%，其中神经酰胺 2 占神经酰胺总量的 19.3%，为最具代表性神经酰胺。神经酰胺的化学结构式显示，它有两条长链烷基，一个酰胺基团和两个羟基团，故此它既有亲水性，又有亲脂性。

人的表皮神经酰胺的主要结构为鞘氨醇、二氢神经鞘氨醇、植物鞘氨醇，还有脂肪酸和 α-羟基脂肪酸作为与之相关的脂肪酸。目前人角质层可检测到 12 种神经酰胺，分别为 NdS、AdS、EOdS、NS、AS、EOS、NP、AP、EOP、NH、AH 和 EOH。人角质层神经酰胺分类，见表 4-2。

表 4-2 人角质层神经酰胺分类

神经酰胺	非羟基脂肪酸 [N]	α-羟基脂肪酸 [A]	o-ω-羟基脂肪酸 [EO]
二氢神经鞘氨醇 [dS]	[NdS]	[AdS]	[EOdS]
鞘氨醇 [S]	[NS]	[AS]	[EOS]
植物鞘氨醇 [P]	[NP]	[AP]	[EOP]
6-羟基鞘氨醇 [H]	[NH]	[AH]	[EOH]

神经酰胺与角质层胞膜表面蛋白质通过酯键连接起到黏合细胞的作用，表皮角质层中神经酰胺含量减少可使角化细胞间黏着力下降，导致皮肤干燥、脱屑、呈鳞片状。有研究表明酰基链为非羟基化、o-ω-羟基化极长链脂肪酸（$\geqslant C_{24}$）构成的神经酰胺是维持皮肤屏障的重要脂质成分。

神经酰胺作为角质层细胞间脂质的标志性成分，其含量或某些亚类含量的变化和皮肤屏障功能的改变有着密不可分的关系，去除角质层细胞间的神经酰胺，皮肤屏障功能丧失。有研究分析伴有皮肤屏障功能障碍的银屑病患者的角质层脂质成分，显示神经酰胺 EOS、NP、AP 的含量降低，而 AS、NS 含量增加，且 EOS 含量降低与皮肤屏障功能异常存在一定的关系。不同碳链长度的神经酰胺同样影响皮肤屏障功能，且长链神经酰胺在维持皮肤屏障功能中有着重要作用。外源性涂抹富含神经酰胺的润肤剂或脂类混合物同样有助于受损的皮肤屏障功能完善和恢复。有研究采用含有多种神经酰胺的润肤剂治疗伴随皮肤屏障脆弱的特应性皮炎患者，21 周后观察显示，患者的皮肤屏障功能显著改善。

虽然神经酰胺占表皮脂质的 51.9%，但是要从天然皮肤中提取神经酰胺非常困难。所以人们人工合成类似神经酰胺的物质，称为假神经酰胺（pseudocera- mides），它可以大批量地生产。加有假神经酰胺的保湿化妆品具有良好的修复表皮屏障的功能，它本身又是表皮中含有的天然保湿因子，既有极佳的保湿功能，又非常安全。它可以起到抗炎症、抗细胞分裂和止痒的作用。

2. 胆固醇

胆固醇是角质层里面最主要的醇类物质，它对于形成角质层细胞外板层结构，构成皮肤的渗透性屏障具有十分重要的意义。角质层内包含大量的胆固醇硫酸酯，在调节角质层细胞凝聚力和脱屑方面有显著作用。胆固醇硫酸酯在类固醇硫酸酯酶的催化下生成胆固醇，用以维持皮肤屏障功能。因细胞间隙含有类胆固醇硫酸酯酶，所以胆固醇的生成受板层小体的影响较小，即使板层小体受阻，胆固醇也同样可在细胞间生成。但是，当胆固醇合成受阻或含量下降时，同样伴随皮肤屏障功能异常现象。

胆固醇的缺乏对表皮层状颗粒体（来源于高尔基体）的形成有不利的影响。研究表明，胆固醇的缺乏会导致板层体形态异常，造成角质层脂质分离，增加水的流出量（通过测定 TEWL 来计量）。当渗透性屏障受到挑战时，表皮会提高胆固醇的合成，随着渗透性屏障功能的恢复，胆固醇合成能力逐渐恢复到基本水平。

三、表皮结构蛋白

（一）角蛋白的分类与表达

所有哺乳动物细胞的细胞骨架都是由三种丝蛋白系统组成的。它们是含肌动蛋白的微丝（6nm）、中间丝（8～10nm）以及含微管蛋白的微管（25nm）。从蛋白质肽链数量看，中间丝家族最为复杂。角蛋白是中间丝家族的成员，是一种抗机械、抗化学刺激的蛋白质，是角质形成细胞的主要结构蛋白，是组成中间纤维蛋白的主要成分，存在于所有高等脊椎动物体中，表达于所有的上皮细胞中，包括很多内在器官（单上皮）的单层上皮细胞，还有很多复杂的多层上皮（复层上皮）。

角蛋白是最大的中间丝组分，至少有 30 种不同的蛋白质肽链。从功能角度看，角蛋白分为两类：一是 20 余种构成表皮和许多内脏器官或体腔上皮的角蛋白或软角蛋白；二是 10 余种构成毛发和甲的毛发角蛋白或硬角蛋白。目前使用最为广泛的是 Moll 等提出的分类方法，即根据分子量和等电点不同对角蛋白进行分类，如表 4-3 所示。Ⅰ型（酸性）角蛋白的特点是等电点为酸性，分子量较小，约为 40k～

56.5kDa，包括 K10～K20 和毛发角蛋白 Ha1～Ha4；Ⅱ型（中性-碱性）角蛋白的特点是等电点为中性-碱性，分子量为 52k～67kDa，包括 K1～K9 和毛发角蛋白 Hb1～Hb4（a 代表酸性、b 代表碱性）。它们是中间丝家族中最富有变化的两种，可有大量的异构体表达。人类已经发现了至少 49 种编码角蛋白的基因，这些基因主要簇集于染色体的两个区域，编码 1 型角蛋白的基因，除了 K18，均位于染色体 17q12～21。所有编码 2 型角蛋白的基因，包括编码 K18 的基因均位于染色体 12q13。不论是Ⅰ型和Ⅱ型上皮角蛋白基因，还是Ⅰ型和Ⅱ型毛发角蛋白基因，它们在染色体上簇集的位置是相同的。

表 4-3 角蛋白的分类和表达

角蛋白分类	分子量/kDa	配对角蛋白		表达组织
		Ⅱ型（中性-碱性）	分子量/kDa	
K10	56.5	K1，K2	65，67	基底层上角质形成细胞，是表皮终末分化、角化标记
K12	55	K3	64	角膜分化标记
K13	51	K4	59	表达于“湿性”非角化上皮，是食管分化的标记
K14，K15	50，50	K5	58	仅表达于复层上皮的基底层细胞
K16	48	K6	56	与角质形成细胞过度增殖相关，也表达于掌、跖
K17	46	K7	54	表达于单、复层上皮
K18	45	K8	52	表达于单层上皮
K19	40	K8	52	表达于单层上皮
K20	46	K8	52	表达于肠上皮

角蛋白是Ⅰ型、Ⅱ型角蛋白特异配对表达的中间丝蛋白。作为一个普遍规律，上皮性角蛋白以一种特殊的配对方式进行共表达。每个角蛋白对由分别来自Ⅰ型和Ⅱ型的两种角蛋白组成。角蛋白组装时必须由Ⅰ型和Ⅱ型以 1∶1 的比例混合组成异二聚体，两种异二聚物进一步结合形成四聚体，然后再合成中间纤维。在体外或培养细胞中，绝大多数单一的角蛋白很快裂解。若按角蛋白分子量大小，排列其在各自亚族中的顺序，则一个角蛋白对其中的两种角蛋白在其各自亚族中的排列顺序基本相同。例如，两个亚族中分子量最大的成员，Ⅰ型角蛋白的 K10 和Ⅱ型角蛋白的 K1，就能以 K1/K10 角蛋白对的方式进行共表达。这些成对的角蛋白表达于不同生长和分化阶段的上皮细胞中。在正常人皮肤中，角蛋白对 K5/K14 主要表达于基底细胞层，而 K1/K10 则主要见于基底层上方的表皮，是表皮角质形成细胞终末分化的标记。在一些表皮更替过快的疾病中，角蛋白表达方式也发生了变化。基底层细胞仍主要表达 K5/K14，而 K6/K16 则代替 K1/K10 表达于基底层上方的部位，因而，角

蛋白 K6/K16 的表达与表皮角质形成细胞过度增殖密切相关。

（二）角蛋白多肽结构

角蛋白同其他的中间丝家族成员具有共同的结构组成。角蛋白多肽是角蛋白中间丝的基本组成部分，分为中心螺旋棒状区、非螺旋的头区和尾区以及连接区。棒状区由大约 310 个氨基酸组成的高度保守序列构成，该序列形成 4 个大型 α-螺旋片段，分别称为 1A、1B、2A 和 2B。这些片段拥有一种重复的七个一组的氨基酸残基多肽基元（a-b-c-d-e-f-g)$_n$，这种氨基酸残基多肽基元可以与一个类似序列形成双链卷曲螺旋。位于 1A 螺旋起始和 2B 螺旋末端的序列，尤其是 1A 区结构域的起始部，是高度保守区，并且对体内角蛋白丝的装配至关重要，因此，该区的突变将阻断角蛋白丝的形成并影响其稳定性。在 4 个心螺旋片段之间有 3 个非螺旋连接序列（L1，L2，L3)，非螺旋连接序列可能赋予棒状功能区一定的柔韧性。

中心棒状功能区两侧分别为氨基末端“头”功能区和羧基末端“尾”功能区，非螺旋的“头”、“尾”功能区可进一步为分数个亚功能区，包括Ⅰ型和Ⅱ型角蛋白多肽亚族中共有的高度同源的 H 亚功能区，由不同数量类似肽链重复组成的 V 亚功能区及带强电荷的 E 亚功能区。Ⅰ型角蛋白多肽的“头”功能区由 E1、V1 和 H1 组成，“尾”功能区由 V2 和 E2 组成。Ⅱ型角蛋白多肽的“头”功能区也由 E1、V1 和 H1 组成，而“尾”功能区则由 H2、V2 和 E2 组成。

中心棒状功能区规定了角蛋白中间丝形成过程中角蛋白多肽相互作用的方式，角蛋白中间丝的装配和稳定还必须有某些“头”、“尾”功能区序列的参与，研究表明角蛋白 K1、K10 富含甘氨酸的“头”、“尾”含功能区具有高度柔韧性，很可能与其他类似或相关结构相互作用，这些序列形成一种蛋白质结构基元，称为甘氨酸环，使表皮具有一定的柔韧性。

（三）角蛋白中间丝的形成

角蛋白中间丝的形成是一动态过程，首先要形成一个双链卷曲螺旋分子，一个Ⅰ型角蛋白多肽与一个Ⅱ型角蛋白多肽通过精确的轴向对位，平行排列而自发连接，形成一个异二聚体分子即卷曲螺旋分子，这种连接通过七个一组“连接”，通过连接位疏水残基间的相互作用而得以稳定，七个一组其他位点常被亲水残基占据，它规定了更高级别的 KIF 结构。研究表明，KIF 中两个相邻异二聚体分子有四种排列方式：A12，两个异二聚体分子反向平行排列，精确轴向对位，H1 和 H2 相互重叠；A11，两个异二聚体分子反向平行排列并错开，使得棒状功能区的 1B 片段基本对齐，H1 及 1A 与 L2 连接子及其附近区域相互重叠；A22，两个异二聚体分子反向平行排列，棒状功能区的 2B 片段基本对齐，H2 与连接子 L2 相互重叠；Acn，两个异二聚体分子平行排列，一个分子 2B 棒状功能区片段的最后 10～11 个氨基酸残基与另一分子 1A 棒状功能区片段起始部位的 10～11 个残基相互重叠。两个相邻异二聚体分子以一种头对尾（head-to-tail）的方式连接起来，产生线性链（linear chains）或原丝（protofilament），直径 2～3nm，两组原丝紧密结合形成原纤维，直径 4.5nm，四根原纤维形成一个角蛋白中间丝，直径 8～10nm。据认为一个充分聚合的 KIF 单体含有约 20000～30000 角蛋白多肽。研究表明，角蛋白中间丝的装配最早发生于和包膜的分离部位或有机化中心，再从细胞核向细胞浆及质膜延伸。

（四）功能性蛋白

1. 结构性蛋白

（1）丝聚蛋白　在表皮颗粒层的起始部位，角质形成细胞合成一种分子量为 450k～600kDa 的重磷酸化蛋白即前丝聚蛋白（filaggrin），这种蛋白参与透明角质颗粒的形成。前丝聚蛋白是一种不溶性的中性蛋白，其氨基酸组成以丝氨酸、甘氨酸、谷氨酰胺、组氨酸及精氨酸为主，当进入颗粒层和角质层之间的过渡带时，前丝聚蛋白经过去磷酸化和蛋白质水解形成丝聚蛋白（一个前丝聚蛋白分子含 12 个丝聚蛋白）。丝聚蛋白是一种分子量为 36kDa 的基质蛋白，使角质蛋白中间细丝聚集并与皮肤表面平行的有序排列。体外研究证明丝聚蛋白-角质蛋白复合物能抗水解，在丝聚蛋白降解后角蛋白二硫键交联更加增多，因此丝聚蛋白是一种暂时性细丝交联蛋白，其作用是通过诱导和维持角蛋白细丝整合排列以便持久性二硫键形成。其编码基因位于人类染色体 1q21 区，最近的转染实验证明丝聚蛋白的形成是细胞死亡的开始。从组织学上看，表皮颗粒层转变成为角质层的过程必然与丝聚蛋白前体转化为丝聚蛋白的过程一致。

在角质细胞生成 3～4 天时，随着角质细胞脱水触发丝聚蛋白迅速分解，几乎荡然无存，取而代之的是其分解产生的大量浓缩氨基酸及其他衍生物，其中吡咯烷酮羧酸（pyrrolidone carboxylic acid，PCA）和尿刊酸（urocanic acid）为降解产物中最重要的两种成分。PCA 源自聚角蛋白微丝蛋白的谷氨酰胺成分，在角质层中含量极丰富，约占其重量的 10%，PCA 具有强烈吸湿性，即使在干燥环境中也能保持水合状态，是天然保湿因子（natural moisturizing factors，NMF）的主要成分。尿刊酸源自组氨酸成分，能吸收紫外线从而具有防止皮肤光损害和免疫抑制作用。

（2）兜甲蛋白　兜甲蛋白（loricrin）是一种分子量为 26kDa 的不溶性蛋白质，是组成角质包膜的主要成分之一，开始时位于颗粒层，与细丝聚集素前体共同位于透明颗粒中，细胞完全角化后位于角质层细胞周边。这种蛋白富含甘氨酸、丝氨酸、半胱氨酸，序列分析表明，甘氨酸和丝氨酸残基构成了 [甘氨酸]$_n$-[丝氨酸]$_2$-[甘氨酸]$_n$-[丝氨酸]$_2$ 的结构形式，这种结构再由半胱氨酸残基连接起来，形成几个富含甘氨酸的长片段特殊序列，其间由富含谷氨酰胺和谷氨酰胺/赖氨酸的短片段分隔连接。推测这种富含甘氨酸的序列具有高度柔韧性，并能形成“甘氨酸环”与角蛋白多肽的“头”功能区相互作用，为表皮提供柔韧性和延展性，研究表明，兜甲蛋白通过表皮转谷氨酰酶参与细胞套膜的形成，通过异二肽链直接与细胞套膜交联。兜甲蛋白与套膜蛋白（involucrin）、小富含脯氨酸蛋白（small proline-rich proteins）、丝聚蛋白（filaggrin）、毛透明蛋白（trichohyalin）一起构成表皮分化复合体，参与表皮细胞终末分化。

（3）套膜蛋白　人套膜蛋白（involucrin）是一种分子量为 68kDa 的棒状蛋白（rod-shaped-protein），这种棒状蛋白含有一系列由 10 个氨基酸组成的重复单元，每个重复单元都有相同的序列 Q-E-G-Q-L-K-H-L-F-Q，根据这些相同序列的同一性可将套膜蛋白分为两侧的氨基末端功能区、羧基末端功能区和中间功能区，中间功能区的 39 个重复单元中，平均每个重复单元含有 3 个谷氨酸残基，每个谷氨酰胺残基都是潜在的交联位点。套膜蛋白是一种被拉长的 α-螺旋棒，据推测，由于套膜蛋白延伸的长度及其大量的潜在交联位点使其在细胞套膜的形成中能与多种距离较远的蛋白质进行交联。体外研究表明，表皮转谷氨酰胺酶常常首先与套膜蛋白多肽羧基末端 89 位残基的谷氨酰胺（496 残基）发生相互作用。套膜蛋白合成于基底层上方，在棘层上部及颗粒层中均可检测到，但不表达于基底层。套膜蛋白参与细胞套膜的形成，可作为早期细胞套膜的支架发挥作用。

（4）小富含脯氨酸蛋白　小富含脯氨酸蛋白是一个蛋白质家族，分子量为 15k～22kDa，等电点为 9，该家族成员包括 pancornulins、cornifin 及 SPR1 和 SPR2，均为细胞套膜的前体，这些蛋白既可作为氨基酸受体也可作为氨基酸供体发挥作用。它们富含脯氨酸、半胱氨酸、谷氨酰胺和赖氨酸，并含有* K* PEP*（星号可以是任何氨基酸）氨基酸基元，这种氨基酸基元在蛋白质内部重复数次，小富含脯氨酸蛋白可作为其他套膜前体间的桥梁分子发挥作用。小富含脯氨酸蛋白位于朝向胞浆的细胞套膜内面。

（5）195kDa 多肽及其他细胞套膜前体蛋白质　在基底层上方较低部位，195kDa 多肽以一种可溶性片段的形式存在于角质形成细胞的胞浆中，在角质形成细胞终末分化过程中，195kDa 蛋白不断以一种不溶性形式沉积于细胞周边，提示其参与了细胞套膜的形成。195kDa 蛋白与表皮转谷氨酰酶的相互作用还不太清楚。sciellin 是一种 82kDa 蛋白质，等电点为 7.8，在生理性缓冲液中不溶解，在高盐缓冲液中可被抽提，位于棘细胞层上部和颗粒细胞层细胞周边，与透明角质颗粒无免疫反应性。角质核丝（keratolinin）是一种公认的可溶性套膜前体，可能就是抑半胱氨酸蛋白酶蛋白-α。Armexin I 在培养的鳞癌细胞中是一种套膜相关蛋白。

2. 紧密连接蛋白

紧密连接（tight junctions）是一类较早被发现存在于多种细胞和组织类型中的细胞与细胞之间的结合部，是由许多种紧密连接跨膜蛋白质所构成的复杂结构，它能够紧密连接相邻细胞。但直到近年，该种蛋白质在哺乳动物的表皮中的表达才得到证实。

（1）紧密连接蛋白-1（claudin-1）　在哺乳动物表皮中，紧密连接蛋白包括：claudin（Cldns）家族蛋白、闭合蛋白（occludin）、连接黏附分子家族蛋白以及紧密连接斑块蛋白，如属于 MAGUK 蛋白家族的 ZO-1、ZO-2、ZO-3、扣带蛋白（cingulin）、symplekin 蛋白和属于细胞极性复杂蛋白质家族的 aPKC、Par3 和 Par6。不同的紧密连接蛋白在表皮中的表达量及表达部位各不相同，例如闭合蛋白和扣带蛋白仅限于颗粒层；ZO-1 和 Cldn-4 分布于基底层；Cldn-1 和 MUPP-1 则可见于表皮的各层。紧密连接蛋白在人类和鼠的毛囊及人的皮肤腺体中也有表达。提示在皮肤中存在连续的紧密连接系统，但是至今仍未在皮肤附属器中找到典型的紧密连接结构或者紧密连接相关结构。此外，除角质形成细胞外，Cldn-1 在固定和迁徙的朗格汉斯细胞中也有表达。然而，尽管有几种紧密连接蛋白在表皮的全层均有表达，但是典型的紧密连接结构只存在于颗粒层。

紧密连接蛋白的作用与功能取决于其构成组分，而构成组分又决定于细胞类型和分化程度以及病理和生理刺激。例如，Cldn 家族蛋白（脊椎动物有 24 种该类蛋白质）不同的组合及配比率对于紧密连接的渗透性和离子选择性至关重要。几个紧密连接相关的蛋白质如 ZONAB、c-jun 和 c-fos，并不仅仅局限为紧密连接，同样存在于细胞核中并被认为是转录因子。紧密连接蛋白的功能很多，其主要作用包括以下几个方面：①紧密连接能够将上皮细胞紧密连接，使细胞不易受到破坏，因而是皮肤屏障功能的重要组成部分；②紧密连接结构和（或）紧密连接蛋白质能够控制分子的细胞旁通路，对分子大小、离子类型、细胞渗透性有选择性（屏障功能）；③它们能够分离细胞膜基底部分的脂质到胞膜顶部从而形成两个不同的膜功能区，从而阻止两个不同功能区之间的相互弥散，以保持细胞每个表面的专有功能，维持细胞的极性（分离作用）。紧密连接结构/蛋白质也参与信号转导通路及细胞表面受体如转化生长因子-β受体，参与细胞增殖和分化以及囊泡运输过程。

（2）闭锁小带蛋白 1（ZO-1） 闭锁小带（zonula occludens）是由网格样的封闭索（sealing strand）连接而成的。封闭索由相邻细胞膜内连接起来的膜蛋白构成。它是闭锁小带的封闭成分，由两排蛋白质颗粒紧密黏着、状似拉链，且不留细胞间隙。封闭索之间的细胞间隙宽约 10～15nm。

闭锁小带具有封闭细胞间隙的作用，是阻碍物质扩散的屏障，使细胞和外部的体液分隔。闭锁小带在细胞层内具有透性屏障（permeability barrier）的功能，如小肠肠腔内保留大量的内含物，通过上皮细胞层选择性地输送营养物质，经过细胞间隙后再进入血液。经两组不同的特异性细胞膜进行运送，一组膜是位于上皮细胞的顶端表面，使分子泵入细胞内；另一组膜是位于细胞的基部和两侧，称基侧面，使分子从细胞的基侧面泵出。泵送过程有一定的方向，从细胞顶端泵入的分子不能扩散到细胞的基侧面，而从细胞的基侧面泵出的分子也不能扩散到细胞的顶端。这样，闭锁小带可以防止输送的分子漏到肠腔，发挥透性障体的功能。在表皮层，闭锁小带蛋白也起到类似的封闭及阻碍物质扩散的作用。

（3）封闭蛋白（occludin） 与之前两种 claudin1 和 ZO-1 一样，闭合蛋白（occludin）同属于紧密连接结构的重要组成蛋白。它由 4 个跨膜区域、2 个细胞外环状结构和 3 个细胞浆区域构成。皮肤的表皮细胞之间通过闭合蛋白使细胞间的空隙封闭，形成机体渗透屏障，保持细胞两侧的物质差异，维持机体的正常生理功能。

（4）聚角蛋白微丝（filaggrin） 中间丝聚合蛋白（filaggrin，FLG）是表皮终末分化的重要组成蛋白，主要存在于表皮颗粒层和透明层，参与组成皮肤表皮外层的角质包膜（CE），促进表皮分化，形成表皮角质层独特的屏障结构，在维持皮肤的屏障功能中具有重要作用。表皮分化过程中的主细胞是角质形成细胞，从基底层分化迁移经历颗粒层至角质层，在分化终末期由丝聚合蛋白原脱磷酸化形成 FLG，以协助角蛋白丝成纤维束聚集，进而引起细胞紧密的状态，促使角蛋白细胞骨架塌陷，使椭圆形的颗粒层细胞塌陷成扁平的角质细胞（KC），形成皮肤最外层。FLG 与表皮分化过程涉及的兜甲蛋白、内皮蛋白、毛透明蛋白和外皮蛋白等其他几种相关蛋白，通过转谷酰胺酶的交叉连接作用共同形成一个稳定的角质化蛋白壳膜，即 CE，具有重要的屏障功能，可防止水分丢失，最大限度地减少变应原及微生物的入侵。在角质层中上层，FLG 从角蛋白纤维束中解离出来，转化降解形成吸水性氨基酸混合物，组成具有渗透活性的物质，形成天然保湿因子，通过水合作用锁住皮肤水分。

（5）外皮蛋白（involucrin） 角质包膜（cornified envelope）是角质层内细胞膜广泛交联后形成的不溶性的坚韧外膜，它是表皮防御屏障功能的基础，保障皮肤不受外界刺激物损伤，同时锁住表皮水分，减少流失。外皮蛋白（involucrin）是角质细胞再分化过程中形成角质包膜的先驱蛋白，对角质化包膜的形成和完整性都有着很大的影响，故而它的表达对于皮肤锁水十分重要。

（6）角质分化相关蛋白（泛角蛋白，pan-keratin） 构成真核细胞骨架的结构有三种：微丝（直径 5～7nm）、微管（直径约 25nm）及中间丝（直径约 10nm）。微丝和微管参与细胞的多种功能，如细胞分裂、收缩、定向和极性等。而中间丝的功能，直至人们发现角蛋白疾病与角蛋白突变有关后才得以阐明。越来越多的研究证实中间丝是细胞骨架的重要组成部分，它赋予细胞弹性以抵抗压力和外伤。中间丝蛋白共 50 余种，根据序列同源性、组织特异性和免疫学特征可分为 6 种不同类型。角蛋白是中间丝家族的成员之一。一方面中间丝与核骨架的核纤层复合物密切接触，另一方面中间丝束穿过细胞浆，附着于细胞周边特化的结合位点，如桥粒、半桥粒。在三维空间中，相邻角质形成细胞的中间丝借助桥粒间接连接，形成一种超细胞的结构网络，这种结构网络的完整性对维持表皮的结构完整至关重要。

3. **酶活性蛋白**

（1）抑半胱氨酸蛋白酶蛋白-α 抑半胱氨酸蛋白酶蛋白构成一个能抑制半胱氨酸蛋白酶活性的与进化相关的蛋白质家族。抑半胱氨酸蛋白酶蛋白-α 是该家族的一个成员，位于角化的细胞套膜中，是 TGase 的一种底物。在抑半胱氨酸蛋白酶蛋白-α 中，最丰富的是赖氨酸（12%），其余依次为谷氨酸＞甘氨酸＞亮氨酸＞苏氨酸＞谷氨酰胺（6%）＞酪氨酸。有人提出，抑半胱氨酸蛋白酶蛋白-α 通过 PKC 被磷酸化，结合到透明角质颗粒中，再与丝聚蛋白交联。这种情况分析起来似乎是不可能的，因为在角质形成细胞分化的最后阶段，前丝聚蛋白通过特异性切割成为丝聚蛋白，包裹角蛋白中间丝，在分化的最后阶段被分解为氨基酸，但抑半胱氨酸蛋白酶蛋白-α在这个过程中却可能保存下来。当然，在L-型透明角质颗粒中，抑半胱氨酸蛋白酶蛋白-α也可能用兜甲蛋白包裹，然后，作为角化细胞套膜的组成部分沉积下来。

间接证据提示抑半胱氨酸蛋白酶蛋白-α的一个作用是作为半胱氨酸蛋白酶的一种抑制剂，用提纯的已角化的细胞套膜可抑制木瓜蛋白酶的活性，这种作用可通过用PKC抑制剂抑制半胱氨酸蛋白酶蛋白-α的产生而减弱。因而，锚定在细胞套膜的抑半胱氨酸蛋白酶蛋白-α在终末细胞破坏和（或）角质细胞外表面抵抗酶消化过程中，对保持细胞套膜内表面的完整性可能发挥一定作用。

（2）弹性蛋白酶抑制剂（elafin） elafin是一种弹性蛋白酶活性的抑制因子，是一种碱性多肽，这种多肽脯氨酸含量为14%，甘氨酸为13%，半胱氨酸为14%，这种结构提示其具有形成二硫键的潜能。应用免疫组化方法在正常人表皮颗粒层及气管中可检测到elafin蛋白，elafin有一个内片段，该片段是一个高反应性的TGase底物，由6种氨基酸重复5次［$(V\text{-}K\text{-}G\text{-}Q\text{-}D\text{-}P)_5$］组成。elafin基因由3个外显子编码，包括一段公认的25个氨基酸的信号序列，一个35个氨基酸的“原”片段及57个氨基酸的成熟蛋白质。前片段由外显子1编码，原片段和成熟蛋白片段由外显子2编码，3′不翻译区由外显子3编码，疏水性前片段被认为与蛋白输出到细胞外表面相关。在细胞外表面，elafin通过抑制弹性蛋白酶发挥调节表皮炎症的作用。原序列含有TGase反应基元，成熟蛋白质序列编码弹性蛋白酶抑制因子蛋白质。蛋白酶裂解研究、免疫组织学及数学模型研究提示elafin是正常人包皮角质形成细胞已角化套膜的前体之一。实际上，elafin存在于含有弹力纤维的组织中，如气管、胃、小肠、十二指肠。研究表明，elafin能与细胞外基质蛋白发生交联，提示elafin能从细胞输出，通过TGase依赖的反应，锚定在细胞外基质中。据推测，elafin在细胞外的功能是作为一种锚定的弹性蛋白酶抑制因子，这种锚定的弹性蛋白酶抑制因子也可被裂解为游离形式。总之，elafin既可作为角化套膜的前体之一，又可作为表皮疾病状态下的弹性蛋白酶细胞外抑制因子发挥作用。

（3）转谷氨酰胺酶（transglutaminase，TGase） TGase活性依赖于钙离子的存在，这种酶能催化γ-谷氨酰-赖氨酸异肽与作为胺受体位点的氨基酸残基（常为谷氨酰胺）进行交换，使翻译后的多肽链形成交联蛋白。所形成的交联蛋白具有很高的机械强度，不易发生蛋白质水解的降解过程。该家族包括许多成员，目前已阐明六种产物的基因结构。这些产物除在基因水平上有差异外，还有着不同的转录后修饰过程，以此来调节其催化活性和在细胞内的分布。TGase有以下三种主要类型：

① 颗粒/膜相关转谷氨酰胺酶（TGase1）；

② 胞质/组织型转谷氨酰胺酶（TGase2）；

③ 胞质/表皮转谷氨酰胺酶（TGase3）。

角质形成细胞转谷氨酰胺酶又称转谷氨酰胺酶Ⅰ型（TGase1），生理情况下仅分布于表皮颗粒层细胞膜上，催化多种蛋白交联以形成角质化外壳，参与正常皮肤角质形成细胞的终末分化和表皮角质层的形成。TGase1 主要与细胞套膜的最初交联相关，对于人类，编码该酶的基因位于第 14 号染色体，在结构上，TGase1 由 92kDa 蛋白质亚单位与脂肪酸共价结合而成，这种结构使其能够与质膜贴合，酶活性位于颗粒层和角质层交界面的 1～2 层细胞中，由于 TGase1 的位置邻近质膜，因此，从理论上推测，随着细胞套膜的形成，TGase1 逐渐受到包绕和限制，故完整细胞套膜的形成和成熟就必须有胞质 TGase3 的参与，TGase3 由 50～56kDa 蛋白质亚单位构成。TGase2 在细胞套膜的合成过程中可能没有太大的作用。

（4）水通道蛋白（aquaporins，AQPs） AQPs 是一类膜蛋白家族（单体约 30kDa），主要表达于细胞膜（plasma membrane）上，可以选择性地转运水或水和小分子溶质（如甘油）。其位置及功能如图 4-5 所示。与主要依靠脂质双分子层转运水分的生物膜相比，AQPs 使细胞浆膜上水的渗透性提高。目前在动物身上已至少发现 13 种水通道蛋白家族成员，它们表达在上皮细胞、内皮细胞和多种其他类型细胞上。大量研究显示，AQPs 参与了生物体多种重要的生理和病理过程，如尿液浓缩，脑水肿的形成，神经兴奋，脂肪代谢和皮肤水合作用。AQP3 最初是从肾脏中克隆的，首先发现缺少 AQP3 的转基因小鼠出现了明显多尿，认为 AQP3 可能参与了尿浓缩过程。以后发现 AQP3 存在于多种组织中，如眼结膜和皮肤。2002 年，Sougrat 等证明 AQP3 大量表达于人类皮肤的表皮层，主要存在于角质形成细胞的胞浆膜上，位于基底层和棘层，角质层和颗粒层没有发现 AQP3。

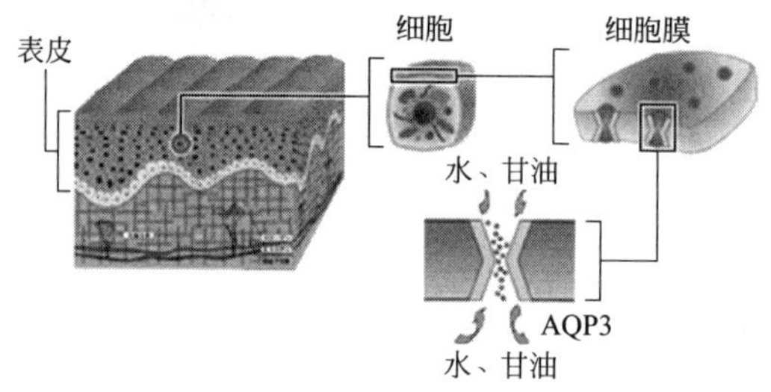

图 4-5 水通道蛋白位置及功能示意图

AQP3 和皮肤干燥的关系，大量研究证明 AQP3 的改变与鼠和人皮肤的干燥有关。但机制还有争论。AQP3 表达增加和分布改变可增加经表皮水分丢失，导致特应性皮炎患者皮肤干燥，湿疹患者表皮中 AQP3 下降，认为经 AQP3 引起的水转运减少是皮肤干燥的主要原因。UV 照射引起的 AQP3 下调和皮肤失水相关。目前认为，AQP3 的调节既可以是皮肤失水的原因，也可能是失水的结果。有研究发现小鼠 AQP3 缺失引起皮肤干燥，同时也有认为在角质形成细胞中，高渗环境能够上调 AQP3 表达，即 AQP3 表达在暴露于失水环境的组织中。

AQP3 和甘油代谢角质层是皮肤水合作用的重要部分。角质层中的甘油一少部分是由皮脂腺中甘油三酯水解而来。角质层和皮脂腺中均发现有脂肪酶的活性，但表皮中的甘油三酯作为能源被利用，因此只能来源于皮脂腺。甘油三酯在皮脂腺中水解成甘油并被转运到角质层。甘油是能量代谢的重要媒介，也是多种脂类生物合成的重要底物。甘油存在的情况下，磷脂酶 D 可以使磷酸卵磷脂代谢为磷脂酰甘油。研究显示，AQP3 转运甘油能够促进磷脂酰甘油的合成。磷脂酰甘油是蛋白激酶 C（protein kinase C，PKC）的重要激活剂，可以作为第二信使调节角质形成细胞的功能。AQP3 转运甘油能够刺激角质形成细胞分化，AQP3 过度表达，角质形成细胞增殖下降。以上结果提示 AQP3 转运甘油在角质形成细胞的增殖和分化中可能发挥复杂而重要的作用。

（五）角蛋白在化妆品中的应用

角蛋白具有保湿、抵御紫外线及抗物理、化学有害物质对皮肤的侵袭等作用，是较理想的护肤添加剂。然而值得注意的是角蛋白具有较强的降低产品黏度的性质，添加到护肤类产品中对产品的外观和消费者的使用感觉有较大的影响。故此外源性角蛋白在化妆品中应用技术提高的同时，化妆品研究人员也要积极寻找能够促进角质形成细胞合成和分泌角蛋白的物质，以期能够促进皮肤内源性角蛋白的表达上升。

另外，角蛋白是头发的主要构成成分，占其组成的 65%～95%，它也是头发表面最重要的保护膜。但是，头发经常暴露于外界环境中，易受到不同外界因素，如光照、化学处理、环境污染、机械损伤等影响，造成毛小皮鳞片的翘起、折断以及角蛋白大量流失，从而造成头发手感粗糙、易折断、强度降低等。故此，护发产品的设计需要考虑如何补充角蛋白。

目前常见的认识和验证皮肤角蛋白代谢能力的技术主要为免疫荧光技术，如观察水通道蛋白、紧密连接蛋白等的表达，也有使用传统染色技术认识桥粒等。

四、天然保湿因子

天然保湿因子（natural moisture factor，NMF）是一个水溶性物质集合，只存在于角质层，大约占角质细胞干重的 20%～30%。NMF 成分从空气中吸收水分，与角质层自身水分结合，以保障角质层最外层保持水化。由于 NMF 成分是水溶性的，当与其他水接触时，便会很容易丢失。所以，手部皮肤反复接触水时，皮肤会变得越来越干燥。角质细胞周围的脂质层，有助于密封角质细胞并防止 NMF 的损失。

（一）天然保湿因子成分及代谢

NMF 是存在于角质层内能与水结合的一些低分子量物质的总称，包括氨基酸、吡咯烷酮羧酸、乳酸、尿素、尿刊酸、离子（Na^+、Ca^{2+}、Mg^{2+}、Cl^-、PO_4^{3-}）、碳水化合物、氨、多肽、葡糖胺及其他未知的物质（表 4-4）。NMF 作为一种低分子量水溶性的高效吸湿性分子化合物，不仅帮助角质细胞吸收水分，维持水合功能，还促进酶的代谢反应，有助于角质层分化成熟。许多因素使皮肤 NMF 的含量减少，如过度使用清洁剂、相对湿度较低、紫外线照射、年龄增大等。

表 4-4　天然保湿因子的主要成分

主要成分	所占比例/%	主要成分	所占比例/%
游离氨基酸	40	尿刊酸	3
吡咯烷酮羧酸	12	离子（Na^+、Ca^{2+}、Mg^{2+}、Cl^-）	18
乳酸	12	碳水化合物、氨、多肽、葡糖胺等	8
尿素	7		

天然保湿因子由丝聚蛋白衍生而来。首先，丝聚蛋白的前体——丝聚蛋白原在颗粒层细胞中合成并聚集在一起，形成许多透明的蛋白颗粒。细胞从颗粒层转化为角质层的过程中，丝聚蛋白原去磷酸化后，水解为丝聚蛋白。丝聚蛋白和角蛋白纤维紧密结合，缠绕在一起，形成复合体填充在新形成的角质层细胞中，为角质细胞提供强度。角质层在迁移到皮肤表面的过程中，角蛋白以二硫键强力交联，角质细胞结构稳定后，丝聚蛋白与角蛋白解除绑定。该过程大多数情况下会受到外界干燥环境的影响，当水活度或相对湿度低于 95%时，细胞中的蛋白酶开始活化，逐渐将丝聚蛋白完全降解至氨基酸，这可能是由于细胞中水分降低而引起的离子浓度增加造成的，这些氨基酸的集合就被称为天然保湿因子。一些氨基酸会进一步发生变化，如谷氨酸形成吡咯烷酮羧酸，组氨酸在组氨酸酶的作用下形成尿刊酸，尿刊酸具有的紫外线吸收功能可能为角质层提供天然防晒能力。这些弱酸性产物也使得角质层呈弱酸性，成为角质层对抗微生物屏障的重要组成部分。在丝聚蛋白转化为天然保湿因子的过程中，半胱氨酸天冬氨酸蛋白酶-14（caspase-14）对其正常降解起到决定性作用。当角质细胞慢慢推移至接近皮肤表面时，角质细胞水合程度降低到一定程度，caspase-14 会对丝聚蛋白需要被剪切的位点进行标记，继而直接或者间接将丝聚蛋白降解为更小的片段，生成游离氨基酸，最终形成天然保湿因子。

（二）化妆品中的天然保湿因子成分

作为保湿化妆品的原料应具备以下特性：①吸湿能力强，其吸湿能力不受外界湿度的影响；②具有适当的黏度（即低黏度），不因其吸湿后改变其特性；③无色、无味、无毒、无刺激性、无侵蚀性；④具有与其他物质相容性，并有良好的溶解度；⑤无损于基质外观，力求外观良好，而且不易氧化。基于此，天然保湿因子中的主要成分为性能优秀的保湿剂。

1. 吡咯环酮羟酸钠

虽然吡咯环酮羟酸钠（pyrrolidone carboxylic acid，PCA）在 NMF 中只占 12%，

但它的保湿功能远优于甘油，而且没有甘油的那种黏腻感。可人工合成、大批量生产。它在保湿性、安全性、水溶性和渗透性各方面均具有优异的特性。其在化妆品中应用浓度约为 2%。

2. 乳酸

乳酸（lactic acid）在 NMF 中也占 12%，但从它的化学结构中可以看出它属于α-羟酸（alpha hydroxyl acid，AHA）。它具有良好的保湿功能，有修复表皮屏障的功能。因为它在表皮细胞间隙中结合水分，而且它的保湿功能优于甘油，且成分稳定、易溶于水、不会形成结晶，是比较理想的保湿剂。其在化妆品中应用浓度约为 5%。

3. 尿素

尿素（urea）的化学结构为 H_2NCONH_2，它在 NMF 中占 7%，但它具有良好的保湿功能，还有良好的助透性，例如用 10%尿素软膏，其具有良好的表皮屏障修复功能，治疗家庭主妇手部粗糙、干裂有良好的效果；用于治疗足跟皲裂也有良好的止裂、止痛效果。

第二节　表皮渗透功能

由于近年来功能性化妆品层出不穷，化妆品传统的配方技术越来越受到新技术的挑战。活性成分是否能够进入皮肤起到效果？化妆品的经皮吸收率为多少？化妆品功效原料实际用量与实际功效之间的关系？这些问题都使得化妆品的功效性与安全性受到质疑，也使得化妆品的经皮渗透相关问题成为关注的焦点。

保湿、美白、抗衰老化妆品，以及抗过敏和祛痘化妆品中包括许多功效性活性原料，由于这些活性原料的理化性质，往往需要提高其经过表皮渗透的能力，或限制其经表皮渗透能力，以达到保障功效和安全的目的，进一步提高消费者利益。本节介绍表皮渗透功能以及影响因素，对化妆品研究人员至关重要。

一、化学物质经皮渗透

在 19 世纪末 20 世纪初以前，皮肤一直被认为是外来物质不可逾越的一道屏障。但随着时间的推移，人们逐渐认识到外来物质是可以穿透皮肤的，虽然有时这个过程很慢。化学物质经皮渗透进入体内，当皮肤屏障受到破坏时，化学物质的经皮渗透量或渗透率增加。化学物质经皮渗透，是指化学物质穿透皮肤进入皮下组织而被真皮层的毛细血管-淋巴管吸收的过程。经皮吸收是工业毒物和环境污染物进入人体从而导致机体全身性中毒的重要途径。

皮肤由于其生理和结构上的特点，在表皮角质层处有一个很好的脂质屏障。一般日常生活中所接触的各种物质难以透过完整的表皮。但如果表皮角质层受到损伤，导致皮肤屏障功能障碍，这时吸收作用将会变得非常容易，大大增加吸收量。

二、化学物质经皮渗透的基本法则

1. 吸收的途径

化学物质穿透皮肤是发挥其功效的前提，其首先必须穿过角质层。外来化学物质主要通过角质层、毛囊皮脂腺和汗管口三个途径进入皮肤。化学物质穿透角质层是皮肤吸收的最重要途径，角质层在皮肤表面形成一个完整的半通透膜，水分在一定条件下可自由通过。化学物质直接经皮吸收的途径可分为三种：①细胞间途径，即化学物绕过角质细胞，一直在细胞间基质中弯曲扩散；②跨细胞途径，即物质直接穿过角质细胞和细胞间基质，在水相和脂相中交替扩散；③旁路途径，即化学物质绕过了角质层的屏障作用，通过毛囊、皮脂腺及汗腺等皮肤附属器直接扩散至真皮层。前两种途径也称为经角质层渗透途径。

由于毛囊、皮脂腺及汗腺等皮肤附属器的总横断面积仅占皮肤表面的 0.1%～1%，故在化学物质的经皮吸收中经角质层渗透途径占有重要地位。化学物质通过表皮吸收需通过三层屏障：①表皮角质层，这是经皮吸收的最主要屏障，一般分子量大于 300 的物质不易通过无损的皮肤；②连接角质层，它能阻止水溶液、电解质和某些水溶性不解离的物质，但脂溶性物质可通过；③表皮和真皮连接处的基膜，它能阻止某些物质透过，但大多数物质通过表皮后，可自由地经乳突毛细管进入血液。具有脂溶兼水溶的物质，只脂溶而难水溶的化合物，经皮吸收量较少。经毛囊吸收的物质不经过表皮屏障，化学物质可直接通过皮脂腺和毛囊壁进入真皮。化学物质的经皮吸收还受其他一些因素的影响：擦伤可促进各类化学物质迅速吸收、温热灼伤或酸碱损伤能增加皮肤的通透性、潮湿也可促进某些气态物质的吸收。但在化学物质经皮吸收过程的起始阶段，尤其是水溶性物质以通过扩散系数较大的皮脂腺、毛囊及汗腺等皮肤附属器的渗透吸收为主。皮脂腺、毛囊及汗腺是皮肤屏障的薄弱结构，较容易透过一些化学物质，至少在初期（接触化学物后约 30min 时）有不容忽视的吸收作用。随着化学物质与皮肤接触的时间延长，皮肤的吸收作用转为以角质层为主，特别是脂溶性物质，通过角质层的弥散率与物质的脂溶性成正比，角质层扩散系数虽然小，但有效面积大。

2. 脂/水分配系数

化学物质透过皮肤的能力与其脂/水分配系数（oil aqueous partition coefficient）密切相关，了解脂溶性物质脂/水分配系数有助于估计脂溶性毒物经皮吸收的可能性。脂/水分配系数是指某化学物质在有机相中的溶解度与其在水相中的溶解度的比值。分配系数接近 1 的化学物较易通过皮肤屏障。化学物质透过皮肤的渗透率主要决定于该化学物质在皮肤中的溶解度。在角质层时，脂溶性较大的物质易被吸收，在真皮层时，水溶性决定了化学物质扩散速度和进入血液的量。所以化学物质经皮吸收必须是同时具有脂溶性和水溶性的物质。

3. 符合 Fick 定律

大多数化学物是以被动扩散的方式通过皮肤吸收进入体内。扩散（diffusion）是物体内部各部分物质的均匀化过程，即物质由高浓度或高密度的方面向低浓度或低密度的方面传输和迁移。此过程可由 Fick 定律加以描述，根据 Fick 定律得出下面一个方程式：

$$扩散率=\frac{DP}{h(AC)}$$

式中，D 为化学物质在脂膜中的扩散系数或扩散率；AC 为化学物质的跨膜浓度梯度；h 为化学物质扩散通过脂膜的路径的厚度或长度；P 为化学物质在脂膜与外部环境之间的分配系数。需要说明的是这个方程虽能较好地解释体外试验的结果，但只能粗略计算化学物质透过机体皮肤的扩散速率，这主要是因为化学物质穿透皮肤的过程较费时且缓慢，难以达到平衡。此外当脂/水分配系数太大的化学物质很难透过脂膜时，此方程式也不适用。

三、化学物质经皮吸收的影响因素

化学物质经皮肤摄取的程度取决于暴露环境的详细情况，与化学物质溶解度（如果能溶解）、暴露时间和暴露皮肤的表面积成一定的比例关系。除此之外，还有两个内在因素对某种特定化学物质的吸收率有影响，即该物质的疏水性（这对其进入表皮脂质的能力有影响）和它通过表皮屏障的扩散速度。物质疏水性的测定通常采用辛醇/水分分配系数（K_{ow}），表皮屏障扩散速度与分子量或者分子体积呈负相关。所以低分子量的疏水性化学物质比分子量大或者亲水性化学物质更容易渗过皮肤。对小分子化学物质来说，疏水性在渗透过程中是一个最主要的因素。

经皮肤吸收的化学物质主要以扩散方式经过皮肤角质层屏障，由于在表皮角质细胞的间质中充满非极性的脂类物质，因此脂溶性化学物质主要通过这种途径渗透入皮肤，所以角质层薄的皮肤部位对脂溶性化学物屏障作用较弱。

化学物质的经皮吸收过程较为复杂，这个过程极易受到各方面因素的影响，皮肤的性状，包括种属差异、解剖部位、年龄、损伤、水合程度等，化学物质的理化性质，包括脂/水分配系数、分子量、溶解度、挥发性、离解性等，这些因素是左右这个过程的决定性因素；此外，表皮破损、皮肤水化或脱水，以及易于滞留于角质层的化学物，均可增加化学物质的渗透。外部环境、皮肤渗透促进剂等因素则在特定的条件下，也发挥相当重要的作用。

1. 皮肤的状态

人体不同部位皮肤对外源化学物质的吸收能力存在差异，角质层较厚的部位如手掌、足底，吸收较慢，阴囊、腋下、腹部皮肤较薄，外源化学物质易被吸收。其中以阴囊皮肤的通透性最大，面部、前额和手背比躯干、前臂和小腿的吸收好，四肢屈侧比伸侧好，掌跖部吸收最差。皮肤的吸收能力主要与皮肤角质层的厚薄和毛囊皮脂腺的多少有关，虽然化学物质可能经表皮附属器吸收穿过角质层，但对大多数外源化学物质，通常情况下可以忽略不计，因为表皮附属器表面积之和只占整个可摄取部位的一小部分。

皮肤性状随着年龄发生变化。人体皮肤的角质层从胎儿期开始发育，出生时形成完整结构。新生儿与成人的皮肤通透性几乎相同，但早产儿的皮肤通透性比足月新生儿和成人皮肤通透性大10倍。化学物质经新生儿透皮吸收的量与新生儿体重成正比，因随体重增加，体表面积也在增加，而每单位体重的相对体表面积新生儿比成人高7倍。因此，在相同部位皮肤表面涂擦同一化学物质时，由于化学物质吸收后体内组织的浓度在婴幼儿比成人要高，所致全身中毒的危险性亦要比成人大得多，因而婴幼儿更应注意外源化学物质经皮吸收的量。成年人皮肤结构随年龄增加而发生改变，其渗透性也会发生变化。老年人的皮肤由于角质层中脂质含量减少，使皮肤屏障结构的完整性和皮肤屏障的再修复功能减弱，造成老年人皮肤容易受到外界化学物质的损伤。

皮肤的角质层对于健康皮肤非常重要，它起着重要的屏障作用，作为化学物质渗透的限速屏障，一旦皮肤受到损伤，则角质层首当其冲，首先遭到破坏，导致皮肤屏障被破坏，使物质经皮吸收速度及吸收量都大幅度增加，而且还可使化学物质经皮吸收的滞后时间降至最低水平。目前已知许多化学试剂都能够破坏皮肤的角质层结构。极性溶剂（如甲醇）和非极性溶剂（如氯仿）的混合物能够去除皮肤角质层中的脂质部分，使皮肤的脂质薄膜中形成人工通道，从而使分子更容易透过。另外，皮肤屏障功能障碍也可由皮肤疾病所引起，因皮肤疾病总伴随着角质层的受损，从而增加化学物质的经皮吸收。

皮肤的角质层可被水合，所谓水合就是角质细胞与水分亲和，跟水分结合后使细胞体积膨大，角质层肿胀疏松。正常情况下角质层内含有一定的水分，而皮肤的水合状态是影响水溶性物质经皮吸收的一个重要因素，高水合状态的皮肤有利于吸收。这是因为角质细胞膜实际上是一层半透性渗透膜，当含水量增加时，膜孔直径增大，组织紧密性降低，形成孔隙，使化学物质的渗透吸收增加。皮肤的水合程度决定了皮肤的柔软性，水合程度好则皮肤柔嫩细腻。一些药物或封包（即用塑料薄膜、胶布包裹皮肤）可显著地提高角质层的含水量，封包条件下的角质层含水量可由15％增加到50％，增加药物的吸收，提高疗效。此外基质也能影响皮肤的水合作用进而影响化学物质的经皮吸收，吸水性基质和乳化基质都是渗透性基质，这是因为它们具有含水特性或吸收水分，可防止水分散失，易与皮肤分泌物混合和乳化等，从而有利于使角质层处于水合状态。

2. 化学物质的理化性质

在通过角质层时，化学物质分子量的大小和脂/水分配系数的影响较为明显。化学物质通过角质层时，脂溶性较大的物质易被吸收，脂溶性化学物质透过角蛋白丝间质的速度与其脂/水分配系数成正比，但在化学物质被吸收阶段，外源化学物质进入血液或淋巴液时，同时具有脂溶性和水溶性的液体，油脂/水分配系数为1左右者，更容易被吸收。非脂溶性的极性外来化学物质的吸收与其分子量大小有关，分子量较小者也较易穿透角质层被吸收。所以易经皮吸收的化学物质，多是既能溶解于脂肪又可溶解于水的物质。处于离子状态的物质因为脂/水分配系数小，故不利于经皮的吸收，当处于分子状态时，其穿透速率高于离子状态的物质。分子量越大的物质越难吸收，一般来说，分子量小于300的化学物可以经皮吸收，而分子量大于300的化学物质则不易经皮吸收。

3. 外部环境

环境改变可增强化学物质的经皮渗透，无论是湿度的降低或增加、温暖封闭的环境都可增强化学物的潜在的经皮渗透。环境温度升高时，化学物经皮肤吸收增加，这是由于温度升高，皮肤血管出现扩张，血流速度加快，可使已透入组织内的物质弥散速度加快。温度升高还会使皮肤充分水合或增加物质在皮肤表面的吸附，从而促进了化学物质的经皮吸收。当外界环境湿度增大时，皮肤角质层的含水量也相应提高，而使化学物质易于经皮吸收。须注意的是当把在封闭条件下进行的经皮渗透研究结果外推到自然状态时，要考虑封闭条件对试验结果的影响。

4. 皮肤渗透促进剂

皮肤渗透促进剂是一类能可逆性地降低皮肤角质层屏障功能，使药物更容易经皮吸收到达循环系统和靶组织的化合物，包括二甲基亚砜（DMSO）、丙酮、油酸及氮酮等化学物质。皮肤渗透促进剂作用于皮肤上时，可改变皮肤渗透率，提高药物的溶解和扩散程度，使药物的通透性增加。在外用药剂中加入透皮促进剂可明显增加药物的释放、渗透和吸收。迄今已发现的透皮促进剂按化学性质可分为非极性、极性和表面活性三大类。常用的品种为二甲基亚砜和氮酮。前者是一种溶剂，能溶解多种药物，又被称为万能溶剂，它本身具有很强的穿透能力，一方面能带着它所溶解的化学物质一起穿透，另一方面可将角质层中某些成分溶解而增加渗透性。在皮肤渗透促进剂中，氮酮是20世纪80年代开发的一种高效皮肤渗透促进剂，氮酮可使皮肤角质层中的类脂产生不规则排列，进而使细胞中脂质包层开裂，促使药物易于通过。

综上所述，使用皮肤渗透促进剂可使许多药物的经皮给药更为方便。所以开发研制无毒、高效、无刺激及无药学活性的皮肤渗透促进剂，或者寻求合理的复合促渗剂配方具有重要的意义。

四、化妆品与表皮渗透功能

目前临床上促进药物透皮吸收的方法主要有三种：一是通过化学方法，如渗透促进剂的使用；二是通过物理学方法，包括离子导入法、电致孔、超声导入法、微针技术、无针喷射给药等；三是通过药剂学方法，如制成脂质体、醇质体、传递体、微乳、固体脂质纳米粒等。化妆品界常常使用的经皮渗透技术与药物透皮吸收有相似之处，但也有区别，因为许多化妆品中的活性物质不需要透过皮肤进入血液。

1. 化妆品的配方构建

表皮角质层的“砖墙”理论，其实也阐述了皮肤表皮的经皮渗透理论。角质层的“砖”主要与亲水性物质吸收相关，“灰浆”则与亲脂性物质吸收相关。而化妆品配方构建中对于经皮渗透能力的考量也是基于亲水性物质与亲油性物质两部分考虑的。

（1）渗透压作用　渗透压理论基于把皮肤看作是一层半透膜，只容许某种混合物中的一些物质透过，而不容许另一些物质透过。半透膜隔开有浓度差别的溶液，其溶剂通过半透膜由高浓度溶液向低浓度溶液扩散的现象称为渗透，为维持溶液与纯溶剂之间的渗透平衡而需要的超额压力称为渗透压。渗透现象的产生必须具备两个条件：一是有半透膜存在，二是半透膜两侧必须是两种不同浓度的溶液。

（2）“相似相溶”作用　亲脂性物质或小分子亲水性物质，根据渗透压作用机理，可以透过表皮。而分子量较大的亲水性物质，则很难经过表皮吸收。为此，亲脂性前体物在近年来的研究相对比较多，例如脂质体，它是通过将功效成分包封于类脂双分子层形成的薄膜中间，脂质体类似细胞结构，有生物膜的特性和功能。它通过脂质颗粒间隙，经由脂质交换、融合作用，维护皮肤生理功能，形成一种扁平的颗粒结构，使角质层组成和结构改变，使得脂质体包封的活性物便于进入表皮。

2. 透皮传输技术

常通过特殊技术对功效成分进行处理，从而提高功效成分的渗透能力。常见透皮传输技术为脂质体包裹技术、微胶囊技术。

脂质体（liposome）是由磷脂和其他两亲性物质分散于水中，由一层或多层同心的脂质双分子膜包封而成的球状体。类似细胞结构，有生物膜的特性，可以包裹水溶性和脂溶性活性物质。应用脂质体技术的优势主要有：①类脂质双分子层能促进活性物质进入角质层或表皮的类脂内，增加活性物质在皮肤的滞留量和滞留时间；②有皮肤靶向作用，能避免因活性物质全身吸收而引起的不良反应；③经包裹后提高了活性物质的稳定性；④无毒、无刺激性，应用安全。

微胶囊：微胶囊的囊材主要是天然或合成高分子材料，天然的材料有生物大分子、植物胶类、蜡类以及现在被广泛使用的海藻酸盐类和壳聚糖类；半合成高分子材料主要是改性纤维素类；合成高分子材料种类则很多，如均聚物类、缩聚物类和共聚物类等。在化妆品中，将不溶于水的物料微胶囊化后，可分散在水介质中，易于配料和使用。目前，许多世界著名化妆品产品的添加剂用微胶囊包覆，使产品性能更加优越，如在唇膏、眼影和香水、保湿霜、摩擦去垢清洁膏等产品中的应用。

3. 渗透促进剂

渗透促进剂是一种能可逆地改变皮肤角质层屏障功能而又不损伤任何活性细

胞，用于增强活性物质透皮能力、提高活性物质透皮量的物质。理想的渗透促进剂应该具有以下特点：①无药理作用，无毒、无刺激性、不致敏；②起效快，去除后能迅速恢复皮肤的屏障功能；③不引起内源性物质损失；④不与活性物质和其他辅料产生物理化学作用；⑤在皮肤上易于铺展，溶解度参数与皮肤接近。

在渗透促进剂的作用机制上，广泛被接受的是脂质蛋白分配理论，该理论认为促进剂的作用可能与下述一种或几种机制有关：①破坏高度有序排列的角质层间隙脂质结构，增加脂质流动性；②与角质层细胞内蛋白质作用；③增加活性物质、共通透促进剂、共溶剂分配进入角质层。

第三节 表皮细胞代谢与脱落

健康皮肤表皮细胞代谢具有自己的规律。但是，在内外因素的影响下或者某些疾病状态下，表皮细胞代谢发生紊乱，从增殖、分化、成熟到脱落发生变化。表皮细胞代谢紊乱导致的表皮脱落困难，如干燥皮肤皮屑、异常大块头皮屑、痤疮皮脂腺开口处表皮角化异常等。对于化妆品研究人员来讲，研发抗衰老产品或许希望表皮代谢加快；对于研发痤疮或祛屑产品希望促进角化异常表皮细胞脱落。

一、表皮细胞代谢周期

与许多体内其他细胞不同，角质形成细胞为一种不断增殖、分化和更新的细胞，这主要是与它的基本功能相适应的。

1. 角质形成细胞动力学

角质形成细胞由基底层分化成熟为角质层直至脱落的过程称为表皮更替，它是一个渐进的过程。与这一过程相适应，角质形成细胞依增殖分化状态可分为三种：干细胞、短暂增殖细胞和分化细胞。基底细胞是主要生发细胞，但只有约10%为干细胞，而大部分有增殖能力的细胞则为短暂增殖细胞，这种细胞分裂数次后即停止分裂转而进入分化。一般十个左右基底细胞及其上方各层细胞形成一个表皮单位，在该单位中，基底细胞的中心为干细胞，周边为短暂增殖细胞，以上各层均是由这些细胞形成的。

正常表皮角质形成细胞的动力学参数为：有丝分裂指数期时间，8.3h；M期时间，1.2h；细胞周期时间，209h；更替时间，326h。表皮的不同部位反映角质形成细胞的不同分化阶段，有相应的标志角蛋白，基底层主要表达角蛋白K5/K14，棘层上部则主要表达K1/K10，此外在角蛋白的终末分化阶段还有一系列分化标志蛋白，如包壳蛋白（involucrin）、兜甲蛋白（loricrin）、丝聚蛋白（filaggrin），后两种蛋白是颗粒层透明角质颗粒的主要构成分子。在角质层主要分化结构的代表为角质细胞鞘（carnified cell envelope），它在细胞膜内侧形成，由交织成网的蛋白组成，这主要是由Ⅰ型和Ⅲ型谷氨酰胺转移酶催化它在细胞谷氨酰-亮氨酸与氨基酸残基（主要为谷氨酰胺）进行异构交联形成的，其中仍然有包壳蛋白、兜甲蛋白、丝聚蛋白等。角质层的最外层细胞已无浆膜，而由致密的角质细胞鞘取代。至此角质形成细胞完成了它的最终分化过程，它的生命也随之而自然终止。

2. 角质形成细胞的非正常增殖和分化

角质形成细胞在受到刺激后，它的正常增殖和分化过程被打破，从而出现了非正常增殖和分化。这些非正常增殖和分化可能为一过性（指该情况在短时间内一次或数次出现），也可能为持续性，前者多为生理反应，而后者则多为病理反应，如各种角化性皮肤病、增生性皮肤病、皮肤肿瘤等。主要刺激因素有外伤、紫外线、化学物质、感染等外因和体内炎症细胞或分子等内因以及细胞本身发生突变的自身因素。角质形成细胞的异常增殖多表现为表皮更替时间缩短、角蛋白类型变化如 K6/K16 表达增强。

3. 角质形成细胞增殖的主要调节因子

各种生长因子、细胞因子、原癌基因蛋白及许多小分子物质均对角质形成细胞的增殖有调节作用。

（1）生长因子　表皮生长因子（EGF）、转化生长因子-α（TGF-α）、角质形成细胞生长因子（KGF）、碱性成纤维细胞生长因子（bFGF）、神经生长因子（NGF）、血小板衍生生长因子（PDGF）等对角质形成细胞生长均起促进作用，而 TGF-β 则抑制角质形成细胞生长，正常表皮中无 EGF 但有 TGF-α，它通过结合 EGF 受体发挥作用。

（2）细胞因子　IL-3、IL-6 可促进角质形成细胞增殖，TNF 和 INF 可抑制其增殖。细胞因子也通过与相应受体结合发挥作用。

（3）原癌基因　c-myc、c-fos、c-jun、ras、bcl-2 等基因均可促进角质形成细胞增殖。

（4）其他多胺类、钙调素等也可促进角质形成细胞增殖。

二、表皮细胞脱落机制

角质形成细胞的分化从基底层开始，过渡放大细胞脱离基底层，不仅开始发生形态学的改变也会丧失复制能力，同时开启特定基因的表达。不同分化程度的角质形成细胞有相应的标志角蛋白，基底层主要表达角蛋白 K5，K14、K15 蛋白表达下调。基底层角蛋白可以形成异二聚体，组装成为异聚体，最终形成中间丝蛋白。中间丝蛋白是真核细胞骨架单元的一部分，与肌动蛋白微丝和微管共同维护细胞的完整性。

角质形成细胞上移进入颗粒层，可合成形态明显的透明角质颗粒，哺乳动物透明角质颗粒主要为丝聚蛋白原。丝聚蛋白原为由小分子肽结合的 10～12 个单元的中间丝相关蛋白，经过去磷酸化和蛋白水解，形成成熟的丝聚蛋白。丝聚蛋白可影响细胞骨架蛋白如肌动蛋白微丝的分布以及破坏桥粒蛋白的分布。

角质形成细胞从颗粒层转移到角质层的过程为一全面水解的过程，大量的蛋白质、核酸和其他大分子物质被分解并被人体吸收。在角质层的角质形成细胞的外周被角化包膜包裹，并与角蛋白纤维交叉连接。角化包膜为约 10nm 厚的层状蛋白聚集体，在角质形成细胞分化过程中，细胞内钙离子浓度上升，从而提高钙依赖性转谷酰胺酶的活性，在钙依赖性转谷酰胺酶的催化下，由兜甲蛋白、内皮蛋白、小分子富含脯氨酸的蛋白质等蛋白交联构成。角质包膜形成一个单分子蛋白支架，随后细胞器挤压过程中的脂质如神经酰胺与角化包膜通过共价键结合，赋予角化包膜不溶于水的特性，同时也使角质形成细胞紧密与细胞间脂质黏着，进一步提高角质层的稳定性。而角化包膜的水不溶性也可避免角质细胞内的天然保湿因子等胞质被外界水洗脱。

三、果酸在化妆品中的应用

果酸的作用机制：①通过活化类固醇硫酸酯酶和丝氨酸蛋白酶降解桥粒，降低表皮主要组成细胞的粘连性，调节角质形成过程，促使老化角质层脱落，避免角质层过度堆积，从而做到更精准地剥脱；②能去除存积于皮脂腺开口处无效的死亡细胞，使皮脂腺的排泄更通畅，以免毛孔被皮脂堵塞，使毛囊导管口角化趋于正常；③促使表皮细胞更新时间及速率增加，从而促进皮肤更新。

果酸通过调节角质形成细胞，使角化过程正常、角质层致密光滑和表皮增厚，使皮肤表层细胞结构正常排列，达到更新且重建表皮的作用，进而改善皮肤的外观。改善过度堆积的角质细胞，加快黑素细胞脱落，使色素减退，从而淡化色斑、提亮肤色。

第四节　表皮与干燥

一、表皮细胞脂质代谢与干燥

表皮细胞脂质代谢与干燥的发生具有密切关系。

正常皮肤和干燥皮肤之间的角质层脂质超微结构存在明显变化，脂质数量和排列均存在显著差异。有研究对正常皮肤和干燥皮肤角质层脂质成分的初步分析表明：与正常皮肤相比，在重度干燥皮肤中神经酰胺水平显著降低，但不同的神经酰胺种类之间的相对水平保持不变，如表 4-5 所示。有研究表明，认为表面活性剂诱导的干燥皮肤中角质层脂质的总量不受影响，但是与正常皮肤相比，干燥皮肤中神经酰胺 2 和 4 含量增加，胆固醇酯、神经酰胺 3 和脂肪酸含量降低。还有研究显示在皮肤干燥的受试者中，脂肪酸水平为正常者近两倍的量。

表 4-5 皮肤干燥症和角质层脂质成分的关系

脂质种类	皮肤干燥症的等级			
	1 级	2 级	3 级	4 级
	脂质水平/(ng 脂质/μg 蛋白质)			
神经酰胺	64.9 ± 34.4	68.6 ± 30.4	39.2 ± 14.9①	37.5 ± 14.1①
脂肪酸	62.1 ± 34.6	67.4 ± 32.7	60.5 ± 37.0	54.9 ± 28.1
胆固醇	3.9 ± 2.1	7.7 ± 4.2	4.4 ± 2.0	4.6 ± 2.3
	相对的脂质水平/%			
神经酰胺	47.1 ± 17.4	48.3 ± 8.6	40.2 ± 13.2	38.3 ± 11.2
脂肪酸	49.7 ± 18.6	46.2 ± 9.8	55.0 ± 12.0	56.0 ± 10.8
胆固醇	2.0 ± 1.9	5.5 ± 2.6	4.8 ± 2.4	5.2 ± 3.2

① 表示与 1 级相比有显著性差异（$P<0.05$）。

注：数值表示平均标准偏差。1 级，$n=8$；2 级，$n=8$；3 级，$n=12$；4 级，$n=12$。

在干燥皮肤中观察到的脂肪酸的增加，可能是来自于使用沐浴皂，由神经酰胺酶从神经酰胺水解导致，或是皮脂腺的起源。因此，不论其来源，很有可能三大脂质成分（脂肪酸、固醇类、神经酰胺）的比例的改变，引起角质层表层脂质的相位分离。过量的脂肪酸水平可能会进一步加剧细胞间脂质的结构缺陷；脂肪酸改变磷脂双分子层的相位特性。

二、表皮细胞蛋白表达与干燥

表皮细胞各种蛋白表达异常也是造成皮肤干燥的主要因素。表皮细胞各种蛋白的异常表达如下所示：

（1）未成熟的角化包膜表达增多　角化包膜是角质形成细胞由基底层至角质层向上移行分化的过程中，细胞膜间交联所形成的不溶性的坚韧外膜，具有一定的生物机械特性，能够抵御外界机械刺激。研究显示，在干燥皮肤中，不成熟的角化包膜较健康皮肤有所上升，并且变得脆弱、疏水性降低，与神经酰胺共价结合能力降低，影响皮肤屏障结构的紧密性和完整性。

（2）未成熟角质细胞表达增多　正常情况下，角质细胞间隙的曲折盘绕能够降低水分散失。与正常状况下的角质细胞相比，干燥皮肤角质细胞体积缩小，因而使角质细胞间隙的曲折程度降低，从而影响角质层屏障功能。

（3）桥粒酶活性降低　正常情况，桥粒会随角质形成细胞向上移动而进行性降解，使得衰老的细胞从表皮分离和脱落，以维持细胞不断更新和皮肤屏障的稳态。桥粒的降解需多种酶进行调节，角质层胰蛋白酶和角质层胰糜蛋白酶为主要的调节酶。干燥皮肤表面由于水分含量低，使得桥粒酶比活度降低，使得桥粒无法正常降解。无法降解的桥粒留在剥落的角质层中，造成老化的角质细胞之间不能完全脱离，这就使角质层增厚、皮肤表面不平整，而过厚的角质层又会加快皮肤内水分的散失，使表皮水分含量更低，加剧皮肤干燥症状。

三、表皮细胞免疫反应与干燥

表皮屏障受到急性或慢性损伤后，皮肤自发性修复机制将会加速角质形成细胞的产生，表皮细胞更换时间缩短，并介导产生和释放细胞因子，从而造成皮肤角化过度以及轻度的炎症，这也是皮肤干燥症状的典型特征。

局部炎症也会加重皮肤干燥，事实上，表皮屏障破坏促进了系列促炎性细胞因子的合成和释放，如 IL-1 和 TNF，从而使有吞噬作用的免疫细胞，特别是中性粒细胞，被吸引到干燥的部位，到达目的地后，中性粒细胞将分泌白细胞弹性蛋白酶、组织蛋白酶 G、蛋白酶 3、胶原酶到周围组织中，在角质形成细胞形成蛋白酶并富集。过度的蛋白酶活性的潜在后果：①细胞损伤；②促炎性细胞因子的释放；③促进细胞有丝分裂的细胞间联系的过早退化。干燥皮肤的蛋白水解酶活性，也可能影响表皮的感觉神经，与瘙痒和疼痛的产生相关。凝血酸和 α_1-抗胰蛋白酶（蛋白酶抑制剂）局部应用于干燥症的治疗效果明显，表明皮肤干燥症与蛋白水解酶活性相关。

四、保湿化妆品与表皮干燥

表皮干燥，意味着皮肤屏障发生紊乱，脂质流失、蛋白减少，局部炎症因子释放。屏障损伤引起的皮肤干燥，与皮脂分泌减少引起的干燥机理不一样，单纯地补充脂质效果往往达不到预期。针对屏障损伤研发的保湿化妆品不仅仅需要补充角质层保湿因子，如神经酰胺、天然保湿因子等，还应当兼顾抗氧化、抗炎、抗细胞分裂作用，从而减少角质形成细胞分化不全。屏障性皮肤干燥往往伴有皮肤瘙痒，应当考虑添加止痒作用活性物。

第五节　表皮与色素

一、黑素细胞基本结构

1. 黑素细胞分布

人类黑素细胞存在于皮肤、黏膜、脉络膜、视网膜、内耳、软脑膜、周围神经、交感神经链以及胆囊、卵巢等处。皮肤黑素细胞主要分布在表皮基底层，也见于毛根及外毛根鞘。在表皮基底层的黑素细胞总数约为 20 亿，质量约为 1g，平均 1560 个/mm^2。在不同部位黑素细胞的数量不等，如头部和前臂为 2000 个/mm^2，其他部位约为 1000 个/mm^2，在性别和种族之间黑素细胞的数量无差异。

正常成人表皮黑素细胞数量存在着明显的部位差异，颈部黑素细胞最多，上肢、后背次之，下肢、胸腹最少，这种变化恰好与正常情况下身体各部位接受紫外线量的梯度一致，说明黑素细胞数量的差异与紫外线照射程度有关，紫外线可以促使黑素细胞分裂增殖、数量增多。同时成人表皮黑素细胞的形态也发生与功能相适应的变化，形成分支多、染色深的黑素细胞，黑素细胞功能活跃能产生更多的黑素向周围角质形成细胞内输送，发挥其保护作用。黑素细胞的分布见图 4-6。

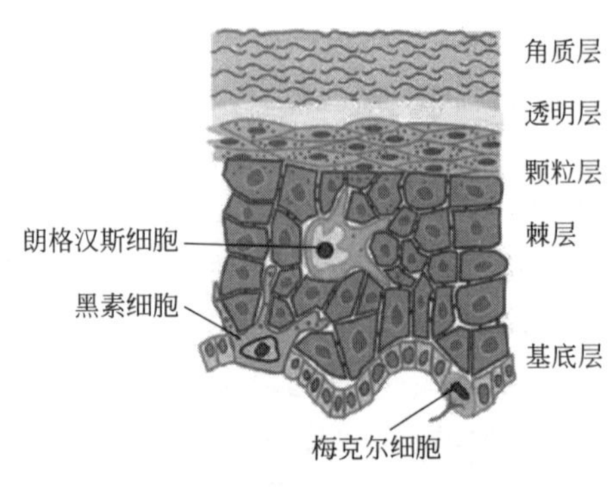

图 4-6　黑素细胞分布

2. 黑素细胞的形态及超微结构

黑素细胞位于表皮和真皮交界处，在光镜下，HE 切片中黑素细胞以透明细胞的形式见于基底细胞之间，或恰在其下面。透明范围是因切片固定时经人工产生的，是由于围绕胞核的胞质崩溃而引起。与角质形成细胞相比，黑素细胞的核较小，嗜碱性较深，胞质中含有特征性的黑素小体。

黑素细胞内无角蛋白细丝，亦无桥粒。大小形状不一，具有 2～10 分支。在黑素细胞密度低的区域，细胞呈多角形，分支长，可达 100μm 以上，似星状细胞。在黑素细胞密度高的区域，细胞呈圆形，分支短。黑素细胞可视为单细胞腺体，其超微结构与分泌细胞相同，其中含有很多内质网、线粒体、高尔基体等细胞器，还有特征性的黑素小体。黑素小体在其形成阶段中可分四期：第一期仅为空泡，内有酪氨酸酶存在；第二期具有特征性的节段性细丝；第三期黑素小体结构模糊，有黑素沉着；第四期为均匀一致的黑素颗粒。成熟的黑素颗粒可见于许多树枝突上，树枝突伸展到表皮细胞之间，在转运黑素到角质形成细胞中起着主要的作用。

二、黑素代谢调节

（一）黑素合成

1. 黑素的合成途径

过去一直以为黑素生成是一简单的单酶单底物系统，酪氨酸酶（TYR）是黑素生成途径中主要限速酶。近来人们用抗 TYR 抗体从黑素细胞 cDNA 表达文库中筛选合成 TYR 蛋白的基因克隆时，意外地分离到多个合成 TYR 相同抗原表位蛋白的色素基因克隆，序列分析显示为与 TYR 不同的蛋白质。由此揭示黑素生成可能是由多个基因位点编码产物共同参与调控的复杂级联过程。Hearing 提出至少有 4 个 TYR 基因家族成员参与黑素生成调节：TYR、酪氨酸相关蛋白-1（TRP-1）、酪氨酸相关蛋白-2（TRP-2）和 Pmel-17 蛋白（stablin）。这些家族成员在体内位于黑素小体膜同一多酶复合体中，彼此相互作用共同调节黑素生成。TYR 活性通过与 TRP-1 和 TRP-2 形成复合物得到稳定和增强。TRP-1 功能目前不完全清楚，可能是上调 TYR 活性，促进黑素生成。TRP-2 功能现已确定为多巴色素异构酶，在黑素生成途径多巴色素处发挥调节作用，决定多巴色素是羟化还是脱羧；TRP-2 还能使含有羧酸前体的 5,6-二羟基吲哚羧酸（DHICA）迅速掺入生物合成的黑素内，减少这些中间产物对细胞毒性具有重要意义。Pmel-17 蛋白功能尚不清楚，推测可能参与黑素生成途径终末步骤的调节，它在体内能迅速与 5,6-二羟基吲哚（DHI）、DHICA 中间产物结合，且能长时间阻止其进一步代谢，其吲哚阻滞的生理意义仍不清楚，可能也与减少 DHI/DHICA 中间产物的细胞毒性有关。黑素合成途径及其合成转移过程见图 4-7、图 4-8。

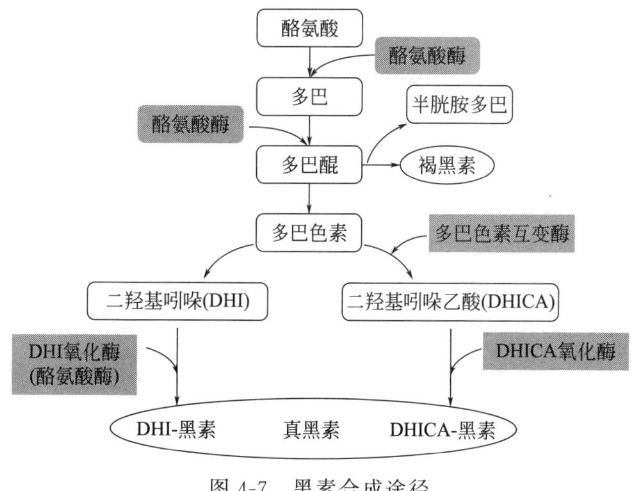

图 4-7 黑素合成途径

2. 黑素合成途径中的调控酶

在黑素合成途径中起调控作用的酶主要有三种：酪氨酸酶、多巴色素互变酶、二羟基吲哚羧酸氧化酶。

（1）酪氨酸酶 酪氨酸酶（tyrosinase）又称为多酚氧化酶、儿茶酚氧化酶等，是结构复杂的多亚基的含铜氧化还原酶。它是生物体合成黑素的关键酶和限速酶，在合成过程的多个反应步骤中起关键作用，广泛存在于微生物，动植物及人体中。对酪氨酸酶的报道始于 1895 年，因研究香菇新鲜切口暴露于空气中变红而后转黑的原因，而发现酪氨酸酶催化产生黑素的功能。1917 年，Bloch 发现了 L-3,4-二羟基丙氨酸（L-3,4-dihydroxyphenyl-alamine，L-多巴）可作为体外人体皮肤黑素细胞中黑

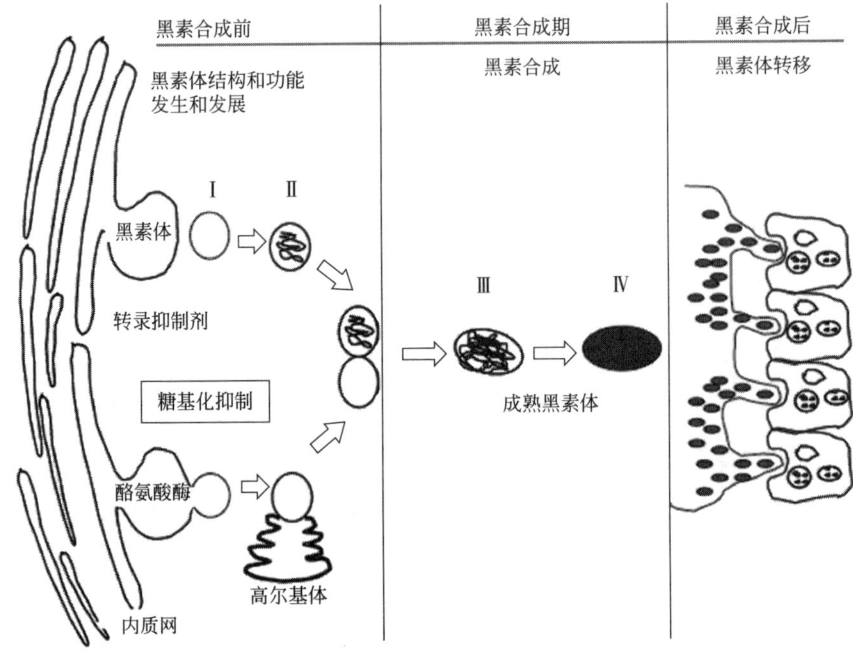

图 4-8　黑素合成、转移过程

素形成的底物，此后该反应就成为了酪氨酸酶存在和定位检测的基础。酪氨酸酶催化黑素的产生，黑素的表达和集聚，影响着人的体色、动物的毛色、植物果蔬的色泽和新鲜度，以及昆虫幼虫的免疫和蜕皮。

① 酪氨酸酶的结构和理化性质　酪氨酸酶是一种含铜金属酶，具有一个或多个双核铜的活化位点，每一个亚基含 2 个金属铜离子，2 个铜离子分别与蛋白质分子中组氨酸结合，另外 1 个内源桥基将 2 个铜离子联系在一起，构成酪氨酸酶催化氧化反应活性中心。酪氨酸等物质与酶形成过渡态络合物时，主要是羟基与酶的活性中心上的原子键合而发生作用。

酪氨酸酶在植物和细菌体内均为可溶性的，在哺乳动物体内有两种存在形式，分别为颗粒型酪氨酸酶和可溶性酪氨酸酶。蘑菇酪氨酸酶反应的最适 pH 值为 5.5～7.0，最适温度为 30～35℃，酶液在冰箱 4℃条件下，保存 7 天活力下降 50％；室温 30℃条件下，保存 2 天活力即下降 50％；酪氨酸酶干粉在 20℃条件下保存 1 年，活力仅下降 5％～10％。

② 酪氨酸酶基因的结构和表达　酪氨酸酶家族氨基酸序列存在很多保守区，它们是酪氨酸酶蛋白质的三维结构中发挥作用的功能域。两个疏水区分布在 N 末端和 C 末端，为信号肽和跨膜域。6 个组氨酸残基的位置非常保守，分配在两个铜原子周围，为铜的结合位点。两个铜离子结合区之间的中间区域，是编码酪氨酸酶基因导致白化病的错义突变簇。C 末端有以亮氨酸和酪氨酸为基础的分选框，可以调控标记

蛋白进入黑素体。此外酪氨酸酶还存在着几个糖基化位点。不同来源酪氨酸酶结构和理化性质上的差异由其基因决定。

人的酪氨酸酶家族C位点基因定位于第11号染色体上11q14～11q21区，长约50～70kb，编码一个含529氨基酸的58kDa的糖蛋白，前12氨基酸中有10个为疏水氨基酸，为信号肽序列。C基因含有5个外显子和4个内含子，5-端具有2个TATA盒结构，位于转录起始位点上游32个核苷酸及6个核苷酸处。在终止密码子TAA后约180bp处有一多聚腺苷酸化信号AATAAA。B位点基因位于第9号染色体上。

③ 酪氨酸酶的活性中心和催化机理　正常情况下酪氨酸酶在生物体内以酶原形式存在，难以检测到，经过碰撞、强紫外线、自由基等物理化学的异常条件激化后转化为活化形式，表现出其催化功能。酪氨酸酶活性中心上有6个相对保守的组氨酸残基，其上每3个亚氨基与1个铜离子络合，形成双核铜为辅基的配位结构，2个铜离子由氧桥相互连接起来，是酪氨酸酶与分子氧和它的酚类底物相互作用的部位。根据铜离子结合氧原子数的不同，酪氨酸酶可分为三种形态：氧化态（eoxy）、还原态（emet）和脱氧态（edeoxy）。氧化态的酶，两个Cu^{2+}分别由三个组氨酸残基固定在酶活性中心，由一对外来的氧原子以过氧键结合并联接两个铜离子；还原态的酶，结构与氧化态酶相似，只是两个Cu^{2+}之间由一个氧原子相连接；脱氧态的酶，含有两个Cu^{2+}，两个Cu^{2+}之间没有任何氧结合，相互分离。三种酶形态通过释放和结合氧气又可相互可逆转化，氧化态酶（eoxy）去氧生成还原态酶（emet），还原态酶（emet）脱氧生成脱氧态酶（edeoxy）。酪氨酸酶的正确折叠对铜结合起到关键作用，进而影响酶的催化活力。氧的存在是酪氨酸酶发挥催化功能的必需条件。酪氨酸酶兼具单酚脱氢酶和双酚加氧酶的催化特性。催化反应作用的底物主要有酪氨酸、L-DOPA、邻苯二酚、儿茶酚类似物、对位取代酚和2,3-二羟基吡啶。在氧自由基存在的情况下，酪氨酸酶能将酪氨酸（如单酚化合物）羟化，产生邻位二羟基苯丙氨酸（L-DOPA，双酚化合物），该步骤为慢反应。进而酪氨酸酶以L-DOPA为底物，将其氧化脱氢成多巴醌，此为快反应。多巴醌是合成黑素的重要前体，它有两种消耗途径，一是继续转变为黑素，二是与半胱氨酸相互作用后转变为颜色相对较浅的褐黑素，最终形成多色素的异聚体——黑素。酪氨酸酶是皮肤黑素生物合成的关键酶，决定黑素合成的速率，同时是黑素细胞分化成熟的生理生化标志。

在酪氨酸酶催化酚氧化的整个途径中，除去单酚循环和双酚循环，另外还有一条不构成循环的可逆的失活途径（dead-end pathway），该途径由还原态酶催化，形成的失活复合物（dead-end complex）可逆转回单酚，其间存在一个单酚进入单酚酶循环途径或者死途径的可逆的平衡过程，该过程即酪氨酸酶单酚酶特征性迟滞时间（lag time）。经过一段时间后，单酚、双酚及氧化态酶才达到稳定的浓度，在这一条件下醌生成的速率达到最大，迟滞期（lag phase）结束。迟滞期的长短与酶来源、酶浓度、单酚浓度等因素有关，过渡金属离子的存在可消除迟滞期。

（2）多巴色素互变酶、二羟基吲哚羧酸氧化酶　多巴色素互变酶又称酪氨酸相关蛋白-2（TRP-2），主要是在黑素细胞内的多巴色素自发脱羧、重排生成5,6-二羟基吲哚（DHI）的同时，使另一部分多巴色素也发生重排，而生成5,6-二羟基吲哚-2-羧酸（DHICA），故该酶主要调节DHICA的生成速率，从而影响生成的黑素分子的大小、结构和种类。

DHICA氧化酶（TRP-1）是与酪氨酸酶同源的糖蛋白，它除了参与黑素的代谢，还影响黑素细胞生长和死亡。

上述任一蛋白的活性异常均会影响黑素合成。

3. 黑素合成的信号转导通路

黑素的合成及其调控受多因素影响，参与调节的分子和信号转导通路较多，相互影响。目前认为，黑素生成调节最重要的生化通路为cAMP的活化，但PKC也起着一定的调节作用。黑素生成最重要的刺激分子可能是G蛋白偶联受体及其配体，如黑皮质素-1受体及其配体黑皮质素和促肾上腺皮质激素。而最重要的抑制分子可能为局部产生的刺鼠蛋白ASP。黑素生成的调控机制复杂，对其进行研究，对色素性疾病的治疗有指导作用。

（1）环磷酸腺苷/蛋白激酶A（cAMP/PKA）通路　cAMP/PKA是黑素合成过程中最重要的一条信号通路，其通过调节黑素合成中的多个环节来发挥作用。细胞外信号主要通过不同的配体和靶细胞膜上的相应受体结合后，改变腺苷酸环化酶的活性，从而调控细胞内cAMP的水平，cAMP可激活蛋白激酶A（PKA），从而调节细胞的物质代谢和基因表达。

黑素细胞中的cAMP通路与α-MSH/MC-1R信号有关，当MC-1R与多种配体结合后，AMP转化为cAMP，激活cAMP依赖蛋白激酶（PKA），cAMP进一步激活酪氨酸激酶，从而活化酪氨酸酶（TYR）且酪氨酸酶相关蛋白1、2生成增多，活性增强，促进黑素合成的增加。随着研究不断深入，发现了许多关于cAMP合成的新的受体，如：β-肾上腺素能受体、蕈碱受体（M1、M3、M5）、阿片剂受体、α、β-雌激素受体、β-MSH受体、MC-4R受体、干细胞因子（SCF）及其KIT受体和促肾上腺皮质激素释放因子（CRF）等。

而且腺苷酸环化酶/cAMP依赖蛋白激酶通路可以通过小的GTP-结合蛋白来调节黑素细胞树突化。促黑素细胞刺激激素和磷脂酶C（LPC）都可以激活细胞内腺苷酸环化酶，通过第二信号cAMP通路，促进黑素细胞的树突化，有利于黑素小体的传递。

（2）丝裂原激活的蛋白激酶（MAPK）通路　MAPK通路的核心是由3种蛋白激酶（MAPKKK，MAPKK，MAPK）构成的蛋白激酶反应链，主要包括了3个信号转导途径：胞外调节蛋白激酶（extra cellular regulated protein kinases，ERK）通路，c-jun氨基末端激酶（c-jun N terminal kinase，JNK）通路，p38通路来调控细胞间代谢、基因表达和对外界压力的反应等。当配体与膜受体结合后，激活受体包浆面的酪氨酸蛋白激酶，催化受体自身酪氨酸残基磷酸化，受体发生二聚化后自身具备酪氨酸蛋白激酶（TPK）活性并催化胞内区域酪氨酸残基自身磷酸化，通过多种丝氨酸/苏氨酸蛋白激酶的级联激活丝裂原活化蛋白激酶（MAPK），进行磷酸化和激活转录因子，从而调节细胞的增殖和分化。

MAPK 通路和腺苷酸环化酶/cAMP 依赖蛋白激酶通路之间是相互联系的。在许多类型细胞中，cAMP 被报道可以抑制 MAP 激酶途径。然而在 B16 黑素细胞和正常人黑素细胞中，cAMP 可以上调激活 MAPK。

（3）一氧化氮/环磷酸鸟苷/蛋白激酶 G（NO/cGMP/PKG）通路　NO 是由精氨酸向瓜氨酸转化，通过 NO 合成酶而生成的自由基气体，而 NO 被认为是一种主要的细胞内外信使。NO 通过激活可溶解的鸟苷酸环化酶，引起细胞内 cGMP 表达的增加，激活 cGMP 依赖蛋白激酶通路。NO 和 cGMP 都被认为是由紫外线引起的红斑的中间介质。在人类的黑素细胞中，NO 供体和 cGMP 类似物刺激黑素合成。而且，紫外线照射能增加 NO 和 cGMP 产生，而紫外线在黑素合成中的作用可以被鸟苷酸环化酶抑制剂和 NO 合酶抑制所阻断。这些现象都说明在由紫外线导致的黑素合成中，NO 和 cGMP 都起了重要的调控作用，抑制 NO 和 cGMP 的产生能够阻止紫外线引起的黑素合成作用。

有研究表明，观察紫外线照射角质形成细胞后，对角质形成细胞产生 NO 的影响时发现，紫外线通过活化角质形成细胞中 eNOS（内皮型一氧化氮合酶）分泌 NO。使用 NO 清除剂时，经紫外线照射的角质形成细胞合成黑素的作用几乎完全消失，加入 NO 供体后黑素细胞的 TYR 活性和黑素的合成增加，这个作用与 TYR 和酪氨酸相关蛋白-1 的增加量呈正相关。

（4）二酯酰甘油/蛋白激酶 C（DAG/PKC）通路　在这一信号转导途径中，膜受体与其相应的第一信使分子结合后，激活膜上的 Gq 蛋白（一种 G 蛋白），然后由 Gq 蛋白激活磷酸酯酶 C（phospholipase C，PLC），将膜上的磷脂酰肌醇- 4,5-二磷酸（phosphatidylinositolbisphosphate，PIP2）分解为两个细胞内的第二信使：DAG 和 IP3，最后通过激活蛋白激酶 C（protein kinase C，PKC），引起级联反应，进行细胞的应答。

此外，有报道称，激活的 PKC-β 通过膜受体与黑素体相互作用。PKC 和 PKA 通路可能存在某些交叉部分，通过 cAMP 刺激基因转录（包括 PKC）来放大它们黑素生成中的调控作用。其他 PKC 亚型，如 α、ε、ζ、δ 可能也参与黑素细胞分化和增殖的调控。

目前研究还表明，IP3/DAG 途径除了合成 cAMP，还能释放其他第二信使物质如钙来调控黑素的合成。在黑素细胞中钙信号受去甲肾上腺素/α-肾上腺素和 ATCH 1-17/MC-1R 级联调控。IP3/DAG 信号通路也控制 PKC-β 的激活，依次通过激活在 C 末端丝氨酸的磷酸化而激活酪氨酸酶，通过 IP3 而从粗面内质网释放细胞内的钙，激活 L-苯丙氨酸从而转化成 L-酪氨酸，从而提供足够浓度的酪氨酸束保证黑素的合成。

4. 刺激黑素生成的细胞因子及其受体

目前认为，对黑素生成有刺激作用的分子及其受体主要有G蛋白偶联受体及其配体、干细胞生长因子及其受体、核受体及其配体、其他分子及其受体。

（1）G蛋白偶联受体及其配体　G蛋白偶联受体及其配体主要有黑皮质素及其受体、内啡肽和阿片受体、内皮素及其受体、儿茶酚胺类及其受体等。黑皮质素受体属于G蛋白偶联受体超家族的一员，其亚类黑皮质素-1受体可以被表皮角质形成细胞中合成的阿黑皮素原的衍生肽α-MSH和促肾上腺皮质激素激活。α-MSH和促肾上腺皮质激素与受体结合后，激活G蛋白和cAMP依赖的信号通路，进而激活PKA。

β-内啡肽具有特异性受体，即阿片肽受体也为G蛋白偶联受体。研究发现，β-内啡肽在促进表皮黑素细胞的黑素生成、有丝分裂和树突形成方面具有强有力的作用。

内皮素中对黑素合成起重要作用的主要是内皮素-1。内皮素-1主要在紫外线介导的黑素合成中起关键作用。研究发现，内皮素-1与受体结合促进黑素合成，同时抑制黑素细胞凋亡。

（2）干细胞生长因子及其受体　干细胞生长因子由角质形成细胞产生，很多细胞因子，如IL-3、IL-6、IL-7、IL-9、Epo、粒细胞-巨噬细胞集落刺激因子等，对干细胞生长因子的产生具有刺激作用。干细胞生长因子的受体kit是原癌基因c-kit编码的一种跨膜酪氨酸激酶受体。干细胞生长因子与c-kit结合，引起受体自磷酸化和MAPK的激活，MAPK进而磷酸化激活MITF，发挥调节黑素合成的作用。

（3）核受体及其配体　核受体是表达于细胞核上的一类受体，某些核受体，如雌激素受体、维生素D受体对黑素的生成有促进作用。早期的研究已观察到，雌激素能引起人类皮肤黑素形成增加。雌激素受体是经典的Ⅰ类甾族受体基因超家族成员，目前发现的雌激素受体有两种，即雌激素受体-α，雌激素受体-β。用免疫组化对雌激素受体进行分析：雌激素受体在培养的人类黑素细胞胞浆和胞核中表达，并且雌激素能促进体外培养的上皮黑素细胞的增殖活性和酪氨酸酶活性。1，25-$(OH)_2D_3$是维生素D的生物活性形式，通过细胞内特异性维生素D受体，能增加黑素细胞中酪氨酸酶的量，调节或诱导黑素的合成。

（4）其他分子及其受体　Schallreuter等发现，肿瘤抑制蛋白p53在紫外线诱导的黑素生成中起重要作用。紫外线辐射激活的p53能促进角质形成细胞中阿黑皮素原的转录，从而增加阿黑皮素原衍生的α-MSH的释放，α-MSH随后激活黑素细胞上的黑皮质素-1受体，进而促进黑素的合成。人类角质形成细胞受中波紫外线照射后，在基因水平和蛋白水平生成碱性成纤维细胞生长因子，其不仅是黑素细胞的促分裂剂，还是酪氨酸酶受体和PKC的激活剂，刺激黑素细胞色素的合成及树突生长。

5. 抑制黑素生成的细胞因子及其受体

黑素生成的抑制分子有很多，目前较明确的分子及其受体有如下几种：

（1）agouti信号蛋白（ASP）及其受体　ASP与黑皮质素受体有高度的亲和力，

ASP 与 α-MSH 竞争性和黑皮质素-1 受体结合，阻滞 α-MSH 下游的信号传导进而抑制黑素合成。ASP 具有完全抑制 α-MSH 促进黑素细胞有丝分裂和黑素生成的作用，明显抑制酪氨酸酶相关蛋白-1 的表达。体外黑素细胞培养实验证实，加入 ASP 可拮抗 α-MSH，抑制黑素细胞内的 cAMP 水平升高、抑制酪氨酸酶相关蛋白-1 和酪氨酸酶相关蛋白-2 的表达，使黑素细胞从合成优黑素转向合成褐黑素。

(2) G 蛋白偶联受体及其配体　Slominski E 发现乙酰胆碱、5-羟色胺和松果体及其周围神经组织形成的麦拉唐宁褪黑素是一种能使黑素颗粒聚集在核周围的黑素合成抑制因子。

(3) 细胞因子、生长因子及其受体　Yamaguchi 等研究发现，由掌跖部位真皮层的成纤维细胞分泌的细胞因子 DKKl 能阻断 Wnt/13-连环蛋白通路，明显地抑制转录因子和黑素合成过程中一些蛋白的表达。此外，成纤维细胞分泌的 TGF-β，炎症细胞分泌的 IL-1、IL-6、TNF-α、TNF-β 等炎症性细胞因子亦可抑制黑素的合成。

(4) 其他负调节分子　Kim 等发现，鞘氨醇-1-磷酸通过激活鞘氨醇-1-磷酸受体介导的细胞外调节蛋白激酶通路和 90kDa 的核糖体 s6 激酶 1，使 MITF 双磷酸化和降解，从而减少黑素合成。Lee 等发现，经 α-MSH 刺激的 B16F10 细胞，二酚二氧系统通过依赖磷脂酰肌醇-3 激酶/蛋白激酶 B 信号通路，经 MITF 转录调控抑制黑素生成。此外，维生素 E 也是黑素生成的负调节分子。

(二) 黑素小体的形成

黑素小体位于黑素细胞的细胞质内，是一种具有膜的球形或椭圆形的胞器，黑素小体起源于核周的高尔基体囊泡。随着囊泡的不断分化，多种黑素合成相关酶相继装配入囊泡内并被有步骤地活化，从而使得黑素小体具有了黑素合成能力。然后通过内源性或外源性信号刺激作用，启动黑素合成，逐渐成为成熟的黑素小体。其形成过程见图 4-9。

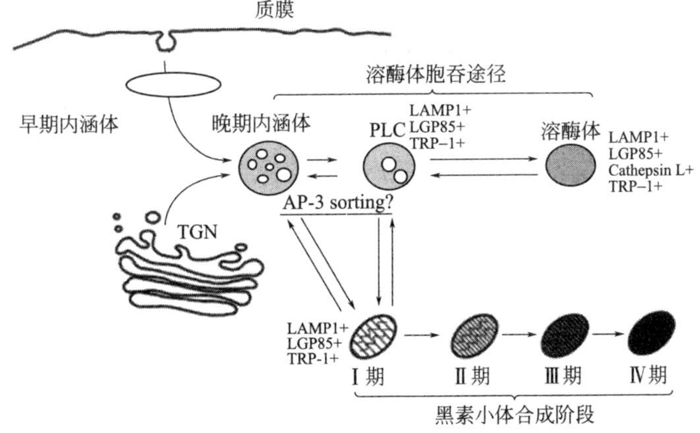

图 4-9　黑素小体形成过程

黑素小体是黑素细胞内的特殊颗粒，由蛋白质结构和脂色素组成，呈圆形或卵圆形，是制造黑素的细胞器。根据黑素小体黑素化的程度不同，黑素小体的发展分为四期：①Ⅰ期，黑素小体为球形或卵圆形空泡，内有少量蛋白质微丝；酪氨酸酶活动性很强，但尚无黑素形成；②Ⅱ期，黑素小体为卵圆形，其中大量微丝蛋白交织成片；酪氨酸酶活性很强，仍无黑素形成；③Ⅲ期，黑素小体仍为卵圆形，酪氨酸酶活性较小，其中已有部分黑素合成；④Ⅳ期，黑素小体内已充满黑素，酪氨酸酶已无活性。在白种人的黑素细胞内不能形成Ⅳ期黑素小体，黑种人黑素细胞内有大量的Ⅳ期黑素小体，而黄种人则介于中间，黑素细胞内可见到各期黑素小体。黑素小体黑素化的程度是不同种族肤色差异的原因。在正常黑素细胞中黑素小体形成褐黑素与真黑素的电子微观图见图 4-10、图 4-11。

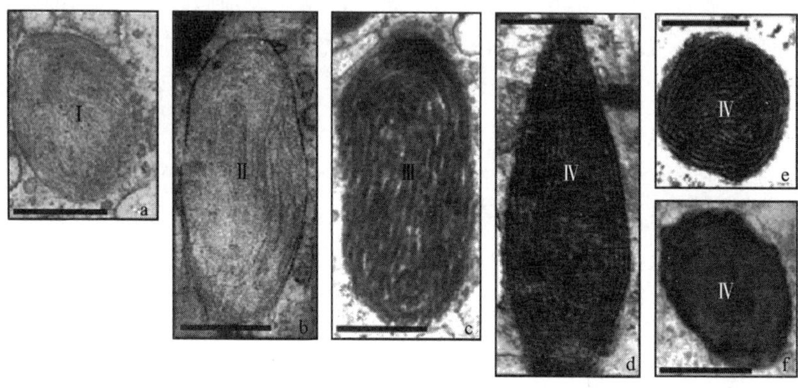

图 4-10　在正常黑素细胞中黑素小体形成褐黑素的电子微观图

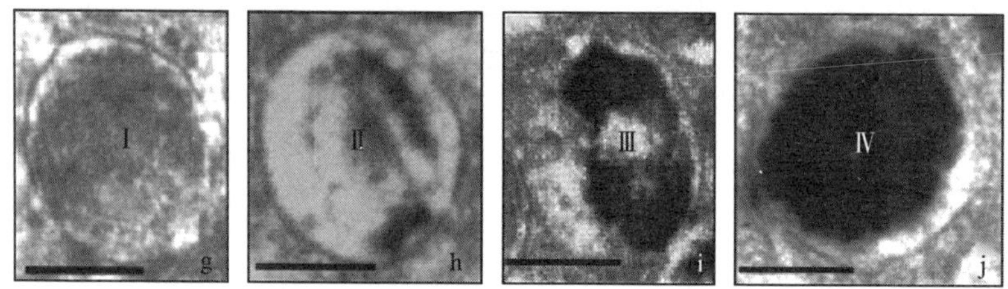

图 4-11　在正常黑素细胞中黑素小体形成真黑素的电子微观图

（三）黑素小体转移

1. 成熟黑素小体向树突远端转移

（1）转移机理　黑素细胞内成熟的黑素小体将沿着细胞树突伸展方向向树突远端转移并传递至周围的角质形成细胞内，从而发挥调节皮肤颜色、改变和防护紫外线辐射的作用。

目前对黑素小体运输过程的认识如下：①黑素小体经微管和肌动蛋白微丝两条

不同的动力系统联合作用从核周运输到细胞周边；②黑素小体经微管依赖的双向运动从细胞核周运输到微管末端，驱动蛋白和胞浆动力蛋白分别介导黑素小体沿微管做顺向及负向运动；③黑素小体沿微管运动到树突处，被 Rab27a/melanophilin/myosinVa 复合物俘获，转移到肌动蛋白微丝上做单向运输，最后停留在细胞周边。除了上述蛋白以外，还发现其他蛋白家族成员如 SNAP 受体蛋白参与了黑素小体的运输。

（2）黑素小体转移相关蛋白

① Rab27a　Rab27a 是一种组织特异性蛋白，只存在于溶酶体相关颗粒和分泌粒。在黑素细胞中，Rab27a 和成熟黑素小体相连接，在 Rab27a/melano- philin/myosinVa 复合物中充当了一个被黑素小体识别的成分。同时通过 melano- phlin 的连接，Rab27a 也间接充当了 myosinVa 结合在黑素小体上的受体，与 myosinVa 共同转运黑素小体。

Rab27a 若与 GTP 结合则有活性，与 GDP 结合则无活性，是迄今为止发现的第一个与人类色素相关疾病有关的蛋白质，在人体组织细胞和肿瘤细胞株中都可以表达。Rab27a 参与细胞色素颗粒的转运。Rab27a 在使黑素小体转运到黑素细胞的树突末梢中起关键作用。

② melanophilin　melanophilin 早先被认为是一种 Rab27a 的感受器或效应器，由 Mlph 基因编码。

③ myosinVa　myosinVa 属于肌球蛋白超家族，这个超家族的成员有一个共同的 N 端动力区（头区），该区结合肌动蛋白微丝，并通过水解 ATP 来提供动力。而 C 端尾区被推测介导肌球蛋白与运载物之间的相互作用，这点决定了肌球蛋白的功能特异性。在黑素细胞中 myosinVa 的 C 端尾区与 melanophilin 特异性结合，介导黑素小体的运动。myosinVa 在黑素细胞中与黑素小体共区域化，对黑素小体的离心转运起关键作用。

黑素细胞的外周肌浆球蛋白 Va 参与黑素小体在黑素细胞外周的停留过程。Rab27a 与黑素小体相关的肌浆球蛋白 Va 位于同一位点，并共同作用于建立和/或保持在黑素细胞中黑素小体的外周分布过程。黑素小体与肌浆球蛋白 Va 通过联合转运机制来共同转运黑素。两者可以快速、连续不断地依靠微管沿着树突的双向运动向树突末梢运输黑素。这种运输与依赖肌浆球蛋白 Va 的树突末梢的捕获运动功能及树突远端富含肌动蛋白的颗粒运动是并行的。当捕获功能缺乏时，黑素就在没有肌浆球蛋白 Va 的情况下依照微管的密度重新分布而导致黑素在微管集聚的细胞质中央积聚而不能到达树突末梢。

（3）转移过程中的信号转导途径　细胞依赖细胞内信号转导途径将胞外刺激信号传入胞内，从而调节一系列生物学活动，包括细胞内的膜泡运输，以保证机体功能的协调性和一致性。黑素小体运输是一种典型的细胞内膜泡运输，也是在信号转导途径的精密调节下进行的。近年来有部分报道证实了在两栖动物（非洲爪蟾）及脊椎动物（多种鱼类，如大西洋真鳕、罗非鱼等）的 MC 内运输相关信号调节途径的存在，包括 cAMP/PKA、MAPK 级联反应、DAG/PKC、NO/cGMP 及 PI-3K/PKB 途径，详细介绍如下：

① cAMP/PKA 途径　cAMP 作为信号转导的第二信使，广泛存在于原核及真核细胞内。很多胞外信号分子可以调节细胞内的 cAMP 水平，cAMP 主要通过依赖 cAMP 的 PKA 行使其第二信使的功能。研究表明该途径对促进黑素合成、MC 增殖及树突的形成都起着重要作用。

研究表明，胞内高浓度的 cAMP 激活 PKA，促进黑素小体向细胞周边运输，而低浓度的 cAMP 不活化 PKA，从而抑制黑素小体的离散。

② MAPK 级联反应　MAPK 级联反应是转导胞外信号进入细胞核的一条重要信号途径，MAPK 家族属于丝氨酸/苏氨酸蛋白激酶家族，该家族成员构成保守的三级酶促级联反应：MAPK 激酶激酶（raf）-MAPK 激酶（MEK）-MAPK，以其他胞质蛋白或转录因子为作用靶位。

研究表明，MAPK 级联反应参与黑素小体运输的调节，可能是黑素小体运输特异性调节途径。MEK 的特异性抑制剂 PD98059 可下调 MAPK 级联反应的活化程度，从而减少黑素小体聚集。同时也发现 cAMP 信号途径和 MAPK 级联反应在调节黑素小体运输中有交叉。

③ DAG/PKC 途径　PKC 仅是黑素小体的运输调节途径之一，胞外信号分子和细胞表面的 GPCR 结合，活化 G 蛋白，接着 G 蛋白激活磷脂酶 C-β，水解磷脂酰肌醇二磷酸，生成 DAG，从而激活 PKC。PKC 和 PKA 通过不同的途径介导黑素小体的离散。

④ NO/cGMP 途径　中波紫外线诱导角质形成细胞合成 NO 合成酶，后者使精氨酸脱氨基生成 NO，从而升高细胞内 cGMP，进一步激活下游途径。NO 直接扩散通过细胞膜结合鸟苷酸环化酶活化中心的铁原子，使之激活并产生 cGMP，使磷脂酶 C 失活，从而降低细胞内第二信使三磷酸肌醇和钙离子的浓度，对 PKC 进行负调节。相反的，NO 减少使 PKG 不活化，从而使 PKC 处于持续活化状态，而 PKC 的活化是黑素小体离散的原因之一。

⑤ PI-3K/PKB 途径　近年来人们逐渐认识到 PI-3K/PKB 是一个独立的信号途径，参与了多种生长因子的信号传导，并有广泛的生物学效应。该途径成员还有：受体酪氨酸激酶和磷脂酰肌醇-3,4,5-三磷酸。研究表明，PI-3K 特异性抑制剂和 GPCR 结合，激活 Gβγ 亚基，从而激活 PI-3K/PKB，引起黑素小体重新分布。

2. 黑素小体从黑素细胞转运到角质形成细胞

(1) 转移机理　表皮黑素单位由一个黑素细胞和大约 36 个角质化细胞组成。当黑素小体被捕获并聚集在黑素细胞树突末梢后，黑素小体就开始从黑素细胞往角质化细胞转运。目前，黑素小体的跨细胞转运机制还不是很明确，但很多种假说被提出：a. 黑素细胞胞吐释放黑素小体，角质形成细胞吞入黑素小体；b. 角质形成细胞通过活跃的吞噬作用吞噬黑素细胞的远端树突，进而将吞噬的树突融合入胞内；

c. 黑素细胞直接将黑素小体植入角质形成细胞内；d. 黑素细胞和角质形成细胞胞膜融合，形成连续的孔道，使得黑素小体得以通过。

① 胞吐作用　胞吐的过程实际上是当细胞受到刺激后，胞浆内细胞器（被胞吐的小体）的胞膜与细胞的胞膜相融合的过程。根据胞吐理论，黑素传递的过程也就是黑素小体的胞膜与黑素细胞的胞膜相融合，然后黑素游离到细胞间，继而被周围的角质形成细胞吞噬的过程。角质形成细胞的吞噬功能已经在体外和体内试验中得到了证实。

② 吞噬作用　在初始阶段，黑素细胞伸展树突与周围的角质形成细胞形成广泛而亲密的联系，角质形成细胞胞膜作为回应出现胞膜波浪状波动与绒毛状胞浆突起，角质形成细胞胞膜的运动可以将黑素细胞树突尖端包裹住，随后树突尖端被挤压、缩紧，最后形成一个被角质形成细胞胞浆包绕的充满了黑素小体的浆内小囊泡。接下来溶酶体与小囊泡融合形成吞噬溶酶体，降解黑素细胞膜及胞浆内成分，这时吞噬溶酶体已经被运输到核上方区域，最后，吞噬溶酶体被降解为多个小的囊泡，里面可以有单个的黑素颗粒，也可以存在多个黑素颗粒的聚集体。这种假说已经在很早以前被电镜及实时图像显微镜研究所证实。但是这些研究都是在没有高级技术的时代背景下进行的，传统的电镜只能局限于静态和二维图像，所以假象的可能性还是存在的。另外，实时图像显微镜技术虽然有较高的清晰度和辨别率，但是到目前为止，没有作者抓拍到树突尖端被吞噬的图像，这点有待于研究者们继续去探索。

③ 融合传递　通过观察超微结构，黑素传递的融合方式在色素性基底细胞瘤及黑色豚鼠耳的皮肤中被发现。黑素细胞线状伪足与角质形成细胞的胞膜融合后，黑素小体通过融合的细小管道完成传递的过程。

所有的活性细胞都会脱落膜囊泡，这种膜囊泡称为微粒或者微泡，黑素细胞通过脱落含有黑素小体的微泡将黑素小体排出细胞外，然后角质形成细胞将其吞噬。

通过上述总结不难看出，黑素传递的四种假说之间并不排斥，很有可能多种传递方式同时存在。

（2）黑素小体转运相关蛋白及受体

① 蛋白酶活性受体-2（PAR-2）　目前认为，蛋白酶活性受体-2（PAR-2）是黑素小体传递的主要调节剂，它是一种位于细胞膜表面的具有七个跨膜结构的G蛋白偶联受体，该受体在胞外可被丝氨酸蛋白酶剪切从而自我活化。PAR-2是表达在角质形成细胞中的一种受体，体内及体外实验均表明激活或者抑制这个受体的活性可以增强或者减弱角质形成细胞的吞噬功能，从而引起黑素传递的增加或减少。除了调节角质形成细胞的吞噬作用外，PAR-2还通过刺激黑素细胞的树突形成来完成皮肤的黑化。而这种作用的机制为：PAR-2使角质形成细胞分泌前列腺素E2（PGE2）与前列腺素F-α（PGF-α），两者结合于黑素细胞表面，从而使树突形成增多。

② 钙黏素　钙粘素是一组钙离子依赖的介导细胞间黏附的糖蛋白，它在建立黑素细胞与角质形成细胞的接合方面发挥着重要的作用，E-钙黏素与P-钙黏素表达在

黑素细胞表面，两者介导了黑素细胞与角质形成细胞的接合，而且与P-钙黏素相比，E-钙黏素发挥了更重要的作用。

③ 外源凝集素　外源凝集素在介导膜融合方面也发挥了重要的作用，Cerdan D等研究了这些凝集素在介导含有黑素的微泡与角质形成细胞之间的黏附作用，发现α-L-岩藻糖特异性外源性凝集素存在于角质形成细胞表面，而6-磷酸-β-D-半乳糖特异性外源性凝集素存在于黑素来源的微泡表面，两种外源性凝集素的结合可能介导了黑素微泡与角质形成细胞之间的黏附。

④ SNAP蛋白　众所周知，黑素细胞表达可溶性*N*-乙基马来酰亚胺敏感性融合蛋白黏附蛋白受体（SNAREs）与Rab-GTP酶。SNAREs主要包括3个膜相关蛋白家族：突触（小）泡蛋白/囊泡相关膜蛋白（VAMP），突触融合蛋白，突触相关膜蛋白（SNAP）家族。

通常，细胞浆膜上表达的SNAP25与突触融合蛋白结合了小囊泡膜上表达的VAMP，从而介导了膜融合的过程。目前，在黑素小体丰富的区域，已经鉴定出了几种SNAREs：SNAP23、SNAP25、VAMP2、突触融合蛋白4和突触融合蛋白6。

⑤ RabGT蛋白　另一种蛋白家族（RabGT酶）可能参与了膜融合前的膜接触过程，Rab3蛋白（包括Rab3a～d）为主要的参与胞吐的蛋白。下调Rab3a的表达最终可能导致黑素细胞胞吐黑素小体的功能增强，从而黑素传递增多，分布在角质形成细胞中的黑素颗粒增多。

Rab27a是另外一种与胞吐有关的蛋白，目前有研究发现，突触结合蛋白样蛋白2-a（SIp2-a）是存在于黑素细胞中Rab27a的新的效应器，两者以磷脂酰丝氨酸相连接，参与了膜融合的对接过程。

（四）黑素小体的代谢

黑素小体一旦传递进入角质形成细胞内，就会有选择性地向角质形成细胞的表皮侧移动，这样有利于角质形成细胞吸收透入皮肤中的紫外线，保护其下的细胞核不发生突变损伤。

随着角质形成细胞不断向表皮角质层上移动完成最终分化过程，其胞质内的黑素小体也不断降解。最终，当角质形成细胞达到角质层，黑素小体结构也消失，利用电子显微镜，人们观察到白种人浅层表皮黑素小体完全消失，即使在黑人的浅层表皮也发现黑素小体明显减少。

另有部分黑素移向真皮浅层，或被吞噬细胞所吞噬降解，或被运至血液循环中分解，经肾排出。黑素细胞形成黑素小体-黑素的合成率，与其被摄取、转运后的清除率，在体内通过一系列反馈、影响机制而保持同步，处于动态平衡之中，从而维系着人类肤色的相对稳定。

表皮黑素体的去向：一是随角质形成细胞向表层分化推移，最后随角质细胞脱落；二是向真皮内转运，被真皮内的嗜黑素细胞吞噬后带到淋巴结而随之消失，也可经血液循环从肾脏排出。目前更多使用的方法是加速角质的脱落，即各种剥脱法的应用：酸性药物、激光、磨削等。

三、皮肤色素代谢异常

皮肤色素沉着给消费者带来了美容修饰的难度和心理上的挑战，同时如何解决消费者的色素沉着也是化妆品研究人员一直以来关注的重点，现对常见色素沉着——黄褐斑、雀斑、老年斑介绍如下，以期能够指导化妆品研发工程师对相关产品的开发。

（一）黄褐斑

黄褐斑是临床常见的获得性皮肤色素代谢障碍性疾病，多发于生育期女性，也可见于少数男性，表现为颧部、前额或两颊的对称性色素沉着，多呈蝶翅状，轻者淡黄色或浅褐色，重者深褐色或浅黑色。

1. 黄褐斑临床表现

（1）流行病学　几乎所有种族和少数民族均可发病，但紫外线照射强烈的地区，如拉丁美洲、亚洲和非洲的发病率更高。患者多在 30～40 岁时发病，40 岁和 50 岁人群的发病率分别为 14％和 16％。肤色浅的人群发病早，肤色深的人群发病晚，甚至在绝经期后。来自拉丁美洲小规模患病人群的调查显示，其发病率为 4％～10％，孕期女性为 50％，男性则为 10％。

（2）临床表现　依据分布部位，黄褐斑可分为 3 种临床类型，包括面中部（累及前额、鼻背、面颊等）、颧部和下颌部，其发病率分别为 65％、20％和 15％。此外，部分特发性皮肤疾病，如特发性眶周皮肤着色病的发生被认为同黄褐斑相关。根据黑素在皮肤的沉积部位，黄褐斑可分为表皮型、真皮型和混合型，其中表皮型最常见，混合型棕褐色变可能性最高，伍氏灯有助于临床分型的鉴别。其中，表皮型在灯下呈浅棕色；真皮型肉眼观察呈淡灰或淡蓝色，灯下则对比不明显。对黄褐斑的准确分型有利于后期治疗的选择。

2. 黄褐斑发生机理和影响因素

（1）内源性因素

① 基因　黄褐斑被认为是一种多基因遗传的疾病。黄褐斑的发病概率在不同人种之间有明显的差异，白色人种的发病率明显低于黄色人种和黑色人种。Javaheri 等通过研究发现，30％～47％的黄褐斑患者有家族史，尤其是男性黄褐斑患者多与遗传有关。

Kang 等对 7 个白人，12 个韩国人的黄褐斑皮损活组织切片进行检测，发现 279 种基因发生变化。Lee 等发现 H19 基因的下调会减少 miR-675 的表达。miR-675 的下调可直接促进黑素细胞（MC）中小眼畸形转录因子（MITF）的表达；或是通过间接增加成纤维细胞和角质形成细胞（KC）中的钙黏着蛋白 CDH11 的表达，激活相邻黑素细胞中经典 Wnt 和 Akt 信号通路，使 MITF 的转录活性增加，酪氨酸酶及酪氨酸酶相关蛋白 1、2 生成增多。酪氨酸酶是黑素合成过程中的限速酶，该酶在黑素细胞中将多巴胺氧化成多巴醌，再氧化成一系列中间产物，最后合成黑素，其活性与黄褐斑的形成正相关。

② 内分泌　女性黄褐斑患者的发病与内分泌功能紊乱、下丘脑-垂体-卵巢轴失衡有显著关系。妇女妊娠期、月经周期紊乱、性生活不协调及精神压抑、口服避孕药等易造成体内雌激素较大变化。雌激素会与黑素细胞中雌激素受体结合，从而激活蛋白激酶 A（PKA）通路，启动 MITF 的转录活性，使酪氨酸酶的表达增加，雌激素还可以通过解除谷胱甘肽或巯基（—SH）对酪氨酸酶的抑制作用，使黑素形成增加。孕激素能促进黑素颗粒的转运。促肾上腺皮质激素（ACTH）、肾上腺皮质激素及垂体间叶分泌的促黑素激素（MSH），可通过提高血清铜离子浓度使酪氨酸酶活性增强。同时黑素细胞内存在高密度的黑皮素受体蛋白（MC1-R），MC1-R 与 α-MSH 的相互作用是黑素生成的关键途径。MC-1R 与 α-MSH 结合后，通过 G 蛋白与腺苷酸环化酶偶联增加细胞内 cAMP 含量，激活蛋白激酶活性，MITF 转录活性升高，酪氨酸酶及酪氨酸酶相关蛋白 1、2 生成增多。四碘甲腺原氨酸（T4）是氧化过程刺激剂，可促进酪氨酸和黑素的氧化过程，并使表皮中的巯基（—SH）减少，黑素形成增多。

③ 脂质过氧化　人体内有许多抗氧化酶体系，如超氧化物歧化酶（SOD）、过氧化氢酶（CAT）、谷胱甘肽氧化酶（GSHPx）、谷胱甘肽（GSH）等，当脂质过氧化物（LPO）增强或自由基水平增高时，在人体正常的自我调控保护机制下，人体内的氧化与抗氧化之间始终处于动态平衡。黄褐斑患者这一调节系统可能存在某些障碍，致使抗氧化酶系统的活性不能随 LPO 增多而增强，导致 LPO 的蓄积。而 LPO 就作为启动因素使体内黑素细胞产生黑素的酪氨酸系列氧化反应加快，大量增加黑素的生成量。LPO 极不稳定，分解产生具有强氧化作用的丙二醛（MDA），使蛋白质分子发生分子内和分子间交联，形成荧光发色团（fluorescent chromophore），即色素。LPO 同时还能对蛋白质分子产生抽氢加成作用，依次对蛋白质不断加成，促进化学反应。谢明峰等人用珍珠四白膏治疗肝郁型黄褐斑患者，发现黄褐斑患者治疗后，各组血清 MDA 水平均较治疗前显著下降，血清 SOD 水平均较治疗前显著上升，有显著性差异（$P<0.01$&$P<0.05$），证实自由基确实与黄褐斑有关，且可通过提高局部皮肤及血清的 SOD 活性，清除多余氧自由基，从而抑制黑素形成，消除黄褐斑。

④ 血管内皮功能　大量研究表明，血管内皮不仅是一层屏障，而且是一个具有许多生理功能的活性器官。内皮细胞衍生的血管收缩因子主要有内皮素（ET）、血管舒张因子主要有一氧化氮（NO），生理状态下，ET 与 NO 相互作用与调节，处于动态平衡之中。在皮肤组织中，内皮素系统主要作为角质形成细胞和黑素细胞之间相

互作用的桥梁，参与黑素细胞的发育和黑素合成等过程。人皮肤组织中表达的内皮素主要是ET-1，ET-1通过与受体ETRB结合后激活黑素细胞膜上的G蛋白并启动细胞内G蛋白偶联信号转导通路，启动下游二脂酰甘油（DAG）/PKC途径或环磷酸腺苷（cAMP）/PKA途径，促进黑素细胞增殖并提高酪氨酸酶活性，从而使黑素的合成增加。ET-1可促进培养的黑素细胞树突数量增加，延长树突长度，且呈剂量依赖性。NO是黑素合成的强效激活因子，可以攻击细胞膜上的脂肪酸产生过氧化物加速机体衰老，同时NO亦可引起黑素合成增多。通过降低黄褐斑患者体内NO、ET-1含量，也可以达到治疗黄褐斑的目的。

⑤ 血液流变性 现代医学研究发现，黄褐斑患者存在着血液动力学指标异常。血液黏度增加使血液淤滞而导致黄褐斑的发生。人面部毛细血管走形丰富，细小血管众多，极易发生血液循环障碍，导致供血供氧不足，皮肤末梢代谢产生的有害物质不能很好地转移，SOD等氧自由基清除剂无法随血液循环到达而产生黄褐斑。有研究表明与周围正常皮肤相比，黄褐斑皮损区血管内皮生长因子（VEGF）的表达明显增高，真皮层血管密度及管腔直径较正常皮肤明显增加。在大量的临床病例中，相当一部分黄褐斑患者同时伴有局部毛细血管扩张，而在治疗毛细血管扩张的同时，附近的色素也有所减淡。

⑥ 血清微量元素 人体内有40多种微量元素，虽然含量微小却能产生重要的生理作用。研究发现，体内微量元素水平的高低与黄褐斑的发生存在着一定关系。酪氨酸酶是铜结合蛋白，在体内催化酪氨酸形成黑素的能力与活性中心铜离子的数量成正比，血清铜水平的升高，会使皮肤酪氨酸酶活性增强，色素沉着增加而发生黄褐斑。血清铁增多可与表皮激素结合，使其对酪氨酸酶的抑制解除，黑素形成增加。锌作为超氧化物歧化酶（SOD）的辅酶催化超氧离子发生歧化反应。锌缺乏可以使总SOD活性下降，使酪氨酸酶活性增强，色素增加。

⑦ 其他因素 某些妇科疾病，如女性月经不调、不孕症、慢性盆腔炎等，均可影响丘脑下部-垂体-卵巢轴之间的相互调节和制约，引起卵巢功能失调，性激素分泌异常，面部出现黄褐斑。长期服用冬眠灵、苯妥因钠、安体舒通等药物也可诱发黄褐斑。很多黄褐斑患者发病和情绪波动相关，吴小红认为情绪影响下丘脑-垂体释放MSH，导致色素沉着，另外，副交感神经过度兴奋时产生黑素促进因子，对MSH有增强作用，也可使色素加深。饮食中如果长期缺少谷胱肽，会造成酪氨酸氧化，多巴醌增多，生成黑素，导致大量的色素在皮肤堆积，形成黄褐斑。

（2）外源性因素

① 紫外线 紫外线照射是引起黄褐斑的主要因素。紫外线能直接刺激黑素细胞增殖，中波紫外线使黑素细胞对MSH的反应性增强。紫外线能刺激角质形成细胞释放NO，使黑素合成增多。紫外线也会刺激成纤维细胞释放干细胞因子（SCF），SCF通过其受体c-KIT介导的信号转导通路刺激黑素细胞，调控黑素细胞的增殖和分化。一定剂量的紫外线照射还能使皮肤中的—SH氧化，维生素D_3合成增多，使黑素细

胞中酪氨酸酶的含量增加，引起皮肤色素沉着。夏季紫外线照射强烈，冬季转弱，故黄褐斑患者多呈夏重冬轻的变化。Kang 的组织学研究证实，患黄褐斑以后，如果继续经常照射太阳光，皮损区色素沉着重于正常皮肤。因此，防晒是预防和减轻黄褐斑的最重要措施之一。

② 皮肤微生态　正常情况下皮肤表面有大量微生物存在，根据其存在情况不同分为：常驻菌如痤疮丙酸杆菌、表皮葡萄球菌和暂驻菌如棒杆菌、需氧革兰氏阴性杆菌及产色素的微球菌。这些菌群共同构成了皮肤局部的微生态环境，各菌群之间存在着共生或拮抗作用，如果皮肤微生态失衡，就会造成皮肤的病理损害。黄褐斑患者皮损区的痤疮丙酸杆菌活菌数明显低于正常皮肤，而棒杆菌、需氧革兰氏阴性杆菌、微球菌及其他产色素的微球菌活菌明显高于正常皮肤。其中以产褐色素、菊黄色素的微球菌增加显著，且产色素的微球菌随温度升高和时间延长而活菌数增多，产生的色素也明显加深。黄褐斑患者春夏和秋季色素加深或复发，冬季减轻甚至消失，可能与其有一定相关性。常驻菌痤疮丙酸杆菌数量明显减少，会使皮肤对外来菌的阻抗力下降以及菌群之间的竞争性抑制作用和干扰现象减弱而导致产色素微球菌大量繁殖，并与表皮黏附、结合，产生的色素超过皮肤局部的自净能力，被皮肤吸收并沉积于表皮内。调整皮肤的正常菌群，即增加常驻菌、厌氧菌的数量和分离率，减少暂驻菌的数量和分离率，维护皮肤菌群的生态平衡，增强皮肤的定植抗力和皮肤黏膜免疫及代谢功能，是防治皮肤黄褐斑的重要手段之一。

（二）雀斑

雀斑是发生在日晒部位皮肤上的黄褐色色素斑点，为常染色体显性遗传。多在 5 岁时发病，随着年龄增长而数目增多，与日晒有关。雀斑造成患者面容缺陷，可能引发患者心理障碍。

1. 病因与发病机理

本病为常染色体显性遗传，张学军等采用全基因组扫描筛查技术，通过对一个中国汉族雀斑大家族进行微卫星多态性标记的伞基因组扫描、分型和连锁分析，将雀斑的致病基因锁定在 4 号染色体长臂 32～34 带区域（4q32～q34）。

2. 临床表现

本病出生时一般没有表现，常先见于 5 岁左右的儿童，女性居多，皮损逐步加重，到成人时部分人有减轻趋势。皮损仅对称分布于曝光部位，特别是面部、手背及前臂伸侧。皮损多为直径 1～2mm 的斑疹，边缘清楚但不规则，散在或群集分布，无任何自觉症状。皮损颜色随曝光程度不同而变化，由淡褐色至棕褐色。夏季经日晒后皮疹颜色加深、数目增多，冬季则减轻或消失。常有家族史。

3. 病理表现

表皮结构正常，表皮基底层细胞内黑素轻度至中度增多，而黑素细胞的数目不增加，皮损处黑素细胞较邻近正常皮肤的黑素细胞多巴染色强阳性，黑素细胞大，树枝状突起明显。电镜观察发现雀斑处黑素细胞与黑种人相似，有更多的第Ⅳ期黑素小体，黑素细胞中的黑素体数目多，常呈棒状。

（三）老年斑（脂褐素）

老年斑（senile speckle，SS）或（senile plaques，SP）是人皮肤老化最为突出、最为典型、最为直观的特征之一，是由衰老所产生的脂褐素不断沉积于皮肤细胞、汗腺细胞中而逐渐形成于皮肤表层，尤以老年人皮肤表面出现最多，在人体皮肤表面的出现率大约占老年人的30%，最多者可达百处（见图4-12）。老年斑是中老年人常见的良性表皮疣状增生，又叫老年疣；俗称为“寿斑”或“衰老斑”；生物学上将它命名为“脂褐素”或“脂褐质”，临床医学上叫“脂溢性角化病”或“基底细胞乳头瘤”。有学者将沉积在衰老皮肤表面清晰可见、由“脂褐素”演变形成的褐色斑块简称为皮肤老年斑。具体地说，皮肤老年斑是一种生长在衰老人体面部、手背、胳膊、甚至身体表面的一种数量不等、大小不均、形似卵圆形、黄豆大小的棕黑色或棕褐色或黑褐色扁平斑点或斑块，其中以头皮和面部颞、颧为主，其次是手背、颈部、胸部、背部和四肢等处多见。老年斑初起为毛孔周围针头大小，外观呈淡黄色、淡褐色，为边界清楚的扁平斑丘疹，并逐渐扩大直径为2cm或更大的圆形、椭圆形斑片，触之质地柔软，表面粗糙，常覆盖有一层油腻性鳞屑，易剥除，但又能再生，以后颜色渐渐加深，成为深褐色或黑色的斑块。老年斑除了影响容貌外，一般不影响身体健康，皮肤疣状增生也极少发生恶性病变。

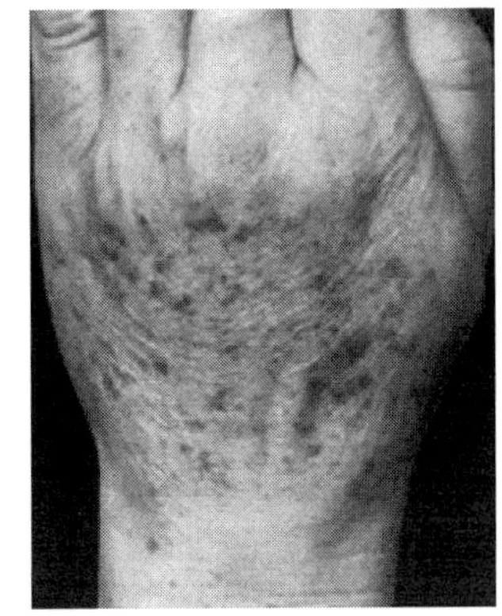

图4-12 老年斑示意图

1. 脂褐素的发现及化学组成

（1）脂褐素的发现　脂褐素最早被Hannover在神经细胞内发现，至今已有176年。自Simelcoaicz命名它为老年斑后，Koneff和Hodge等对它的存在与人体年龄关系的研究，特别是它的出现似与细胞衰老和功能减退密切相关，为衰老脂褐素累积学说（aging theory of lipofuscin cumulation）奠定了基础。衰老脂褐素累积学说不仅推动了衰老生物学和抗衰老科学研究发展，也使人们从本质上认识和发现，皮肤老年斑实际上就是一种沉积在老年人皮肤表面的脂褐素。因此，脂褐素的发现，又大大地促进了自然界对老年斑的认识和深入研究。

（2）脂褐素的化学组成　脂褐素的化学组成成分非常复杂，其化学组成和理化特性迄今为止尚无一种简单的生物化学和组织化学方法可做鉴定，即使是寻找到一种能够鉴别脂褐素化学组成的方法，但不同部位、不同年龄的脂褐素组化反应也不完全一致。用密度梯离心法分离研究发现，脂褐素成分：脂类约占50%，蛋白质约占 30%，抗水解有色物质约占 20%。而在脂褐素的脂类中，约有 75%是磷脂。在脂褐素中还有多种水解酶类。

2. 脂褐素的来源、形态及结构

(1) 脂褐素的来源　皮肤脂褐素主要来源于三种类型的细胞——基底细胞、棘细胞和黑素细胞，产生于细胞中的不同细胞器。而认为脂褐素来源于细胞器中溶酶体的观点居多，甚至有学者认为，初级溶酶体可能就是脂褐素的前体，其可能通过初级溶酶体膜与自噬体（autophagosome）膜融合/或与吞噬体膜融合而形成，也可能不需要通过次级溶酶体的形成过程而直接产生。还有学者根据线粒体的肿胀与脂褐素出现密切相关且脂褐素的分布常与线粒体靠近或在线粒体之中，而认为脂褐素是细胞内线粒体的分解产物再进行分解而形成。也有学者提出，高尔基体来源于脂褐素，因为高尔基体随增龄而破裂成片段，高尔基体与脂褐素都可用苏丹染料及锇酸着色。且高尔基体小泡与脂褐素小泡有相似性，并发现脂褐素常出现于高尔基体附近。此外，还有人提出细胞中的内质网与脂褐素形成也有一定关系。

(2) 脂褐素的形态和结构　采用光学显微镜和电子显微镜可以观察到脂褐素的形态与结构。在一般光学显微镜下观察可见脂褐素的颜色和形态为棕色、颗粒状，有淡黄色、深黄色乃至橙红色的自发荧光。在电子显微镜下观察发现脂褐素为大小约为 0.1～5μm、外面包有单层膜的小体，内部有不同数量和小泡密切相连的致密带，小泡可以是空的，也可含有数量不等的致密小颗粒。随着增龄，脂褐素在细胞内和皮肤组织中的含量逐渐增多，并有密集、扩大和增厚的趋势。

3. 脂褐素的产生及影响因素

(1) 年龄　人类的老化过程大约在 25 岁开始，以后老年色素会在人体细胞里逐渐积聚起来，挤占了细胞内的一些亚微结构，从而扰乱了细胞的空间位置，影响了细胞的正常功能。当生物膜（细胞膜、线粒体膜、微粒体膜、溶酶体膜等）受损（如线粒体膜受损，细胞对氧的利用率下降，还原物质增多）时，体内有害物质生成增多。导致老化色素生成和沉积增多，久而久之即可造成细胞慢慢窒息死亡。脂褐素形成机理与细胞衰老的关系以及脂褐素形成的生化过程有一定的科学依据。通常认为，皮肤老年斑是人体内部组织器官衰老的先兆和表现。随着年龄的增长，过了 45 岁或 50 岁以后，全身各组织器官的生理功能即开始逐渐发生退行性病变，新陈代谢过程、血液循环速度减慢，清除有害物质能力减弱，加之老年人进食量减少或偏食等原因，血液内便逐渐形成一种促进衰老的物质——脂褐素，这种不溶性的棕色脂褐素颗粒，不断沉积在皮肤表面即可形成皮肤老年斑。

(2) 基因遗传等因素　从对 Alzheimer 病［又称老年性痴呆病（AD）］发病遗传因素最新的研究中发现，早老素（presenilin，PS）基因突变与老年斑的形成有关。已发现与此病相关的遗传位点有 21 号染色体上的 β-淀粉样前体蛋白基因 APP，19 号染色体上的 ApoE4 等位基因，14 号染色体上的 PS1 基因和 1 号染色体上的 PS2 基因等。这些 PS 基因突变后的共同特征是增加了脑内细胞 Aβ（1-42）的分泌，加速 Aβ 在老年斑中的沉淀，Aβ（1-42）是老年斑的主要蛋白质成分。已有证据表明 PS1 可直接影响来源不明的 γ-分泌酶的酶解作用，这种酶解作用可以使 APP 蛋白释放 Aβ 蛋白成分。

（3）自由基等化学因素　生物学有关脂褐素的形成已有一定的实验证实，即线粒体和溶酶体是脂褐素形成的两个重要的来源。由于线粒体 DNA 是裸露的，缺少组蛋白的保护，经脂质过氧化反应生成的强力交联剂丙二醛，可使 DNA 发生交联或断裂失活，而成为脂褐素类沉积物。自由基多在线粒体内产生，可与细胞的磷脂和蛋白质等发生脂质过氧化反应，损伤组织细胞，形成过氧化脂质及其分解产物丙二醛（MDA），与蛋白质的一级氨基基团反应产生大分子交联，形成荧光产物席夫碱（脂褐素荧光物质），且丙二醛的双醛基难与蛋白质、肽类或脂类的氨基形成席夫碱，使膜脂膜蛋白之间或其本身之间相互交联，变成比原来大几倍甚至几十倍的不溶于水的大分子聚合物，经溶酶体吞噬后，不被水解霉类消化逐步蓄积形成脂褐素。医学上大多数学者也倾向于脂褐素的产生是与自由基有关。随着年龄的增长，人体细胞中代谢过程所产生的自由基逐渐增多，当机体清除自由基的功能下降时，这些化学性质活泼的自由基就会与机体发生迅速作用并使机体产生强烈损伤，其中氧自由基对脂质生物膜的攻击与老年斑出现关系最大。它能使不饱和脂肪酸氧化成过氧化物，该过氧化物可以进一步分解，产生大量的醛类、醇类和烃类。其中丙二醛（MDA）具有很强的生物毒性，极易与磷脂蛋白质等发生反应，形成老年色素即脂褐素。

（4）紫外线照射等物理因素　长期、大量、连续紫外线照射可使表皮细胞产生单线态氧（$^{1}O_2$）和超氧自由基、羟自由基等活性氧，它们不仅能使 DNA 的 8-羟基鸟苷（8-OhdG）受损而引起遗传变异，而且它们能产生或加快表皮脂质过氧化，形成脂褐素或老年斑。除日光照射外，空气污染物质、辐射线、臭氧等，都会促成自由基的形成，而使皮肤加快形成老年斑。理论上讲，随着海拔的增高，氧分压逐渐降低；而太阳辐射中的紫外线随着海拔每升高 100m，强度比海平面处增加 3%～4%，由于缺氧可引起皮肤微循环障碍，末稍血氧循环发生变化。日照时间长，太阳辐射强，干旱少雨，空气干燥，风日长，大风多，这些气候特点可使皮肤水分蒸发，使其处于轻度脱水状态，也加剧了老年斑和皮肤老化的发生，但是随着年龄的增长，皮肤的自然老化也是一个因素。老年斑、皮肤老化是高海拔地区的一种常见皮肤病，男女老少均可患病，但男性多见，有研究人员对生活在海拔 2260m 地区 1000 人皮肤老年斑、皮肤老化发生情况进行了研究，结果表明，男性皮肤老年斑发生率最高的年龄段为 60～69 岁，发生率为 79%，值得注意的是在 50～59 岁，男性皮肤老年斑已经进入高发期，据统计，在此阶段老年斑发生率为 63%。女性皮肤老化的发生率最高年龄段为 50～59 岁，发生率为 38%，老年斑发生率最高年龄段则为 40～49 岁，发生率为 44%。

4. **脂褐素与黑素的关系**

正常情况下，皮肤老年斑的色素，主要成分是脂褐素，主要发生在中老年人，年龄大多数在 45 岁以上。性别主要集中在男性，可出现在皮肤表面，也可沉积在机体重要生命器官和细胞内，其主要是自由基及其产物作用的结果。即体内自由基的作用，引起脂质过氧化，脂质过氧化反应的最终产物是丙二醛（MDA），丙二醛具有强烈的交联性质，它能与体内含游离氨基的磷脂、酰乙醇胺、蛋白质或核酸等生物大分子交联形成席夫碱（RN ═CH—CH ═NHR）即脂褐素。老年斑是一种难溶性、具有荧光性的物质，可能受早老素基因调控，形态大都是点状、颜色脂褐色，严重时可突出皮肤表面等，可以出现在面，也可发生在头皮、手背、四肢和躯干等，由于脂褐质难溶于水，不易被排除，所以在皮肤细胞内大量堆集，表现为不可逆变化规律，并随着年龄的增加而加重、增多，可以伴随终生；而黄褐斑的色素，则主要是黑素，主要发生在青壮年妇女，年龄大多数在 45 岁以下。以 30 岁左右的女性多见，主要在面部，大多数呈对称性、面积大小不等的片状分布，并主要沉积在表皮基底细胞层或真皮浅层，极少沉积在内脏组织和细胞内。而且，黑素主要是由黑素细胞合成，黑素体输送至表皮角质形成细胞所形成。人类 MITF 基因在黑素细胞的发展和生存中担任一个枢纽作用。其主要由于激素特别是女性激素代谢紊乱引起。通常，光引起黑素合成的临床特征是皮肤变黑，是在黑素沉着的基础水平之上的黑素增加。这种皮肤过度色素沉着在停晒后一段时间可降至基本水平，因此是可逆的，而且黄褐斑随着年龄增长，可以减轻、变淡，甚至消失。黑素生成通路在黑素细胞内，黑素生成发生在特殊的细胞器，称黑素体。在酪氨酸转化为黑素体的过程中，涉及 3 种特殊的酶：酪氨酸酶、酪氨酸相关蛋白-1（TRP-1）和 TRP-2。黑素生成可被 α-MSH 或 cAMP 提高因子，如二丁酰 cAMP、forskolin（毛喉萜，一种腺苷酸环化酶直接激活剂）和 IBMX（一种磷酸二酯酶抑制剂）所刺激。它是通过增强酪氨酸酶蛋白和信使数量，刺激酪氨酸酶活性，且黑素细胞的特殊转录因子（MITF）结合一些调节因子共同调节酪氨酸酶启动因子的转录活性，从而 cAMP 提高因子调节黑素的生成。光诱导黑素生成的分子机制，紫外线照射可直接或间接刺激表皮黑素细胞合成黑素。然而，角质形成细胞诱导因子也参与维持或增加黑素细胞的数量，增加每个细胞黑素的生成以及黑素输入表皮。当然，老年斑与黄褐斑或脂褐素与黑素之间也有相似的关系，即它们都可受到自由基和日光照射等因素影响。

四、美白化妆品与色素代谢

黑素合成代谢分为不同时期，科学家认为研究美白剂针对不同代谢时期来起作用是可行的。

（1）黑素合成前期　①干扰酪氨酸酶的转录和/或糖基化；②抑制酪氨酸酶形成中的调节因子；③酪氨酸酶录后控制。

（2）黑素合成期　作为黑素合成的关键酶和限速酶，酪氨酸酶抑制剂是目前主要的研发方向。由于大部分美白剂如酚、儿茶酚衍生物结构上与酪氨酸和多巴相似，往往将所筛选的美白剂分为酪氨酸酶非竞争或竞争性抑制剂（见表 4-6）。

表 4-6　酪氨酸酶活性抑制剂

美白剂	抑制酪氨酸酶	抑制常数	其他作用
氢醌	竞争性抑制	IC50＝75μmol	黑素细胞毒性
4-邻甲氧基苯酚	竞争性抑制	—	黑素细胞毒性
莫诺苯宗	竞争性抑制	—	黑素细胞毒性
熊果苷	竞争性抑制	IC50＝17mmol	抑制 DHICA 聚合酶活性
芦荟苦素	竞争性抑制 DOPA 氧化	IC50＝0.167mmol	非竞争抑制酪氨酸羟基化
壬二酸	非竞争性抑制	—	—
白藜芦醇	竞争性抑制	IC50＝54mmol	ROS 扑灭，COX2 抑制剂、抗癌
氧化白藜芦醇	非竞争性抑制	IC50＝1.2μmol	同白藜芦醇
曲酸	铜离子络合剂	IC50＝6.2μmol	抗自由基、铁离子络合、NF-kB 激活抑制
甲基龙胆酸盐	铜离子络合剂	IC50＝11.2μmol	—
鞣花酸	铜离子络合剂	—	自由基活性猝灭

(3) 黑素合成后期　①抑制黑素小体转移；具有丝氨酸蛋白酶抑制作用的物质，如 rwj-50353，完全避免了 UVB 诱导的表皮色素沉着；大豆胰蛋白酶抑制剂，有明显的美白效果但对黑素细胞的毒性没有作用；烟酰胺，能够阻碍黑素小体在黑素细胞与角质形成细胞间的传递；②黑色素分散与代谢，α-羟基酸、游离脂肪酸和视黄酸，刺激细胞的更新，促进黑化的角质形成细胞的去除。

作用于黑素合成不同时期的抑制剂见表 4-7。值得注意的是，基于以上黑素代谢为基础的美白物质研究及应用，并不适合于老年斑的预防和治疗。由于老年斑的形成机制与脂褐素的形成相关，延缓和逆转老年斑通常使用抗氧化活性物质。

表 4-7　作用于黑素合成不同时期的抑制剂

作用时期	作用靶向	物质
黑素合成前期	酪氨酸酶转录	C2-神经酰胺，维 A 酸
	酪氨酸酶糖基化	$PaSSO_3Ca$（泛硫磺酸钙）
黑素合成期	酪氨酸酶抑制剂	氢醌、曲酸、龙胆酸甲酯、4-*S*-CAP 及衍生物、鞣花酸、熊果苷、白藜芦醇、芦荟苦素、氧化白藜芦醇
	过氧化酶抑制剂	他巴唑、酚/儿茶酚
	产物还原剂或活性氧扑灭剂	抗坏血酸、总抗氧化能力、抗坏血酸棕榈酸酯、D,L-ATF、磷酸酯镁、硫辛酸
黑素合成后	酪氨酸酶降解	亚油酸、α-亚麻酸
	黑素体转移抑制剂	丝氨酸蛋白酶抑制剂、烟酰胺和拟糖蛋白、rw-50353、大豆/牛奶提取物
	加速表皮细胞更新	乳酸、维甲酸、乙醇酸、亚油酸、甘草苷

第六节　表皮与衰老

表皮的代谢是基底层角质形成细胞随着细胞分化逐渐向上移行，最终死亡形成无细胞核的角质层，继而脱落。一般认为，随着年龄的增长，基底层与棘层组织结构紊乱，表皮真皮交界处变平，表皮厚度降低。表皮作为人体的最外层屏障，直接与外界环境相接触，最易受外界各种因素的影响。表皮衰老最易直观地体现年龄、外部因素对人体衰老的影响。

一、皮肤衰老的表皮结构和生物化学变化

衰老皮肤表皮中，基底层细胞大小、形态及染色性质等变异性增加，表皮真皮交界处逐渐平坦，表皮钉变浅减少，表皮厚度减少（图 4-13）。表皮厚度每十年减少约 6.4%，并且在女性中减少甚至更快。表皮厚度随年龄增加而减小这种变化在暴露区域中最明显，包括面部、颈部、手和前臂的伸肌表面。角质形成细胞随着皮肤老化而改变形状，变得更短和更胖，而角化细胞由于表皮周转变短而变得更大，老化表皮的更新时间增加，表皮细胞的增殖活性衰退，表皮变薄，从而使皮肤失去弹性、产生皱纹。

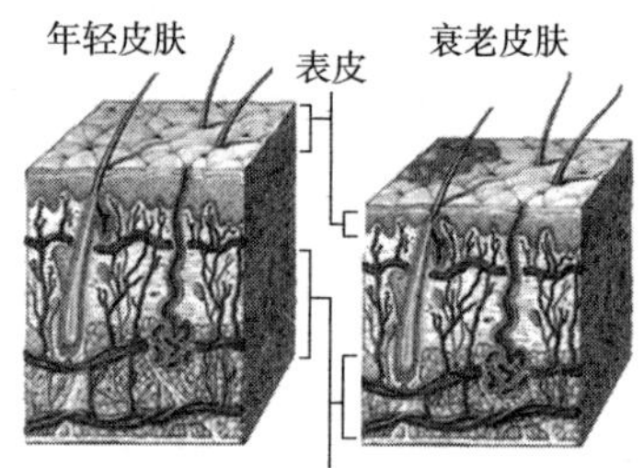

图 4-13　衰老皮肤结构变化图

由于这些形态改变，表皮真皮连接不紧密，易受外力损伤。黑素细胞在 30 岁后数目逐渐减少，增殖力下降，酶活性黑素细胞以每十年 8%～20% 的速率减少。皮肤虽不易晒黑，但黑素细胞易局部增殖形成色斑，在阳光暴露部位尤其明显。朗格汉斯细胞也减少，使皮肤免疫功能下降，易患感染性疾病。衰老皮肤老化效应见表 4-8。

表 4-8　衰老皮肤老化效应观察

皮肤结构	老化效应观察
表皮	脂质含量降低
	水分含量降低
	经皮水分丢失（TEWL）降低
	真皮表皮交界处扁平化
	黑素细胞酶活性降低，速度为 8%～20%/10 年
	黑素细胞数量减少
	朗格汉斯细胞数量减少

二、皮肤衰老对表皮生理功能的影响

随着皮肤老化，皮肤的生理功能也发生了显著变化，皮肤的生理功能随着老化而减退，但仍是人体生存的必要条件。

1. 表皮细胞更替速率

体外细胞培养证明，老化的角质形成细胞对生长因子应答低下，增殖能力受限。在30～70岁期间，表皮细胞更替速率减少约50%，角质层屏障功能减弱。老年人头皮的鳞屑减少，表皮3H-TdR的渗入从19～25岁之间的5.5%下降到69～85岁之间的2.85%。角质层厚度虽无改变，但其更替时间增加了约2倍。从30岁开始，表皮附件的生长时间每年减少0.5%，到老年达到减少30%～50%的水平。

2. 屏障功能

某些物质的经皮吸收随年龄而变化，虽然老化皮肤的角质层还是完整的，但其屏障功能已受到损害。部分研究资料提示，一些化合物能否选择性地渗透入老年人的皮肤，取决于这些化合物是极性的还是非极性的。由于真皮细胞外基质及血管分布的减少，由真皮清除的吸收物质也有所减少。实验证明，在21～30岁的成年人中，真皮内0.5mL盐水的重吸收约需30～65min，而在70～83岁的老年人中则需要40～110min。真皮清除能力的减弱，可导致某些能够促进激惹反应的物质聚积，将50%氢氧化铵外用于青年人和老年人的皮肤时，老年人的水疱发生更为迅速，但真正水疱的形成在老年人则较为缓慢，这是由老年人在对化学损害的应答过程中，其角质层所提供的质量低劣的屏障活性所致，而渗出减少则被认为是水疱形成迟缓的原因。

3. 免疫功能

随着老化出现的细胞介导的免疫力下降已得到公认，组成表皮细胞3%～4%的朗格汉斯细胞在老年人非曝光区皮肤减少20%～50%，在曝光区减少得更多。与青年人相比，老年人对二硝基氯苯致敏表现为相对无应答，对标准抗原的阳性率也有所降低。

T细胞的百分数和绝对值均有减少，T细胞前体细胞减少。随着年龄的增长，人和鼠T细胞表型发生变化，从天然表型向记忆表型转变，天然表型减少，记忆表型增多，T细胞对丝裂原或抗原的增殖应答减弱，T细胞活化后分泌的细胞因子种类发生变化，IL-2水平降低，IFN-7和IL-4水平增高，维持T细胞抗原受体（TCR）多样性的能力减退，细胞毒T细胞的穿孔素（perforin）和丝氨酸酯酶mRNA水平降低，导致溶细胞活性减弱。与T淋巴细胞相关的自然杀伤细胞或大颗粒淋巴细胞（$CD16^+$）在老化过程中，数量增加而活性降低。B细胞的绝对值似乎不受年龄的影响。但在老年人，B细胞功能紊乱，这种功能紊乱通过自身抗体形成增多及血浆中IgA、IgG水平增多而反映出来。在人类，$CD19^+$的B细胞数量随年龄增加而减少，在老化小鼠的生发中心观察到B细胞不能表达B7-2共刺激分子。这表明其对T细胞依赖抗原的应答减弱。此外，由于体细胞突变减少，限制了抗体多样性的产生。在老化过程中，皮肤角质形成细胞的IL-1产生显著减少。老化对机体免疫功能的影响导致老年人对感染的易感性增加，恶性肿瘤发生率增加。

4. 表皮内抗氧化系统

皮肤具有完善的抗氧化防御系统拮抗外界氧化压力，该系统包括多种酶及非酶性抗氧化物质。酶性抗氧化物质包括：谷胱甘肽还原酶（GR）、谷胱甘肽过氧化物酶（GP）、超氧化歧化酶（SOD）及过氧化氢酶（CAT）等。SOD是一种金属酶，分为3种类型：Cu-Zn型、Mn型及Fe型，表皮中以Cu-Zn型含量最高。GP可将H_2O_2及其他氧化物转变为水。CAT也可将H_2O_2转变为水，CAT活性增加常提示存在氧化损伤。非酶性抗氧化物包括：维生素C、维生素E、谷胱甘肽、尿酸、辅酶Q及泛醇等。

表皮中抗氧化剂的含量明显高于真皮层。角质层中抗氧化剂包括：维生素E、维生素C及谷胱甘肽等。角质层中由内向外，皮肤的最外层抗氧化剂浓度最低。这可能是由于角质层是皮肤生理周期的一部分，其不断被新分化的角质细胞所取代，而角质层最外层暴露于慢性氧化压力的时间最长，故角质层最外层中抗氧化剂被消耗得最多。

角质层是表皮的最外层，是氧化损伤最主要的靶点，角质层中的抗氧化剂主要是低分子抗氧化剂。研究发现，低分子抗氧化剂所组成的抗氧化剂网络可能通过下列途径拮抗外界氧化压力：①紫外线、臭氧等污染物诱导亲脂性自由基产生后，细胞膜表面的维生素E将自由基清除，而自身被氧化；②随后，氧化型维生素E可被细胞膜表面的泛醇或胞膜胞浆交界处的维生素C再还原，而维生素C被氧化；③氧化型维生素C可进一步被谷胱甘肽、NADPH依赖酶再还原。

除了完善的抗氧化系统外，机体还可产生一系列针对蛋白质、脂质体及DNA损伤的修复酶。随着氧化压力水平的不断变化，机体通过诱导合成抗氧化剂及损伤修复酶而拮抗氧化损伤。但即使如此，氧化损伤依然存在。

三、抗衰老化妆品与表皮衰老

皮肤生理衰老表现为表皮层变薄，表皮变得干燥、松弛，缺乏弹性，参与细纹产生，同时在外界因素的作用下，会加速上述过程。基于衰老与表皮的关系，总结起来就是表皮的正常代谢受到损害，脂质减少、蛋白质以及代谢酶紊乱、炎症产生，继而出现屏障损伤。故此在抗衰老相关化妆品开发中不妨考虑添加对抗皮肤屏障损伤相关功效原料，来更好地延缓皮肤衰老。

维生素A、乳酸等经典“焕肤剂”常常用于解决表皮细胞代谢率减慢的问题，效果得到消费者肯定。皮肤屏障的维护是抗衰老化妆品首先要考虑的问题，如何做到水油平衡，做好保湿是关键。保湿剂有如下几类：①润肤剂，羊毛脂、矿物油、石油类增加角膜细胞内聚；②封闭剂，石蜡、豆油、丙二醇、角鲨烯、羊毛脂减少透皮水分损失（TEWL）；③保湿物质，甘油、尿素、透明质酸增加角质层水化。上文也提到表皮氧化与抗氧化系统的打破，严重地影响到皮肤衰老进程，抗衰老化妆品用好抗氧成分是必须的。常用抗氧化剂有维生素C、维生素E、烟酰胺、α-硫辛酸、辅酶Q10、绿茶多酚等。近年来就表皮免疫功能紊乱导致皮肤衰老机制的研究进展很快，许多植物提取物或中草药复方提取物的抗炎调节免疫功能得到验证，并在应用中得到好的效果。

第七节　表皮与敏感

气候变化、空气污染、化妆品种类与成分复杂化等因素，都加剧了敏感皮肤的出现，再加上人们对皮肤健康意识的提高，使得消费者对敏感皮肤的关注度逐渐上升。

化妆品研究人员意识到了这一现象，已经针对导致皮肤敏感的各种问题开发出了相应的功效原料。但是由于研究者往往无法对敏感皮肤的概念进行准确把握，将其与皮肤过敏、刺激现象混淆，也导致敏感皮肤针对性化妆品的开发缺乏系统性和逻辑规律，给产品研发带来不便。本节就敏感皮肤、刺激性接触性皮炎、过敏性接触性皮炎的成因以及影响因素进行介绍，并对三者之间的关系进行分析，旨在加深从事化妆品行业的研究者对化妆品“过敏”的认识，更好地指导针对性化妆品的研发。

一、敏感性皮肤

（一）敏感性皮肤概念

敏感性皮肤特指皮肤在生理或病理条件下发生的一种高反应状态，主要发生于面部，临床表现为受到物理、化学、精神等因素刺激时皮肤易出现灼热、刺痛、瘙痒及紧绷感等主观症状，伴或不伴红斑、鳞屑、毛细血管扩张等客观体征。

敏感皮肤出现的红斑、刺痛、灼热等现象，部分属于物理刺激作用后的反应，部分属于皮肤过敏的表现。目前，普遍认为敏感性皮肤，亦称敏感性皮肤综合征，即高反应性、耐受性差或易过敏的皮肤，是一种描述对多种因素易感而诱发的主观感觉症状的皮肤情况，处于这种状态的皮肤易受到各种物理化学因素的刺激而产生刺痛、烧灼、紧绷、瘙痒等感觉。

（二）敏感性皮肤临床表现

1. 临床表现和类型

敏感性皮肤临床表现为：皮肤发红、水肿、有灼热感、瘙痒感、针刺感、蚁行感，严重时出现红斑、丘疹、水疱、渗出等一系列反应。因此敏感皮肤包含了一部分过敏反应，但是更倾向于刺激反应。

临床测试，可以帮助建立诊断敏感皮肤类型。常用的临床测试有刺痛测试、热敏感性测试、辣椒素测试。有专家根据皮肤生理参数，将敏感皮肤分成三种不同的类型：Ⅰ型，较高的经皮水分丢失（TEWL）和异常脱屑，定义为低屏障功能组；Ⅱ型，皮肤屏障功能正常，但是存在炎症变化，定义为炎症组；Ⅲ型，皮肤屏障功能正常且无炎症改变，定义为神经性敏感。

2. 病理基础

敏感皮肤的主要特点是皮肤感觉阈值下降，而不是直接相关的任何免疫或过敏性的机制导致。敏感皮肤个人可能有以下变化：神经感觉输入增加，继而增强了免疫反应，和/或屏障功能减弱。为此，了解这些因素有助于识别敏感皮肤的病理生理及其多样机制。

（1）神经基础　各种感觉症状表明，敏感皮肤者在手指触摸皮肤时，感觉神经功能表现障碍。为此皮肤敏感者可能具有以下功能障碍：①神经末梢改变；②增加神经递质的释放；③独特的中枢神经信息处理；④慢性神经末梢创伤；⑤较慢的神经递质清除。

使用功能性磁共振成像（MRI）研究显示，乳酸引起的皮肤激发试验中自我感觉敏感的皮肤和脑激活强度之间的关系，与正常人群相比，敏感皮肤者双侧额顶叶初级感觉皮层的活动增加，相应神经活动显著增加。

无髓鞘的C纤维介导的皮肤感觉，如疼痛、瘙痒及温暖，它们都具有感觉神经受体如内皮素受体A和B（ETA和ETB）、瞬时受体电位（TRP）家族受体的疼痛受体、热（热受体）、冷（冷感受器TRPM8，TRPA1）受体和神经肽（与皮肤稳态和炎症性疾病相关）。这些感受器神经末梢分布在角质形成细胞上，这可以解释为什么敏感皮肤与环境、物理和化学因素相关。ET受体可能参与介导敏感皮肤，热受体辣椒素受体（TRPV1）涉及表皮屏障稳态以及敏感皮肤屏障功能，冷受体TRPM8参与冷介导的敏感皮肤。敏感皮肤的神经基础表明，物理因素可能会导致神经生长因子、内皮素和TRP受体紊乱，在物理因素的作用下，皮肤出现敏感症状。

（2）皮肤组织和屏障受损　众所周知，角质细胞之间的多层脂质结构，是必不可少的屏障功能。一旦皮肤遭受外界有害因素影响，皮肤组织结构发生变化，往往影响皮肤的屏障功能，加剧敏感皮肤者已经存在的临床和亚临床症状。如干性皮肤、酒糟鼻、痤疮也被认为增强皮肤的反应，并伴有皮肤敏感，感觉阈值降低，增加血管反应性等。也有学者认为，皮肤屏障通透性增加可用来识别敏感皮肤。

其实，敏感皮肤组织学很少显示出一个具有炎症浸润的血管扩张。在一般情况下，敏感皮肤不存在组织学异常，只是表现为“皮肤的耐受阈值”异常低。在一些患者中，皮肤屏障功能的改变，导致经表皮水分损失增加，增加了皮肤内在组织与刺激物接触的机会和强度。感觉异常和血管舒张反应是上述阐述的关键，即皮肤神经系统过度反应。神经递质如P物质和血管活性肠肽（VIP），降钙素基因相关肽（CGRP），均可能会引起神经性炎症，伴有血管扩张和肥大细胞脱颗粒。此外，非特异性炎症，可能会来自于释放的前列腺素E2和F2、白细胞介素1和8以及α-肿瘤坏死因子。

（3）综合机制　敏感肌肤的神秘之处是，触发因素非常庞杂。虽然它从未被证实，但通道TRP（瞬时受体电位）在皮肤反应中所起的作用是显而易见的。多种因素，如物理性和/或化学性因素均可引起TRP通道的异常激活。TRP通道也可能被化妆品产品中所包含物质所激活。其次，钙离子涌入细胞，然后去极化激活TRP通道。在皮肤中，TRP通道分布在神经末梢、梅克尔细胞和角质形成细胞；TRPV1受体可以被辣椒素、佛波醇酯、热和H^+激活；TRPV3可以由热和樟脑激活；TRPV4可以由热、机械应力、低渗透和佛波醇酯衍生物等激活；冷和薄荷醇激活TRPM8；TRPA1可以被冷、芥末、辣根或缓激肽激活。

（三）敏感性皮肤影响因素及发生机理

一般认为敏感性皮肤是内外界因素共同作用的结果，诱发因素复杂多样。

1. 遗传性个体易感性

敏感性皮肤的概念首先是在化妆品生产者和消费者中形成的，消费品市场调查显示，有40%左右的人认为自己皮肤敏感。另有调查显示，女性敏感性皮肤的发生率要比男性高。而且敏感性皮肤也与年龄有一定的关系，年龄大的（56～74岁）对刺激的反应性明显较年轻人低。

研究发现敏感性皮肤的发生与种族有关。欧洲裔美国人对风敏感而对化妆品较少过敏；非洲裔美国人对大多数环境因素都较少反应；亚洲人非常容易对辛辣食物、温度变化和风出现高反应，并且容易产生瘙痒；拉美人较少对酒精过敏。敏感性皮肤与皮肤日光分型Ⅰ型皮肤有关，并且可能是遗传性的。

2. 外界的刺激

各种理化刺激因素可以损害皮肤而导致皮肤敏感。皮肤屏障功能差的人，经表皮失水（TEWL）值增高，皮肤更加容易受到刺激，导致皮肤敏感。物理性刺激，如冬季寒冷干燥的气候和日光会使人感到面部紧绷、瘙痒、干燥、红斑、脱屑。化学性刺激因素有香料、清洁用产品、保湿剂、化妆品、杀虫剂、日用品和其他一些类似物质，这些刺激物的浓度和刺激性是很低的，可以引起瘙痒，没有任何皮损，其病理变化微妙，可是人们对其机理知之甚少。某些物质可引起肉眼不可见的接触性荨麻疹综合征，如苯甲酸和苯乙酰乙醛，当被稀释到引起风团的浓度阈值以下时，就会导致肥大细胞脱颗粒，产生无皮疹性瘙痒。

刺激引起的损伤是一种非免疫机制造成的损伤。皮肤受到刺激后就可以导致细胞因子的表达，Huntziker发现在皮肤局部暴露十二烷基硫酸钠后其回流淋巴中的

TNF-α 升高了 8 倍并且紧接着产生了炎症反应。角质形成细胞在受到刺激后释放大量的 TNF-α、IL-1β。TNF-α 是一种炎症前介质并且活化 T 细胞、巨噬细胞和颗粒细胞。大量实验显示在刺激过程中产生的细胞因子有 TNF-α、IL-8、IL-1α 和 IL-1β。细胞因子对炎症反应的强度有着显著影响，并且可能是剂量调节的，细胞因子除了免疫刺激的活性外，还可以诱导黏附分子的表达，使细胞进入炎症区域。

总之，引起皮肤敏感的刺激性物质是复杂多样的，在高暴露剂量时，它们导致急性的可见的皮肤损伤；而低暴露剂量的刺激则会导致皮肤敏感。

3. 抗原的致敏

皮肤接触的抗原性物质可以导致皮肤敏感。首先，很大一部分人具有的敏感性皮肤就是由于过敏引起的。在研究典型的敏感性皮肤——化妆品非耐受综合征的 29 例患者的眼部皮炎时，发现有 46%的患者属于过敏性接触性皮炎。其次，人们在日常生活中经常接触的低浓度抗原物质可以导致皮肤敏感。氢醌、对苯二胺（PPD）、二氨基苯胺、苯唑卡因、氯普鲁卡因、二氨基甲苯、氨基安息香酸等物质大多是强的致敏原，广泛存在于日常生活中，以半抗原的形式与载体蛋白结合，形成完全抗原引发机体产生变态反应。此类物质间存在交叉过敏，小剂量的长期暴露可以导致过敏性接触性皮炎。有人认为敏感性皮肤也可以是镍引起的接触性过敏反应的一种亚临床表现。分子量小的半抗原可以直接透过皮肤。大分子量的抗原引起的皮肤敏感则与皮肤屏障功能的受损有密切关系。例如乳胶手套过敏，现在的研究表明这是一种 IgE 介导的速发型高敏反应。主要引起的症状是使用乳胶手套后接触部位瘙痒、食物过敏、哮喘、手部接触性皮炎、接触性荨麻疹及系统性荨麻疹。同时患者还出现了对多种食物的交叉过敏。

由于过敏因素引起的敏感性皮肤是由免疫介导的。抗原在朗格汉斯细胞递呈后，经过复杂的免疫反应，产生接触性过敏症状，比如说过敏性接触性皮炎、过敏性接触性荨麻疹，或者仅仅是不明显的红斑瘙痒等敏感症状。TNF-α 对接触性高敏的发生也起重要的作用，TNF-α 有助于朗格汉斯细胞的活化和抗原的递呈，并且刺激其他细胞因子的产生。特应性体质的患者就是敏感性皮肤与抗原关系的一个例子。有研究表明，特应性体质的患者血清中 IL-1β 的含量明显低于正常人，IgE 升高。具有敏感性素质的人（如特应性体质，或屏障功能受损，体内某些物质缺乏或者含量过高）暴露在抗原性物质中时将会导致机体的高敏状态，产生从瘙痒到皮疹等一系列的皮肤敏感症状和体征，同时由于交叉过敏，导致恶性循环。

有时候过敏和刺激引起的皮肤敏感并不是截然分开的，某些抗原本身就具有刺激性，反之亦然；并且刺激反应和过敏反应在效应阶段也具有相似性。

4. 疾病伴发状态

敏感性皮肤与某些疾病有关。①皮肤敏感是某些疾病特定的病理状态。如过敏性接触性皮炎、刺激性接触性皮炎、接触性荨麻疹、脂溢性皮炎、口周皮炎、特应性皮炎、湿疹样皮炎、银屑病、鱼鳞病、酒渣鼻、粉刺型痤疮和脓疱囊肿型痤疮等一系列疾病在特定时期都会出现皮肤敏感症状。②敏感性皮肤在多年以前受过损伤或者患有上述疾病，现在皮肤没有异常，但是容易出现敏感性皮肤的表现，甚至出现与上次疾病相似的皮损。③不属于上述两类的敏感性皮肤。这些人中的一些人可能患有上面提及的一种或几种疾病，但是由于症状不明显，没有意识到这类疾病的存在。有些则是非特异性的皮肤敏感，比如被认为是典型的敏感性皮肤的特异类型，化妆品非耐受综合征的患者。化妆品非耐受综合征，多发生在经常使用化妆品的女性，她们往往客观症状轻微，或者阙如，少数可在面颊有轻度的红斑、脱屑，眼睑处可有轻微水肿。但是主观症状明显，使用化妆品后可以产生明显的刺痛、瘙痒、烧灼的感觉。患者面部不能应用许多甚至绝大多数化妆品或者皮肤护理产品，产生的原因是化妆品中某些物质的一种非特异性的刺激或者过敏。

5. 局部神经敏感性

具有敏感性皮肤的人可能有着变异的神经末梢，释放更多的神经介质，有独特的中枢信息处理过程，慢性的神经末梢损伤，或者神经介质清除缓慢等作用共同产生这种反应。例如特应性体质的人在接受相同的刮擦等刺激后会比正常人产生更加有害的后果。皮肤神经传入敏感性的提高也可以扩展到血管的反应，比如玫瑰痤疮的患者在摄入特定的食物后，在温度剧烈变化后，在身体或情感的压力下，面部会发红。

6. 紫外线的损伤

紫外线对皮肤产生损伤，使血清和表皮中白介素产生增加，细胞黏附因子激活，局部炎性细胞浸润，各种生物化学炎症介质释放，特别是组胺，前列腺素 D、E、F，前列环素和激酶。其中一氧化氮可以引起血管扩张。而皮肤血管的扩张又是皮肤敏感的一个重要因素。紫外线可以导致皮肤干燥，且被紫外线损伤的皮肤在很长一段时间后仍然不正常。Hohi 观察到，受中等剂量紫外线照射的皮肤，16 个月后浸在热水中时，原照射部位出现了组胺性风团。据报道，有人在接受 8 倍 MED 剂量的紫外线照射（照射部位并没有产生水疱而是红斑）后 6～8 年，再把受试部位浸在 45℃的热水中 3 min，原照射部位竟然诱发出了红斑。

总之，敏感性皮肤的诱发因素复杂多样，关于敏感性皮肤的研究还处于起步阶段，一些理论还是建立在假设和推理上，缺乏使人信服的可靠依据，需要进一步研究和探索。

7. 其他

（1）性别　根据我国学者报道，北京地区大学生敏感皮肤发生率为 39.46%，其中女性敏感皮肤发生率为 48.03%，男性 30.04%。一项尚未正式发表的相关研究数据显示：约 46%的女性认为自己属于敏感皮肤，男性的比例也高达 30%。国外报道显示：约有 50%的被调查者自认为是敏感皮肤，英国调查显示自认为敏感皮肤者女性和男性分别为 51.4%和 38.2%，其中 10%的妇女和 5.8%的男性形容自己具有非常敏感的皮肤。在法国，大约有50%的人（59%的女性和41%的男性）报告具有反应性皮肤。整个欧洲、美国和日本等国家，这种自我报告的敏感皮肤发生率变化不大，显然是一个非常常见的皮肤护理问题。有专家研究发现，在皮肤各种刺激物作用下，14%敏感皮肤较正常人群中具有较薄的可渗透角质层屏障特征。

（2）年龄　根据对北京地区大学生敏感皮肤的研究发现，大多数敏感皮肤者均是进入青春期之后开始出现，并没有发现有关于既往儿童皮肤敏感相关的迹象。进入青春期后，各种影响因素对皮肤产生的影响不容忽视。敏感皮肤的女性比男性多，随着年龄的增加皮肤反应的频率逐渐增加。

（3）不同部位　敏感皮肤的临床症状最常涉及的部位是面部，其次是手部、头皮和颈部，外阴等黏膜部位也是常常涉及的部位。例如，一项研究表明，70%的患者报告面部出现反应，当然也往往涉及面部以外的部位。据国外相关报道不同部位，包括手（58%）、头皮（36%）、脚（34%）、颈部（27%）、躯干（23%）、背部（21%）等的发病率。生殖器也是经常涉及的部位。

（4）疾病状态　个人具有敏感性疾病史，是敏感皮肤发生的危险因素之一。过敏性体质可能通过皮肤的异常免疫反应、过敏原破坏皮肤屏障功能、末梢神经密度增加等方面来影响皮肤对刺激的耐受性。遗传因素，就北京地区大学生调查显示，敏感疾病家族史是敏感皮肤的易感因素，与其他研究结果一致，提示敏感皮肤的发生具有遗传背景。

（5）内分泌　伴有月经前后皮肤困扰是敏感皮肤的易感因素。此外，女性敏感皮肤受访者中，60.5%认为内分泌变化会加重或引起其皮肤敏感。调查数据说明了内分泌变化会影响敏感皮肤的发生。

（6）精神压力　在敏感皮肤受访者中，70.5%认为精神紧张会加重或引起其皮肤敏感。精神紧张导致面部一过性潮红也是敏感皮肤发生的危险因素。

（7）皮肤类型　混合性皮肤人群中50.78%有皮肤敏感，发生率最高，其次油性皮肤为39.46%，干性皮肤为35.16%及中性皮肤为32.56%，不同皮肤类型的敏感皮肤发生率差异有显著性（$P<0.01$）。上述资料来源于18～25岁研究对象，这一年龄阶段最受困扰的皮肤问题是痤疮，尤其是油性和混合性皮肤。为了控制痤疮，这一年龄阶段人群在皮肤护理上有过度清洁的趋势，而过度清洁必然破坏皮肤屏障功能而导致皮肤敏感，尤其是混合性皮肤，过度清洁会导致其两颊部位屏障功能严重破坏，从而导致皮肤敏感。此外，混合性和油性皮肤更易罹患痤疮，疾病本身及治疗药物都会进一步损伤皮肤屏障功能从而导致皮肤敏感。

（8）地域影响　尽管各地在气候、环境、生活习惯、人种等各方面均有较大不同，但各地域人群敏感皮肤发生情况无明显差异。据国外一项研究，敏感皮肤多为女性，并且85%是白人。种族差异研究中，黑色的角质层人群比白人有更多的细胞层，黑色角质层密度较高，具有更紧凑的屏障。然而，在另一项研究中发现，黑人皮肤的经表皮的水分损失（TEWL）高于白人。为此，有专家认为，由于黑人和亚洲人有较高的 TEWL，他们的皮肤更容易成为“敏感皮肤”。所以种族差异还很难有定论。

二、刺激性接触性皮炎

（一）常见概念

1. 刺激性接触性皮炎

刺激性接触性皮炎（initant contact dermatitis，ICD）也称原发性刺激性皮炎，是由各种刺激物通过原发性刺激引起的急性或慢性皮炎，凡接触者均有不同程度的表现。强的刺激物，如强酸、强碱在一定的浓度和作用时间下可使皮肤组织损伤。弱或相对弱的刺激物，如长期反复的刺激可使大多数人发生皮炎，另外这也可使皮肤对其他刺激物敏感性增加。湿度、摩擦、压力、多汗和浸渍也可使一些温和的物质引起刺激性皮炎。

2. 皮肤刺激

皮肤刺激又称为原发性刺激，指外界物质通过非免疫性机制引起的皮肤反应。反应可以在接触后很快发生，也可是微小损伤慢性反复积累的结果，去除接触物，炎症反应不能马上消退。临床表现多样，从轻微的皮肤发红、脱屑，到红斑风团、溃疡、坏死及湿疹样改变等。其机制可能与刺激物直接破坏组织细胞，影响神经血管运动有关。每个人对刺激物的敏感性差别较大，但如刺激物刺激性足够强，任何人均可发生反应。

（1）化学烧伤　强酸、强碱等腐蚀性物质引起的严重皮肤损害。接触部位皮肤在数分钟内出现痛性红斑，并迅速发生水疱及坏死，有时尚可出现风团。皮损形态特别，痛感明显。除酸碱外，水泥、胺等固体物慢性刺激也可引起坏死性损害。

（2）刺激性反应　轻微的皮肤损伤尚未达到皮炎的程度为刺激性反应，皮损表现单一，并以下列一种或多种表现为特征：①干燥脱屑；②发红，初为毛囊口红点，以后发展为红斑；③水疱；④脓疱。

（3）急性刺激性皮炎　足够量和足够强的刺激物造成的急性皮肤损害，几乎人人均可发病。临床表现变化很大，与变应性接触性皮炎难以区别，经常被误诊为变应性接触性皮炎。与变应性接触性皮炎不同的是，急性刺激性皮炎无典型的多样性皮损，即同时存在斑疹、丘疹及水疱等。

（4）慢性刺激性接触性皮炎　慢性刺激性接触性皮炎又称为累积性刺激性皮炎，指慢性不愈的湿疹样损害，持续 6 周以上，仔细检查不能发现接触过敏原，却发现与接触水、洗涤剂、化学溶剂、刺激性食物及其他已知的轻、中度的刺激物有关，可以诊断为慢性刺激性接触性皮炎。

（5）主观刺激性反应　皮肤接触某种物质后产生的疼痛、瘙痒等反应，但不见皮损或仅见皮肤细小脱屑，机制不明。最常见于使用化妆品的女性，患者往往对任何一种化妆品均有反应，似乎不能使用任何化妆品，又称为化妆品不耐受。

（6）其他　除上述常见类型外，由于皮肤刺激产生的皮肤损害，还有毛囊炎性发疹、痤疮样发疹、粟粒疹样发疹、斑秃、肉芽肿、色素改变等。

（二）临床表现

刺激性接触性皮炎多发生于刺激物直接接触的部位，特别易发于手、前臂、面和颈部等暴露部位，损伤部位与刺激物的状态有很大的关系：若接触液体、固体或胶体时，则多发生在手背、指背、腕部及前臂内侧；若为气体，则多发生在面、颈部；若刺激物为粉尘时易发于皱褶处，腰部、股内外侧、外阴等皮肤细嫩或易受摩擦的部位，因服装污染或沾染化学物的手接触亦可引起病变，如颈下、腰、男性生殖器、腋下、大腿前侧及足部等。其临床表现和一般接触性皮炎大致相同。

1. 急性刺激性皮炎

短时间接触较多刺激物后，局部可以很快出现潮红、水肿、大疱、糜烂，甚至坏死、渗出等。多为强酸、强碱等引起，因刺激物的强度不同而不同，皮损均发生在直接接触的部位，皮疹呈局限性，边界比较清楚，可以出现红斑、水疱、渗出、糜烂、结痂，也可见坏死。急性皮炎首先表现为接触部位产生痒和烧灼感，后出现红斑、水肿，其上可有丘疹、丘疱疹、水疱和大疱、糜烂、渗出、结痂。其轻重程度与接触物质的浓度、数量、作用时间和个体反应情况有关。所接触的物质如具有过敏性，损伤可波及非暴露部位甚至全身，少数可伴有发热等全身症状。急性皮炎在去除病因和适当处理后，一般经过1～3周左右可以痊愈。再度接触常可复发；已经发过病的患者，特别是一些由于致敏作用引起的，在继续与致病物接触的情况下，皮损的复发可有以下几种趋势：一种是逐渐变轻直至无任何反应，这种现象多见于老年工人；另一种是反复发作，呈现慢性表现，类似慢性湿疹。当接触物的刺激性轻微时，机体反应不强烈，损害呈现慢性炎症表现。

2. 慢性累积接触性刺激性皮炎

慢性累积接触刺激性物，皮肤会出现干燥、潮红、粗糙、角化及皲裂、脱屑。刺激性皮炎为职业性皮肤病的主要表现，约70%职业性皮肤病是化学物原发刺激所致，而90%以上的职业性接触性皮炎为刺激性接触性皮炎。酸、碱、三氯化锑、三氯乙烯、铬酸盐等是工业生产中常见的刺激物，在制药、树脂、塑料、电子、化工合成、油漆、电镀、印染、机器、五金、玻璃纤维制造等行业中大量存在。

长期反复、弱刺激物引起的皮炎可为下述变化：肥皂和洗涤剂常产生皲裂、发红和脱屑，且在冬季多发；溶剂如煤油、汽油、松节油、丙酮、氯乙烯等引起皮肤干燥、粗糙、角化、皲裂。长期反复慢性刺激可使皮肤强硬，并能抵抗刺激，称为硬化。也有刺激性较小的化学品，长期接触后可逐渐引起慢性湿疹样损害。

（三）发病机理

ICD是一种多因素所致疾病，以前人们认为该病是一种皮肤非免疫性炎性反应，然而近年来越来越多的证据证实免疫机制也可能参与了ICD的发生。现对ICD的发病机理总结如下：

① 刺激源对表皮造成损伤，皮肤屏障被破坏。不同的刺激物由于具有不同的分子特征，从而对表皮结构产生不同的效应，如表面活性剂能去除皮肤脂质和角蛋白；有机溶剂能破坏细胞膜；二羟基蒽酚能直接诱导角质形成细胞毒性损伤等，进而通过不同的途径导致ICD的发生。

② 表皮损伤、屏障破坏引发细胞因子释放，激活免疫反应。化学刺激、机械损伤、表皮细胞损坏以及促炎性细胞因子介质释放都能破坏皮肤屏障功能，一旦皮肤屏障破坏后可引起表皮的脂质双层结构破坏并伴随着细胞连接丢失以及TEWL增加所致的脱屑。同时，随着皮肤屏障破坏也可导致一些细胞因子如IL-1α、IL-1β和肿瘤坏死因子TNF-α等的释放。另外，随着皮肤屏障的破坏，进入表皮内的化学物也增加，进而导致角质形成细胞结构进一步改变以及细胞因子的进一步释放。其中释放的促炎性细胞因子包括IL-1α、TNF-α、IL-6、IL-8，粒-巨噬细胞集落刺激因子（GM-CSF）以及IL-2和γ-干扰素（IFN-γ）等，这些因子除了可进一步直接造成细胞损伤外，还可激活皮肤内的其他细胞如朗格汉斯细胞、肥大细胞、淋巴细胞释放炎性介质及细胞因子，这些物质共同造成局部反应。一些刺激物如SLS、丙烯二醇还能增加CD36的表达，该细胞因子可诱导细胞过度增殖。在刺激物的作用下，角质形成细胞除了能合成和释放细胞因子外，还能上调和表达一些免疫相关的黏附分子，如细胞间黏附分子（ICAM-1）。此外，也有报道刺激物破坏表皮屏障后，清除细胞间脂质、增加TEWL，刺激脂质重新合成和促进屏障功能的恢复，从而促进表皮更新。但是如果刺激物持续作用，机体损伤修复平衡机能被破坏，表皮角质形成细胞持续快速增生，过度角化，产生苔藓样变。这可能是由于刺激物诱导角质形成细胞产生的IL-1α、IL-Iβ、TNF-α、IL-6、IL-8和12-羟基二十四碳四烯酸（12-HETE）等有促进表皮过度增生的作用；或刺激物引起角质形成细胞膜结构改变，使细胞膜腺苷酸环化酶的活力降低，cAMP合成下降，从而促进细胞分裂增加；另外刺激物可引起细胞间鸟氨酸脱羧酶水平升高，促进细胞增殖。刺激性接触性皮炎的作用机理见图4-14。

③ 表皮损伤引发氧化应激反应。近年来，越来越多的证据表明氧化应激在ICD病理机制中可能发挥作用。Willis等通过定量免疫细胞化学法研究局部使用二羟基蒽酚和SLS对皮肤中抗氧化酶Cu/Zn-SOD的影响，结果发现，两种刺激物都能降低表皮中Cu/Zn-SOD的含量。使用同样的方法也发现该两种刺激物也能降低表皮中谷胱甘肽-*S*-转移酶的含量。Shvedova等通过比较研究正常与维生素E缺乏B6C3F1小鼠对局部使用金属工作液后皮肤内氧化应激水平的变化发现，金属工作液能明显增加

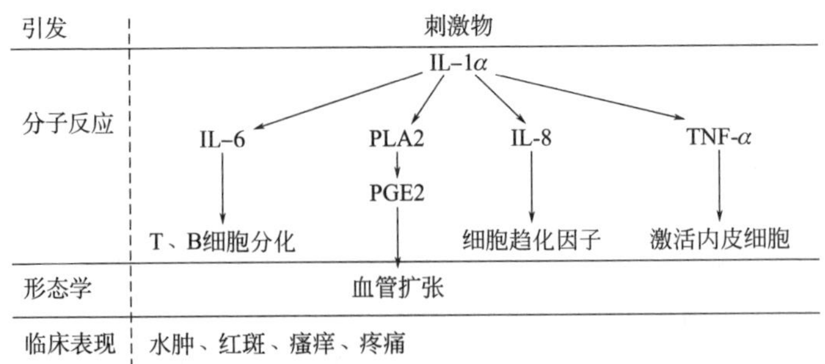

图 4-14　刺激性接触性皮炎作用机理

B6C3F1 小鼠皮肤内氧化应激水平。

（四）影响因素

1. 环境因素

空气湿度低可增强皮肤的刺激。在冬季天气寒冷且干燥，用刺激物做皮肤试验，可出现较多和较强的反应。在温暖空气中，湿度相当低时（35%），可产生不同的刺激症状：瘙痒和伴有风团的红斑或红斑和鳞屑。封闭式接触常可增加皮肤的渗透。当皮肤在封闭式接触化学物质时，因为蒸发量小，形成了潮湿的环境，故常可引起较强的皮肤刺激反应。

2. 种族

黑人和白人的皮肤对刺激物的易感性明显不同，多数能引起白人皮肤刺激反应的化学物质对黑人来说则较少发生刺激反应。然而，对黑人和白人进行的可见性刺激反应的对比研究却遇到困惑，因为红斑在黑人皮肤难以发觉和定量。但临床印象是黑人比白人的反应性要低。黑人皮肤的电阻较白人要高。由于这种皮肤特性，黑人对能降低皮肤电阻的刺激物可以增强抵抗力。当最小的可见性红斑出现时，用剥离法去掉角质层，可消除黑人和白人之间对刺激物反应的差别。但黑人需去掉更多的角质层，因其角质层中含有的细胞层比白人要多。

3. 性别

最常出现在手部的接触性皮炎，女性的发病率要高于男性。男女性对化学性刺激的反应也有相反的报道，但女性对肥皂和清洁剂有特殊的易感性。女性对胶布更易发生刺激反应。当用阴离子、阳离子的清洁剂、肥皂、两种碱和另一种棘层松解刺激物做刺激性斑贴试验时，男女性之间无差别。尽管化学物质引起的皮肤刺激反应和刺痛之间的关系尚不清楚，但乳酸引起的刺痛在女性比男性更易出现。女性在月经期对皮肤刺激的易感性增强，但这仅是临床的体会，尚无证据说明这一点。女性发生皮炎频率的升高可能与经常接触刺激物及潮湿工作环境有关。

4. 年龄

用成人封闭式斑贴试验中的可耐受的标准浓度，给儿童做斑贴试验，可以出现较强的反应。3个月至3岁的儿童对几种变应原反应性较高。作者认为这种反应性取决于增加的皮肤应激性。一般来说，8岁以下的儿童在斑贴试验中常出现假阳性反应，为此对小于该年龄的儿童重新推荐了浓度较低的受试物。

对成人无影响的，小的刺激因素对婴儿可引起刺激性接触性皮炎。早产儿皮肤的结构和功能尚未完善，可推测其皮肤刺激阈值较低。在非异位性的，健康的1～20个月的婴儿筛选中发现，有一半婴儿因使用尿布而导致该部位罹患可见性皮疹，5%有严重的皮肤损伤。除了婴儿的成熟程度外，其他因素如肠道白色念珠菌、过早断奶、不经常更换尿布等均可增加刺激性尿布皮炎的发生。

皮肤干燥和瘙痒在年长者较为普遍。在用刺激物所做的皮肤试验中，一些与年龄有关的反应性的改变已有报告。年长者对多种不同的刺激物如阴离子、阳离子表面活性剂、巴豆油、弱酸、二甲基亚砜溶剂等反应较为迟钝。年长者对十二烷基磺酸钠的反应要较年轻人缓慢、且反应程度轻。这可能由于皮肤管网随年龄的增长而遭受损害及皮肤肥大细胞和郎格汉斯细胞数目减少所致。角质层和表皮对引发刺激反应有一定的重要性。对于老年人，表皮增生减少，表皮真皮界面变平。表皮的厚度随年龄增长逐渐显示出相当大的变化，其中鳞状细胞大小的改变最明显。

5. 其他

(1) 刺激物剂量和刺激接触时间　决定刺激反应时，剂量是十分重要的。皮肤吸收的剂量随刺激物的不同而改变。刺激物在赋形剂中的溶解度及赋形剂固有的刺激性影响着每一个反应。使组织发生反应的剂量取决于刺激物的浓度、体积、贴敷时间及在皮肤上的保留时间。

(2) 不同部位　皮肤渗透性在不同的部位有明显的差异，但在相同环境中皮肤刺激性的差异是可以预料的。对局部使用二甲基亚砜出现风团反应的部位差异及局部使用氢氧化铵后出现小水疱的时间差异研究表明，两个实验均显示下颌骨部位最易出现反应，其次为上背、前臂、小腿和手掌。推测某些解剖部位可能存在“固定的”反应性较高的皮肤。

(3) 刺激物之间相互作用　尽管单独使用一种化学物质并不引起任何反应或仅引起很小的反应，但在同时或随后接触多种刺激物时可导致相加作用并增强其反应。另外，连续接触亦可使反应降低。例如接触清洁剂后再用肥皂清洗比单独接触清洁剂的反应要小。然而如将使用顺序颠倒，则可增强反应性。该现象可解释为肥皂可洗除清洁剂。

(4) 疾病状态　既往或现在患有异位性皮炎的人可使罹患刺激性皮炎的易感性增加。异位性皮炎的病人对金属特别是镍可出现非特异性反应。用清洁剂做刺激斑试时，异位性皮肤可发生反应，其皮肤水分丧失亦较对照组多。异位性皮炎患者皮肤干燥、瘙痒，发展成手部皮炎的危险性也增加。此种患者除皮肤干燥外，当出汗或与纺织品及粉尘接触时，常出现皮肤瘙痒。为了描述和确定这种易感性皮肤类型需要更精确的客观工具，这种皮肤类型不是每个异位黏膜综合征者都能见到的。

在患湿疹时，皮肤刺激的阈值下降。在临床实践中，既往患过皮肤病者易受化学刺激物的侵袭，手部湿疹的病人仅对十二烷基磺酸钠、盐酸和氯化苯甲烃铵刺激反应增加，而全身性湿疹病人对肥皂、巴豆油、二氯化汞、三氮乙酸的反应性较对照组的反应重。病人在湿疹治愈后，不再有反应性增加。

脂溢性皮肤可增加对刺激物的易感性。与正常人相比，较小的刺激即可引起牛皮癣病人的反应。寻常性鱼鳞癣的病人对碱性刺激物的易感性增强，恶性肿瘤患者对某些皮肤刺激物的反应则降低。

三、过敏性接触性皮炎

随着生物医学和免疫学的不断发展，越来越多的研究证实，皮肤是一个具有独特免疫功能并与整体免疫系统密切相关的组织器官。皮肤组织中不仅含有各种免疫细胞，如朗格汉斯细胞、淋巴细胞、肥大细胞、巨噬细胞、角质形成细胞和内皮细胞，同时这些细胞，尤其是角质形成细胞分泌多种细胞因子，相互间组成网络系统，为免疫活性细胞的分化、成熟提供了良好的微环境。因此，皮肤被看作是具有独特免疫功能的淋巴样组织。外来化学物对皮肤的损害，除了直接的损伤刺激作用外，有相当一部分是通过诱导皮肤发生变态反应，最终造成皮肤的病理性损伤。因此在皮肤毒理学领域，对化学物引起的皮肤变态反应的研究已引起广泛的重视，这不仅在预防医学研究中有着重要意义，同时对临床皮肤免疫学的发展也有很好的推动作用。过敏性接触性皮炎发生机制如图 4-15 所示。

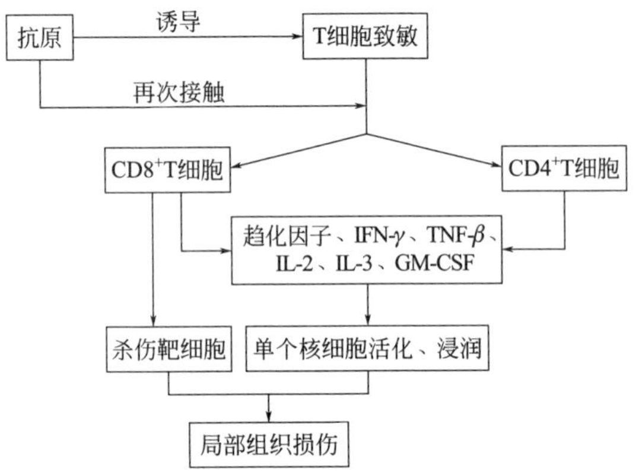

图 4-15　过敏性接触性皮炎发生机制

（一）概念

过敏性接触性皮炎（allergic contact dermatitis，ACD）是机体接触变应原后致敏引起的变态反应，属于 T 淋巴细胞介导的迟发性超敏反应（Ⅳ型），初次致敏往往需要几天以上才发生反应，而致敏后如果再接触变应原短时间内即可发病，此种类型约占接触性皮炎的20%，与刺激性皮炎源自皮肤与化学物的直接反应不同，过敏性皮炎是由化学物激发的异常免疫反应所引起，多数的变应性接触性皮炎发生在职业环境或使用化妆品等。

一般来说，低分子量的化学物质（半抗原）是引起过敏性接触性皮炎的主要原因，其中一部分本身不能引起过敏反应，必须在体内经过相应的代谢转化，半抗原本身不致敏，它必须穿过角质层和相应的蛋白结合后才能形成完全抗原，经机体的免疫系统，产生以T细胞介导的皮肤变态反应性组织损伤。较为常见的半抗原主要有金属（如镍、钴和铬）、醛和丙烯酸盐等，它们大多具有亲电子特性，可从皮肤组织蛋白质中的氨基（—NH_2）和巯基（—SH）等亲核基团中获得电子对；而某些具有长疏水链的化学物，如羊毛脂和邻苯二酚等，可与细胞膜形成疏水键，也可能是致敏原。这些结合蛋白可能是朗格汉斯细胞表面的两类抗原分子。目前越来越多的潜在环境致敏物进入人类的生产生活中来，其中已知的环境致敏物已超过2800种，但在职业环境中存在着很多的潜在致敏物，这也是变应性接触性皮炎多发生在工业生产中的原因。常见的致敏原包括金属、金属化合物、化妆品、衣物染料、食品添加剂等。

（二）临床表现

1. 临床症状和体征

ACD多发生于头面、颈、胸口、手背及前臂等暴露部位，皮损常局限于接触致敏物的部位，边界清楚。可因搔抓将致敏物带到其他部位而在原发灶之外引起皮炎。若致敏物是气态物质则边界可不清楚。轻症患者可仅有红斑、丘疹，若皮炎发生在眼睑、外生殖器处，常有明显水肿，一般2～3天内会逐渐消退。重症病例，皮肤红肿显著，可相继出现丘疹、水疱、糜烂、渗出和痂皮，伴剧烈瘙痒或痛感，亦可有头痛、畏寒、发热等全身症状。病程有自限性，去除病因并经过适当治疗可痊愈。如处理不当，亦可转为慢性皮炎。

2. 组织学变化

急性过敏性接触性皮炎时组织病理变化主要在表皮，为非特异性的炎症改变，表现为细胞间及细胞内水肿，有水疱乃至海绵组织形成，水疱内可含有少数淋巴细胞、中性粒细胞及崩解的表皮细胞。真皮上部血管扩张，结缔组织水肿，血管周围少量炎性细胞浸润，主要为淋巴细胞，但有时也有少数中性及嗜酸性粒细胞。

亚急性过敏性接触性皮炎时可有表皮细胞内水肿、海绵组织形成及少数水疱，轻度表皮有角化不全及角化过度，棘层增厚，真皮上部血管周围有较多的淋巴细胞浸润。

慢性炎症时棘层增厚，角化过度间有角化不全，棘层显著肥厚，表皮突增宽并向下延伸，真皮上部毛细血管增生，周围有淋巴细胞浸润，尚有嗜酸性粒细胞及纤维细胞，毛细血管数目增多，内皮细胞肿胀和增生。

（三）发病机理

对外来物质引起接触致敏的机制的认知来源于对强抗原即“试验性抗原”的研究，这样的抗原在人类日常生活环境中是不存在的。ACD的病理生理学包括以下两个不同的阶段。

1. 致敏期

致敏期是指ACD的传入阶段或是诱导阶段。在致敏期中，朗格汉斯细胞（LC）识别并捕获抗原蛋白。摄取的抗原促使LC成熟，促进其由表皮进入皮肤所属的淋巴结；迁移至淋巴结后，抗原多肽被呈递给未致敏的T细胞；随后T细胞活化、增殖。

作为ACD的抗原大多数是简单的化学物质，属于半抗原，必须与载体蛋白结合成完全抗原后才能使机体致敏。ACD的载体蛋白是表皮细胞的膜蛋白。首先抗原进入皮肤的表皮层，半抗原与表皮细胞膜蛋白结合后被具有抗原呈递功能的LC所识别、捕获。然后将其消化为肽片，与LC表面的MHC Ⅰ/MHC Ⅱ类抗原分子结合，从而LC被活化。

LC的活化促进自身的成熟。在成熟过程中起关键作用的因子是LC分泌的IL-1β和角质形成细胞分泌的TNF-α。虽然IL-1β和TNF-α的上调对于抗原呈递都是必需的，但IL-1β起核心作用。对IL-1β和TNF-α起补充作用的是一些共刺激分子，包括细胞间黏附分子（ICAM-1），淋巴细胞功能相关抗原-3（LFA-3），B7-1和B7-2。它们对于LC的成熟很重要。与前面提到的细胞因子的功能相反的是Th2型细胞因子IL-10，能抑制共刺激分子的表达，下调和抑制前炎症性细胞因子的活性。从而限制了LC的抗原呈递能力。

LC的成熟伴随其迁移至淋巴结。呈递抗原的LC迁移至淋巴结，这一T细胞高度密集区，抗原特异性T细胞与靶抗原的结合机会大大增加。IL-1β和TNF-α触发LC的迁移。E-钙粘素连接于LC与邻近的表皮角质形成细胞之间，IL-1β和TNF-α削弱和打破此连接键，从而允许LC容易穿过表皮层。LC一旦到达基底膜（基底膜是由Ⅳ型胶原构成的），其分泌基质金属蛋白酶-9（MMP-9，Ⅳ型胶原蛋白酶）并渗透至真皮。LC表达β1族整合素因子，该因子有利于其迁移至真皮及通过输入淋巴管进入淋巴结。LC到达淋巴结后完全成熟。趋化因子在LC归巢至淋巴结的过程中起重要作用。在受到炎症刺激后，表皮LC上调CC类趋化因子受体7（CCR7）。CCR7与淋巴结内皮细胞分泌的次级淋巴组织细胞因子（SLC）结合，指引LC由表皮迁移至局部淋巴结。单核细胞趋化蛋白-1（MCP-1）是单核细胞、记忆性T细胞和状树突细胞（DC）的趋化因子。它促进抗原致敏后LC从表皮迁移至引流淋巴结。骨桥蛋白（OPN）是一趋化性蛋白，能吸引免疫细胞至炎症部位。在抗原致敏的皮肤和引流淋巴结中OPN表达上调，诱导LC/DCs的趋化性迁移，使它们从表皮迁移至引流淋巴结。

LC到达淋巴结即发生抗原呈递。未致敏T细胞的抗原受体（TCR）识别LC上与 MFIC I/MHCⅡ分子结合的大分子片段。抗原特异性受体与这些多肽片段的结合导致 T 细胞增殖和成熟。T 细胞成熟的标志是获得新的分子标志物，使得 T 细胞从血管外渗至淋巴结外组织。这些分子标志物中皮肤淋巴细胞相关抗原（CLA）可能是最重要的。CLA 是 P-选择素糖蛋白配体 1 糖基化的产物，是皮肤特异性的标志。一旦获得 CLA，T 细胞能被 HECA-452（一种表达于记忆性 T 细胞的抗原）单克隆抗体识别并进入循环。一旦进入循环即完成致敏过程。

皮肤首次接触半抗原，引起淋巴结中半抗原-特异性 T 细胞的增殖（generation），并向皮肤转移。一个半抗原诱导致敏的能力依赖于两个不同的特性。一是通过促炎特性，半抗原活化了皮肤的自然免疫，并且通过信号传递诱导上皮树突状细胞（DC）的移行和成熟。二是通过氨基酸残基结合的特性，半抗原修饰自身蛋白，在皮肤中以新的抗原定子表达出来。

作为 ACD 的抗原大多数是简单的化学物质，属于半抗原，必须与载体蛋白结合成完全抗原后才能使机体致敏。ACD 的载体蛋白是表皮细胞的膜蛋白。LC 识别、捕获、处理完全抗原后自身活化、成熟。半抗原或半抗原修饰蛋白被树突状细胞（朗格汉斯细胞）所捕获，以半抗原肽形式存在于细胞表面的 MHC Ⅰ和 MHC Ⅱ类分子的沟内。携带半抗原的 DC 通过淋巴回流至局部淋巴结，特异性 CD8＋和 CD4＋T 淋巴细胞主要存在于淋巴结的副皮质区。T 细胞增殖并从淋巴结中移行至血液和皮肤中。这一致敏阶段在人体内持续 10～15 天，在鼠体内持续 5～7 天。

宿主首次接触化学物致敏的原理适用于致敏性极强的半抗原，而不适合绝大多数引起过敏性接触性皮炎（ACD）的半抗原。事实上，首次接触致敏性中等或弱的半抗原几乎从不发生 ACD，但经过多年持续的皮肤接触可能发展为 ACD。

2. 激发期

激发期是由皮肤再次接触同一抗原所致。皮肤细胞和效应 T 细胞分泌细胞因子和趋化因子，这在激发期中起重要作用。T 细胞从循环迁移至激发位点涉及两步骤的淋巴细胞-内皮细胞的相互作用，这一过程是由选择素促发的。E-选择素和 P-选择素对于效应 T 细胞迁移至炎症皮肤处起关键作用。P-选择素糖蛋白配体-1 被 α-1,3-墨角藻糖基转移酶修饰后是 T 细胞归巢的关键选择素配体，也是效应 T 细胞进入炎症皮肤所必需的。第二阶段即通过整合素受体形成牢固的黏附。获得趋化信号的整合素结合到 ICAM-1 和血管细胞黏附分子，细胞外渗至真皮，迁移至抗原接触的位点。T 细胞在接触抗原的位点聚集后释放各种细胞因子，这在激发期中起重要作用，包括 IFN-γ、TNF-α、TNF-β、各种 IL 和粒细胞-巨噬细胞集落刺激因子（GM-CSF）。IFN-γ 是主要的细胞因子。表 4-9 为接触性皮炎发生过程中诱导期与激发期的变化。

IP-10 表示干扰素诱导蛋白；SLC 表示继发性淋巴样组织化学因子；MIP-3α,β 表示巨噬细胞炎症蛋白-3α,β；VLA-4 表示迟缓抗原-4；LFA-1 表示白细胞功能相关抗原-1。

表 4-9　接触性皮炎发生过程中诱导期与激发期

项目	物质或作用	诱导期	激发期
细胞	抗原呈递细胞功能	朗格汉斯细胞与巨噬细胞	CD4＋调控细胞，CD4＋调控细胞，细胞毒性
细胞因子	IL-1β	朗格汉斯细胞移行	炎症
	TNF-α	朗格汉斯细胞移行	炎症
	INF-γ	Th1 分化	中介因子
	IL-4/IL-10	Th2 分化	调控因子
化学因子	IL-10	—	炎症
	SLC	朗格汉斯细胞移行	—
	MIP-3α,β	朗格汉斯细胞移行	—
	IL-8	—	炎症
黏附分子	P-选择素与 E-选择素	—	炎症
	L-选择素	T 细胞分化	炎症
	VLA-4，VLA-5	—	炎症
	VLA-6	朗格汉斯细胞移行	—
	LFA-1/ICAM-1	T 细胞活化	炎症

（四）影响因素

皮肤病患者的发病及其症状加重或减轻与气候的冷热变化、季节变化，甚至一日之内的时间变化有着密切的联系，而且不同病症的患者，受气候因素的影响也各不相同。

1. 环境

由于环境污染日趋严重，人们的户外活动量也大大减少。加上空调风扇的过度使用，人们的皮肤对环境的免疫强度下降。同时因为社会压力所导致一系列不正常的生理作息习惯，如熬夜失眠等因素，也是皮肤病诱发的重要原因。中医学理论对人体疾病与自然气候的关系早有精辟的论述，黄帝内经中就提出了人秉天地之气的“天人相应”学说。

2. 遗传

尽管有关过敏性皮炎遗传性的正式研究很少，但是已经做过的研究表明基因对发病风险很重要。有研究表明，对遗传性过敏性皮炎患者的调查发现直系亲属的20%有此病。尽管有一半患者的小孩患有此病，但是如果父母都患病，小孩发病率增加到大约 80%，这个结果表明存在一些显性的活跃基因。

3. 饮食

如今的人们喜欢大鱼大肉，喜欢辛辣的食品，同时多数人还患有营养超标所导致的“富贵”病。化学农药以及激素的使用也使得曾经天然的蔬菜和肉类失去了原汁原味。当这一类食物进入人体后，会对人体的正常机能产生干预。如果人们无法有效地将其消化、排出，就会使身体变现出一些皮肤病。

四、化妆品皮炎

一般来讲，化妆品对绝大多数使用者是安全的。任何一种正规的化妆品上市之前，都要经过安全性、质量控制等一系列产品检测试验。但尽管如此，同其他事物一样，人们从化妆品中获益的同时，化妆品也带来了多种皮肤损害。尽管在化妆品的安全性、耐受性和皮肤相容性方面越来越好，但因为人们在不断追求并强化化妆品的生物学效能及治疗效果，化妆品皮炎的发生不会减少。而且因为化妆品消费量在不断增长，消费品种也在不断增多，相应地，化妆品皮炎的发生也会越来越多。

（一）概念

广义的化妆品皮炎包括因使用化妆品引起的所有皮肤改变，如化妆品刺激性皮炎，化妆品变应性接触性皮炎，敏感性皮肤和化妆品不耐受，色素性化妆品皮炎，化妆品光敏感性皮炎，化妆品毛发改变以及化妆品甲改变。

狭义的化妆品皮炎仅指化妆品变应性接触性皮炎和化妆品刺激性皮炎，通常所说的化妆品过敏指化妆品变应性接触性皮炎。

（二）临床表现

1. 刺激性皮炎

刺激性皮炎为化妆品刺激造成的可见的皮肤变化，特点是皮疹局限于使用化妆品的部位，主要表现为疼痛或烧灼感，也可有瘙痒。皮疹一般表现为干燥性红斑、细屑，但也可发生水疱渗液。化妆品或化妆品成分斑贴试验阴性。因不需致敏，所以化妆品刺激性皮炎在初次使用化妆品后即可发生，这种情况多见于劣质化妆品或者使用化妆品方法不当。对于合格的化妆品，刺激性皮炎多为长期反复使用轻度刺激的化妆品的累积作用。化妆品引起的刺激性皮炎常是复杂、不易预测和很难重复的。环境条件尤其是气候条件可以影响发病率。

2. 过敏性接触性皮炎

过敏性接触性皮炎是由于接触致敏引起的接触性皮炎，临床表现同典型的过敏性接触性皮炎：红斑、丘疹、水疱、渗液及结痂，伴瘙痒。一般发生在接触部位，也可扩至周围及远隔部位，如染发皮炎一般头皮皮疹较轻，而发际缘、耳后皮肤皮疹较为明显，并且可以出现头面部肿胀及周身不适等症状；甲用化妆品很少引起指甲及甲周皮肤的改变，而容易引起其他部位皮肤如面颈部，尤其为眼睑的皮炎。过敏性接触性皮炎由于需一定致敏期才发生反应，因此，临床上许多患者在出现反应以前往往有相当长一段时间，可能几天甚至几年使用该化妆品无反应。所以，使用了很多天甚至很多年的化妆品一样可以发生过敏反应。一般来说湿疹化的、有损伤的皮肤更易致敏。虽然“真正”的化妆品变应性反应比刺激性反应发生率小得多，但因为它们引起的反应往往更重，治疗起来更加困难，对某种化妆品成分过敏后，对含有相关成分的其他化妆品也可以发生接触性皮炎，因此是皮肤科研究的重点。20 世纪 80 年代化妆品过敏病人在不同国家门诊做斑贴试验的病人中占 4%～6%，到 2000 年已经上升至 7%～16%。发病部位以面部和眼睑为多。最多引起反应的化妆品为皮肤护理产品和染发剂。部分化妆品标签标示“低过敏”，但目前并无一个公认的判定“低过敏”的标准。

3. 化妆品系统性接触性皮炎

化妆品系统性接触性皮炎指对某种化妆品变应原接触致敏后，再食入或吸入该过敏成分引起的一种全身湿疹或发疹样改变，主要是由于食品或者饮料中的某些防腐剂与化妆品中的防腐剂相同所致。

4. 敏感性皮肤和化妆品不耐受

“敏感性皮肤”这个词的含义至今没有一个明确的定义。一般认为此词用于认为自己比大多数人对化妆品更加不耐受的个体。这种不耐受以主观不耐受为主，患者常自觉应用某些化妆品后出现或加重皮肤烧灼、瘙痒、刺痛或发紧感，但却不一定有客观存在的皮疹。敏感性皮肤的一个极端表现就是“化妆品不耐受”，这种患者对一大批的化妆品都不能耐受。目前认为化妆品不耐受是一种或多种外源性和/或内源性因素综合引起的一种临床状况。相关外源性因素有主观（感觉的）或客观的刺激，变应性或光变应性接触性皮炎，以及接触性荨麻疹。相关内源性因素有脂溢性皮炎、酒渣鼻、异位性皮炎、口周皮炎、痤疮、干燥皮肤、屏障功能减退、神经感觉过强及皮肤损害恐惧等。

5. 色素性化妆品皮炎

色素性化妆品皮炎的概念由日本学者 Nakayama 在 20 世纪 70 年代提出。当时在日本，许多女性面部出现了不同于黄褐斑的色素沉着，表现为双颊的弥漫性或网状、黑色或深棕色的斑片，边界不清，有时全面部都可以受累。伴随色素可有轻度皮炎或皮炎先发于色素沉着，但多数无皮炎发作史及查体无皮炎表现。此病曾一度被诊为“瑞尔黑变病”或“女性面部黑变病”，1964 年开始怀疑此病的原因为化妆品。1969 年，对这些病人进行了化妆品成分的斑贴试验和光斑贴试验的系统性研究，证实了很多这样的病人实质上是长期反复接触小量变应原引起的化妆品过敏，并发现化妆品中的主要致敏物为煤焦油染料（一些修饰性化妆品中使用）和香料（如茉莉属香料、香水树油等），而光过敏在本病发病中的作用较小。组织病理以基底细胞液化变性为主要特点。基于这个发现，Nakayama 等采用了“变应原控制系统”来生产更安全的化妆品，从 1977 年开始，日本大多数化妆品公司停止生产含有这些致敏物的化妆品，到1998年，明确的色素性化妆品皮炎的发病就显著减少，并且一些化妆品变应原的斑贴试验阳性率也开始下降。其实，色素性化妆品皮炎是接触性皮炎的一种特殊类型，只不过在此型皮炎中，炎症的成分较轻而色素沉着的特点显著。最多报道引起色素性化妆品皮炎的变应原是香料。在西方国家中色素性化妆品皮炎一直都很少见。现在，色素性化妆品皮炎已经很少有报道，仅1997年报道1例为菲律宾29岁女性，因使用一种粉色唇膏引起唇部皮肤灰褐色改变，但标准斑贴、化妆品变应原和香料斑贴以及原物斑贴均为阴性，笔者考虑是由刺激引起的。

6. 化妆品光敏感性皮炎

化妆品可引起光毒性反应和光变态反应。一般将非免疫性机制引起的光敏感称作光毒性反应，由免疫性机制引起的反应称作光变态反应。容易引起光敏感性皮炎的化妆品种类和活性物质的演变如下。

(1) 光毒性反应　一般在日晒后数小时内发生。表现为日晒伤样反应：红斑、水肿、水疱甚至大疱，易留色素沉着。光毒性反应是一种直接的组织损伤，组织病理以角质形成细胞坏死为特点。初次使用光毒性化妆品即可发病。较典型的为香水皮炎。香水皮炎在20世纪初期很常见，为日晒后产生的条状色素沉着，发生色素沉着前可有或无红斑表现。光毒性物质是香水中薄荷油里含有的5-甲氧补骨脂素。自从60年代减少香水中天然薄荷油的浓度和使用不含5-甲氧补骨脂素的薄荷油后，香水皮炎的发病率已显著下降。现在，因为使用化妆品引起的光毒性反应已经少见文献报道。

(2) 光变态反应　光变态反应作用机理如图4-16所示。一般在日晒后24～48h发生反应。表现为湿疹样皮损，通常伴有瘙痒。光变态反应的作用机制为Ⅳ型迟发性超敏反应，组织病理表现为海绵组织水肿、真皮淋巴细胞浸润。引起化妆品光变态反应的变应原在不断演变。60年代，皂类和清洁剂里的卤化水杨（酰）苯胺及其相关成分是常见光变应原，并曾造成小的地方性流行，把这些成分去除后，发病人数就减少了。在抗菌剂中，芬替克洛（硫双对氯酚）是当前最常见的光变应原。70年代末期，麝香是最常见的光变应原，当时主要用于男性刮脸后用的科隆香水中。1985年，IFRA（国际香料协会）规定麝香不能用于直接接触皮肤的产品中。从90年代至今，对抗菌剂、香料和外用药的光过敏越来越少，而随着公众对日光的致癌性和引起皮肤老化认识的增强，防晒霜的使用越来越多，对防晒霜的过敏也越来越多，并成为外源性光敏感的主要原因。这个趋势在未来一段时间内可能不会改变，因为不仅防晒霜使用增多，其他化妆品如除皱霜、保湿霜、眼霜、唇膏里面加入防晒成分也成为时尚；另外，现在防晒产品强调高SPF值以及宽防晒谱（UVA和UVB），使得防晒物质的浓度更高。最早报道的引起光敏感的防晒成分是对氨基苯甲酸（PABA）及其酯类。随着对PABA致敏性和PABA与其他物质交叉致敏认识的增加，在美国、欧洲、日本和澳大利亚越来越推荐使用“不含PABA”的防晒霜，并推行相对安全的二苯甲酮（benzophenones）。但二苯甲酮作为PABA的替代品上市后，随着应用逐渐广泛，其光敏感的发生也越来越多。由此，又引入了不含羟苯甲酮（oxybenzone）的防晒剂，先是二苯甲酰甲烷，近来是肉桂酸（cinnamates），而这又导致了第三和第四次光敏感的高潮。亚洲报道的防晒剂过敏远较欧美为少。当代科学家推荐更多的使用物理防晒（如包被的微粒化二氧化钛和微粒化氧化锌）来替代化学防晒，对于降低防晒剂不良反应发生率无疑是一个很好的选择。

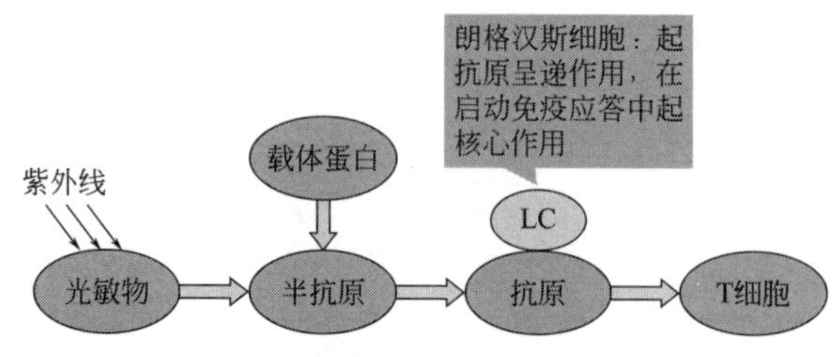

图 4-16　光变态反应作用机理

五、敏感性皮肤与刺激、过敏的关系

皮肤过敏、皮肤刺激以及敏感皮肤有共性也有区别。敏感：表示一种皮肤状态，是指感受力强、抵抗力弱且受到外界刺激后会产生明显反应的脆弱皮肤。过敏：表示一种症状或现象，是指皮肤受到化妆品中的低分子量、脂溶性物质刺激后产生（常反应几天）的红、肿、热、痛、痒的现象。刺激：表示一种肌肤现象，是指皮肤受到化妆品中的酸性物质、有机溶剂、表面活性剂等临界浓度以上的刺激后产生（几分钟到数小时内）的红、肿、热、痛、痒的现象。敏感与过敏的对比见表 4-10，刺激与过敏的对比见表 4-11，敏感皮肤与皮肤刺激、皮肤过敏的对比见表 4-12。

表 4-10　敏感与过敏对比表

项目	敏感	过敏
定义	是一种状态。是对皮肤肤质的一种特殊分类，此种肤质皮肤的屏障功能往往降低，过敏的概率较高	是一种症状。是指皮肤在过敏原的作用下，机体的一种免疫过激的反应。化妆品行业经常遇到的过敏往往指的是化妆品皮炎，是化妆品引起的使用部位皮肤红、肿、热、痛、丘疹、水疱等症状
特征及临床表现	皮肤较薄、脆弱、毛细血管显露，容易发红，且呈不均匀潮红，时有痒感及小红疹出现	皮肤过敏时皮肤充血、发红、发痒，出现红疹甚至过敏性面疱，严重者脱皮、水肿
两者关系	敏感肤质过敏率较高，易发生过敏现象，但并不时刻处于过敏状态。如呵护不当，常会出现红、热、痒等症状或使用含激素类的外用药，则会转变为易过敏肌肤	易过敏肌肤有可能是偶尔过敏后引起，但大多数过敏肌肤前期多有敏感肌肤的症状。过敏多数是由敏感肤质发生，但并不排除正常肤质的过敏状态，只是发生率低

表 4-11 刺激与过敏对比表

刺激	过敏
大约 80%为刺激性接触性皮炎	大约 80%为过敏性接触性皮炎
强烈瘙痒症状（早期）	轻度到中度瘙痒症状（晚期）
强烈疼痛、灼烧感（早期）	轻度疼痛
出现强红斑	出现强红斑
很少产生小水疱	常产生小水疱
几分钟到数小时内反应	常反应几天
具有临界浓度	很少有临界浓度
不必要提前暴露皮肤	提前暴露皮肤
不需要迟滞期	需要迟滞期
酸性物质、有机溶剂、表面活性剂	过敏源
炎症因子缓慢释放	炎症因子强烈释放
角质细胞损伤导致	T 细胞导致
晚期 T 细胞激活	早期 T 细胞激活
中度遗传易感性	强烈遗传易感性
女性 3 倍风险发生（与男性相比）	女性 2 倍风险发生

表 4-12 敏感皮肤与皮肤刺激、皮肤过敏的对比

项目	敏感皮肤	皮肤刺激	皮肤过敏
性质	常态	刺激反应	免疫反应
诱因	神经功能、屏障功能紊乱	刺激物	致敏原
病理生理	痒觉、痛觉等阈值低，TEWL 或异常	刺激 KC 释放细胞因子	致敏原启动Ⅳ变态反应，IgE 参与
临床表现	粗糙、发红、紧绷、红血丝等	红斑、红肿、脱屑、刺痛、瘙痒等	与刺激类似，出现风团，或涉及全身
特征	对环境刺激物敏感	接触刺激物后，局部的、迅速的反应	有潜伏期，往往 1 周后出现症状
联系	敏感皮肤容易发生皮肤刺激或过敏，也可以将其理解为后两者发生的基础；皮肤刺激和敏感，均是在外源性物质刺激后产生的		

六、抗敏化妆品与表皮敏感

鉴于敏感皮肤、刺激性接触性皮炎以及过敏性接触性皮炎病理生理特点，有必要开发具有针对性的清洁、保湿类产品，甚至开发有针对性的抗敏止痒产品。首先洁面类产品需要尽量选用无刺激、作用较温和且兼有按抚皮肤作用的洁面乳，使用次数适

当减少，使用时清洗动作要轻柔，且时间不宜过长。保湿类产品，要以润泽为主。对症状比较明显的消费者，应当使用功效明显的抗敏止痒舒缓类产品。

1. 清洁产品

清洁剂的功效是通过使用表面活性剂来降低非极性物质和水之间的张力，从而去除皮肤上的污垢。现代清洁剂是由油脂和坚果油组成的混合物，或是由从这些产品中提取的脂肪酸组成的，比例为 4∶1。pH 值在 9～10 的清洁剂因为其碱性更容易对“过敏”人群引起刺激，而 pH 值在 5.5～7 的清洁剂是“过敏”人群的首选。“过敏”人群的清洁原则是尽量减少 pH 值的变化，健康皮肤可以在清洁后的几分钟内使其 pH 值恢复至 5.2～5.4，但是“过敏”人群的 pH 值不会快速恢复到正常值。因此，中性或微酸性的清洁剂是更好的，这种清洁剂被认为可以平衡 pH，适用于“过敏”人群皮肤。

2. 保湿产品

洁面后，补水对恢复“过敏”皮肤屏障很重要，保湿剂不能修复皮肤屏障，但能创造出修复皮肤屏障的最佳环境。这是通过两种基础配方来完成的：以水为主体的水包油体系和以油为主体的油包水体系。水包油体系通常较为清爽，且无滑感，而油包水体系通常较为厚重，且有滑感。基本的保湿剂对面部泛红的效果是最好的，因为其中没有轻微刺激物，如乳酸、视黄醇、乙醇酸、水杨酸。

3. 抗敏止痒产品

通常所说的“抗敏产品”，是指容易“过敏”人群使用的一系列修护作用产品，包括对其日常的护理和改善、抑制刺激反应、舒缓炎症和过敏。目前化妆品行业已经开展了广泛的有关天然抗敏性物质的研究，表 4-13 列出了业内普遍认可的部分具有抗敏、抗刺激的活性物质及其功效特性。

表 4-13　具有抗敏、抗刺激的功效植物提取物及其功效特性

<table>
<tr><th>活性成分</th><th>来源</th><th>功效特性</th><th colspan="2">作用机制</th></tr>
<tr><td>羟基酪醇</td><td>橄榄果实</td><td>强抗氧化，保护红细胞，抗血管生成，抑制炎症</td><td rowspan="4">细胞修护</td><td rowspan="9">屏障修护</td></tr>
<tr><td>原花青素</td><td>葡萄籽</td><td>清除自由基，稳定细胞膜</td></tr>
<tr><td>蓝蓟油</td><td>蓝蓟种子</td><td>抗氧化，修复细胞膜流动性，促进细胞再生</td></tr>
<tr><td>蓝香烟油</td><td>马齿苋</td><td>清除自由基，收缩平滑肌，保湿</td></tr>
<tr><td>松果菊苷</td><td>狭叶松果菊细胞</td><td>抗氧化，抗衰老，抑制增殖，保护血管</td><td rowspan="5">结构维持</td></tr>
<tr><td>褐藻多糖</td><td>褐藻</td><td>促进神经酰胺生成，抑制炎症，保护血管</td></tr>
<tr><td>羟苄基酒石酸</td><td>仙人掌茎</td><td>调节细胞增殖，修护损伤，保湿，抗氧化</td></tr>
<tr><td>白芍总苷</td><td>芍药</td><td>调节细胞增殖，抗衰老，抑制炎症因子</td></tr>
<tr><td>茶多酚</td><td>茶叶</td><td>抗氧化，调节细胞增殖，抑制炎症因子</td></tr>
<tr><td>反-4-叔丁基环己醇</td><td>人工合成</td><td>抑制 TRPV1</td><td colspan="2">镇痛止痒</td></tr>
</table>

续表

活性成分	来源	功效特性	作用机制	
牡丹酚苷	牡丹皮	天然抗过敏功效，消炎、抗菌	杀菌	抗炎杀菌
黄芩苷	黄芩茎叶	祛斑美白，抗过敏，杀抑菌		
龙葵总碱	龙葵干燥绿果	抗肿瘤，升血糖，强心，抗过敏，抗菌		
水苏糖	豆科植物	抑制透明质酸水解，抑制炎症反应	抑制炎症	
酰基邻氨基苯甲酸	燕麦麸皮	抗组胺，抗过敏，抗炎，抗氧化		
槲皮素	多种植物	抗氧化，抗炎，保护血管		
β-乳香酸	乳香树胶脂	抑制 5-脂氧合酶、抑制白细胞弹性蛋白酶		
蜂斗菜素（酮）	款冬叶	抗炎，止痛，抗痉挛		

在做好清洁和保湿的基础上，研发抗敏产品配方的主要策略是重建屏障和消除有害因素。①镇静和舒缓：如海鞭（从海洋植物）、甘草、洋甘菊、绿茶、艾蒿叶、芦荟凝胶和燕麦等提取物制成面膜。②重建皮脂膜修护屏障：如角鲨烷（橄榄）、神经酰胺、植物油（向日葵、红花、月见草、琉璃苣、亚麻、荷荷巴油、库奎、甜杏仁）和乳木果油（从非洲牛油树的果实中提取）。③激发肌肤天然的自愈机制：β-葡聚糖、磷脂、卵磷脂、螯合矿物质形式的维生素 C、凡士林、引发释放的细胞因子、促进皮肤修复机制。④天然抗氧化剂应用。⑤针对 TRPV1 等通道特殊抑制剂应用。

第八节 表皮与痤疮

一、痤疮概念

痤疮是一种毛囊皮脂腺的慢性炎症性疾病，有时甚至被认为是人类的生理反应，因为几乎所有人在其一生中均出现过轻重不等的痤疮。好发于青春期男女，女性略少于男性，但年龄早于男性。有流行病学研究表明，青少年中约有 80%～90%的人患过痤疮。

根据痤疮发病机理，将痤疮分为三类：①内源性痤疮，包括寻常痤疮（acne vulgaris）、口周皮炎、聚合性痤疮、化脓性汗腺炎、暴发性痤疮、月经前痤疮、面部脓皮病等；②外源性痤疮，包括剥脱性痤疮、机械性痤疮、热带性痤疮、荨麻疹性痤疮、夏令痤疮、日光性粉刺、药物性痤疮、职业性痤疮、氯痤疮、美容性痤疮和油性痤疮等；③痤疮样发疹，包括酒渣鼻、项部瘢痕疙瘩性痤疮、革兰氏阴性杆菌毛囊炎、类固醇痤疮和痤疮相关综合征。其中化妆品领域关注的痤疮为寻常型痤疮。

二、痤疮作用机体

痤疮是一种慢性炎症性毛囊皮脂腺疾病，其发病机理已基本明确。其发病因素可以归纳为四点：①在雄激素作用下皮脂腺活跃，皮脂分泌增加，皮肤油腻；②毛囊漏斗部角质细胞粘连性增加，使开口处堵塞；③毛囊皮脂腺内的痤疮丙酸杆菌大量繁殖，分解皮脂；④化学和细胞的介质导致炎症，进而化脓，把毛囊皮脂腺破坏。

1. 毛囊皮脂腺导管角化异常

(1) 脂质分泌与毛囊皮脂腺导管角化异常　详见第三章第五节皮肤表面脂质与皮肤问题——痤疮。

(2) 5α-还原酶与毛囊皮脂腺导管角化异常　雄激素对导管角化过度起重要作用，毛囊皮脂腺导管开口处还发现有Ⅰ型5α-还原酶增多以及雄激素受体过度表达的现象，在痤疮皮损中，5α-还原酶（酶转化睾酮为DHT）的活性高于正常皮肤，因此认为雄激素也会促进毛囊皮脂腺导管的角化过程。

(3) 细胞因子　促炎症细胞因子IL-1α与P物质，对痤疮粉刺角化过度起重要作用。在痤疮皮损，IL-1可能有助于角质形成细胞的增殖，引起体外培养卵泡壁的整合失败，且白细胞介素1受体拮抗剂能够抑制这一过程。其作用机理可能是：IL-1α可能通过漏斗部角质细胞涉及通过IL-1受体信号转导的直接作用引起角化过度。皮脂成分的变化可能导致IL-1α的释放。在总的方面促炎症细胞因子IL-1α是角质形成细胞分化信号终端。

(4) 维生素A代谢　维生素A及其代谢产物视黄醇等是维持上皮细胞功能正常和皮脂腺形成的物质基础。人类细胞色素P450 IA1是参与维生素A内源性视黄醇及其代谢产物互相转化过程中最活跃的酶。经研究，人类细胞色素P450 IA1基因有两种变异M1和M2，其中M2突变体在痤疮病人中的过度表达是痤疮发病的一个分子标记，与痤疮发生和发展密切相关。

(5) 痤疮丙酸杆菌　最近发现痤疮丙酸杆菌与角化过度有关。已有研究表明，痤疮丙酸杆菌提取物能够诱导表皮细胞表达丝聚合蛋白，从而调节角质形成细胞分化的终端阶段。整合素在角质形成细胞分化和增殖中起重要作用，而痤疮丙酸杆菌提取物能够诱导β-整合素显著表达，从而影响角质形成细胞的增殖和分化。

2. 微生物与痤疮

详见第二章第三节皮肤微生态与皮肤问题——痤疮。

3. 性激素与痤疮

详见第七章第四节神经内分泌与皮肤问题——痤疮。

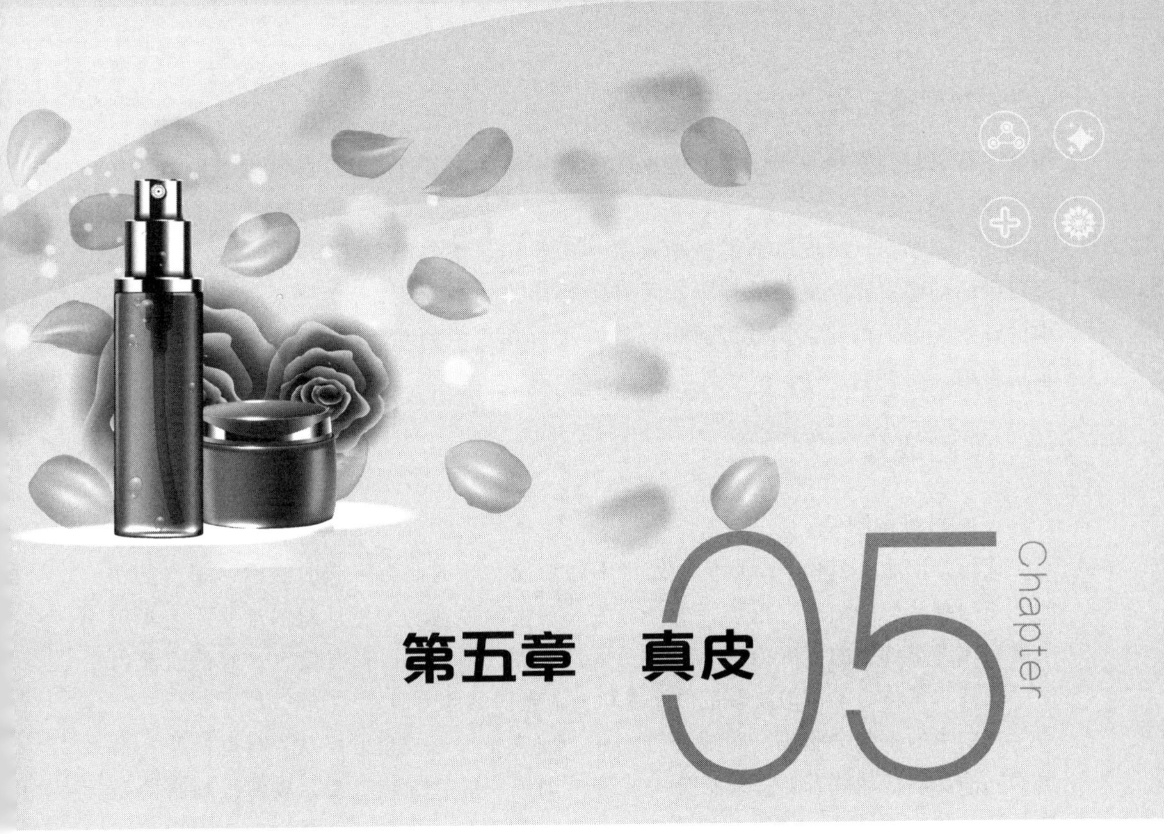

第五章 真皮

常见皮肤表观问题，如皮肤松弛、皱纹产生等均与真皮相关。为了解这些问题的机理，必须从真皮的生理做起。真皮层正常的生理机能源于如下因素的均衡：①大分子，例如透明质酸、胶原蛋白和弹性蛋白，以及降解这样大分子连接组织的蛋白酶；②弹性蛋白与中性弹性蛋白酶；③金属蛋白酶抑制剂（TIMPs）与基质金属蛋白酶（MMPs）。这些平衡帮助建立真皮层秩序，维持真皮基本结构与生理功能。

本章围绕影响真皮结构及功能秩序的主要细胞成分及细胞间质展开，并对与真皮最相关的两个皮肤问题——皱纹、弹性进行分节阐述，对其影响因素、形成机制以及测定方法进行详细描述。

第一节 真皮基本结构

真皮位于表皮下方，通过基底膜带与表皮基底层细胞相嵌合，对表皮起支持作用。

从真皮的结构层次看，真皮从上至下通常分为浅在的乳头层和深部的网状层，但是两者之间并无明确界限。前者较薄，纤维细密，含丰富的毛细血管和淋巴管，还有游离神经末梢和触觉小体，后者较厚，粗大的胶原纤维交织成网，并有许多弹力纤维，含有较大的血管、淋巴管和神经。乳头层在理解表皮与真皮的沟通上有重要意义，当皮肤衰老时真皮乳头萎缩。网状层较厚，粗大的胶原束走向几乎和皮肤表面平行，相互交织呈网状，形成皮肤纹理，含有较多的血管、淋巴管、神经和环层小体。

在组织学上，真皮属于不规则致密结缔组织，由细胞、纤维和基质成分组成。真皮中的细胞主要为成纤维细胞，同时还具有微血管内皮细胞、肥大细胞等。真皮中的纤维为胶原纤维、网状纤维、弹性纤维。真皮中的基质主要成分为糖胺聚糖、蛋白多糖。

一、细胞成分

1. 成纤维细胞

成纤维细胞（fibroblast）是对处于不同功能状态的此类细胞的统称，既包括功能处于静息状态的细胞，也包括处于分裂、增生阶段或功能被活化的细胞。通常用于确定成纤维细胞的标准为：细胞外观呈长梭形或纺捶形，拥有发育良好的粗面内质网及高尔基体、丰富的波形蛋白纤维和一个光滑的椭圆形核。

真皮中的主要细胞成分为成纤维细胞，细胞呈梭形或扁的星状，具有突起。根据不同的功能活动状态，将细胞分为成纤维细胞和纤维细胞二型：成纤维细胞乃是功能活动旺盛的细胞，细胞和细胞核较大，轮廓清楚，核仁大而明显，细胞质弱嗜碱性，具有明显的蛋白质合成和分泌活动；纤维细胞（fibrocyte）二型，功能活动不活跃，细胞轮廓不明显，核小着色深，核仁不明显，细胞质少。此二型细胞可互相转化。

成纤维细胞既合成和分泌胶原蛋白、弹性蛋白，生成胶原纤维、网状纤维和弹性纤维，也合成和分泌糖胺聚糖和糖蛋白等基质成分。在婴儿和青年人皮肤中，Ⅰ型胶原蛋白的含量约占70%，Ⅲ型胶原蛋白占30%。在衰老过程中，成纤维细胞合成III胶原蛋白增加，Ⅰ型胶原蛋白减少。

2. 真皮微血管内皮细胞

血管内皮细胞是位于循环血液与血管壁内皮组织下组织之间的单层细胞，形态扁平、略长、呈多角形，细胞互相排列紧密。扫描电镜观察揭示，在内皮细胞中央，即细胞核的所在部位，略为隆起，呈“鹅卵石”样外观。真皮微血管内皮细胞通过各种结缔组织纤维，包括胶原、弹性蛋白、微纤维、纤维结合蛋白等，附着在内皮下组织。

微血管内皮细胞内存在着丰富的吞饮小泡，其质膜的总面积可占细胞膜总面积的20%，有的吞饮小泡与细胞膜表面相通。游离于细胞浆内的吞饮小泡可融合形成穿内皮小管，这些吞饮小泡在物质转运中起重要作用。同时内皮细胞还存在着一个特异的细胞器，即Weibel-Palade小体，它是一个杆状的小体，长约3μm，直径0.1μm，由一束与小体长轴平行的小管（6～20根，每根直径为15nm）组成，小体外面包有一层质膜，里面充满致密的基质。Weibel-Palade小体来源于高尔基体，并可与高尔基体相连，是内皮细胞最好的形态学标志。

3. 肥大细胞

肥大细胞（mast cell，MC）的发育源于骨髓CD34＋前体细胞，在血管外围成熟并生发出颗粒。肥大细胞（图5-1）作为一种重要的免疫细胞，它在人和动物体内分布广泛，其胞浆颗粒内含有多种生物活性物质，如生物胺、肿瘤坏死因子、白三烯、前列腺素、血小板活化因子等，肥大细胞通过释放这些生物活性物质发挥其功能。随着对肥大细胞研究的不断深入，发现它参与了机体的多种生理病理过程，如机体的过敏反应、慢性炎症、组织损伤修复、宿主免疫、肿瘤性疾病等。

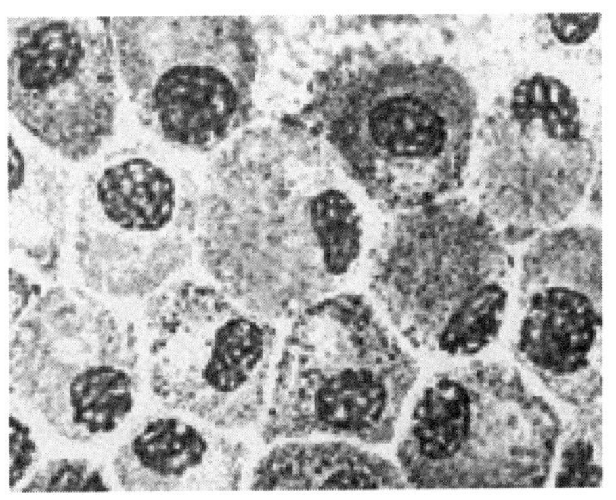

图5-1 皮肤肥大细胞示意图

皮肤真皮中含有丰富的肥大细胞，在人体皮肤中肥大细胞约占真皮细胞的2%～8%。通过血液循环分布于不同部位，不同的肥大细胞主要是其前体细胞在发育过程中，经受组织微环境中某些因素的诱导所致。正常人每平方毫米皮肤中存在7000个肥大细胞，主要分布在真皮血管、毛囊、神经和皮质腺周围，一般真皮浅层含有较多的MC，真皮深部少见，正常表皮内不含MC，仅在某些皮肤病如皮炎和银屑病可偶尔在表皮检测到MC。真皮内肥大细胞属结缔组织肥大细胞，内含中性蛋白酶、类胰蛋白酶及食糜酶。肥大细胞进入循环系统后表面标志为CD34＋、Kit^{+}，形态上与其他单核细胞无法区别。肥大细胞表面CDlla/CD18，CDllb/CD18，CDllc/C18等P2整合素家族黏附分子可能在其迁移过程中起主要作用，迁移至组织内的肥大细胞在干细胞因子及其他局部细胞因子作用下发育成熟，干细胞因子缺乏时，肥大细胞将发生凋亡。真皮内的肥大细胞受到免疫或非免疫性刺激后较肺及黏膜内的肥大细胞更容易活化，导致脱颗粒反应，产生并释放多种生物活性物质。其中一类预合成并储存在颗粒内，包括组胺、肝素、中性粒细胞及嗜酸性粒细胞趋化因子、各种蛋白酶类；另一类为新合成的物质，如前列腺素和白三烯。这些物质释放后导致局部水肿或血管舒张及白细胞浸润。肥大细胞亦是产生TNF-α的主要细胞。该因子既可储存在颗粒内，又可在受刺激后合成。TNF-α能诱导合成IL-1、IL-6、粒细胞-巨噬细胞集落刺激因子等。

二、细胞间基质

细胞间基质（ECM）由细胞分泌到胞外间质中的大分子物质组成，ECM可影响细胞分化、增殖、黏附、形态发生和表型表达等生物学过程。构成ECM的成分包括：胶原蛋白、弹性蛋白、蛋白多糖和糖蛋白等。

胶原蛋白形成胶原纤维和网状纤维；弹性蛋白形成弹性纤维，这三种纤维共同组成皮肤的结缔组织。这三种纤维中以胶原纤维最为丰富，起着真皮结构的支架作用，并使真皮具有韧性；弹力纤维使皮肤具有弹性而且富有伸缩性；网状纤维可视为细的胶原纤维。

真皮中填充于胶原纤维和胶原束之间的无形物质，由蛋白聚糖所组成。皮肤内蛋白聚糖中大部分为透明质酸和硫酸皮肤素，约占 90%；另有少量的硫酸软骨素、肝素、硫酸乙酰肝素。透明质酸对水的结合力强，在基质的稳定性上起调节作用；硫酸皮肤素和硫酸软骨素与胶原分子反应，参与胶原分子凝集。蛋白聚糖具有保持细胞间水分、促进胶原纤维成熟、支撑皮肤、缓冲外界冲击及防御等功能。

ECM 由成纤维细胞合成，在真皮层中还存在一类降解这些细胞外基质的酶，称为基质金属蛋白酶（matrix metalloproteinase's，MMPs）。MMPs 是一个大家族，因其需要 Ca^{2+}、Zn^{2+} 等金属离子作为辅助因子而得名，其包括胶原酶和弹性蛋白酶等。MMPs 几乎能降解 ECM 中的各种蛋白成分。

（一）纤维

1. 胶原纤维

胶原纤维（collagen fibers）是由胶原蛋白构成的原纤维组成的粗细不等的胶原纤维束，是真皮纤维中的主要成分。真皮乳头层、表皮附属器和血管附近的胶原纤维较纤细，且无一定走向。在真皮中下部，胶原纤维聚成走向几乎与皮面平行的粗大纤维束，相互交织成网，在一个水平面上向各个方向延伸。胶原纤维的作用主要是维持皮肤的张力，其韧性大，抗拉力强，但缺乏弹性。

皮肤中真皮的构成约有 70%是胶原蛋白。胶原蛋白的基本分子结构为原胶原单体，由 3 条左手螺旋结构的 α 链沿同一中心轴相互交织形成右手超螺旋结构，每一条 α 链都是由三个一组的氨基酸组成，并且第 3 个氨基酸总是甘氨酸，其余两位为 X 位和 Y 位，可由其他氨基酸占据，但通常 X 位为脯氨酸，Y 位为羟脯氨酸，这种高含量的脯氨酸和羟脯氨酸与甘氨酸一起决定了胶原蛋白的三螺旋稳定结构。

成年人真皮内主要含有Ⅰ型胶原、Ⅲ型胶原和Ⅴ型胶原。大部分为Ⅰ型和Ⅲ型胶原，其中Ⅰ型胶原占皮肤胶原成分的 80%～85%，少数是Ⅲ型胶原，为幼稚、纤细的胶原纤维。20 岁以后真皮纤维细胞数量逐渐减少，胶原总含量每年减少 1%，胶原纤维变粗，出现异常交联；同时，密度增大，不易被胶原酶所分解，胶原稳定性增加。胶原与皮肤老化有密切关系，衰老皮肤中Ⅲ型胶原基因表达降低，Ⅲ型胶原合成减少，而Ⅰ型胶原基因表达增加。当皮肤衰老时胶原应力传导下降，抗剪切力减弱。日光照射可减少Ⅰ型胶原的形成，Ⅲ型胶原相对增多，导致成熟的胶原束减少，皮肤出现松弛和皱纹，因此，可以通过注射或口服的方式增加胶原蛋白的含量，达到保湿和抗皱的目的。

其他胶原如Ⅳ型胶原主要存在于基底膜带致密板，Ⅴ型胶原在真皮内广泛存在，透明板中也有，Ⅵ型胶原主要围绕在真皮神经和血管周围，Ⅶ型胶原是锚丝纤维的主要成分。

2. 弹性纤维

弹性纤维是一种主要存在于结缔组织中的细胞外间质成分，由成纤维细胞、平滑肌细胞等产生，赋予所在器官以良好的弹性。在形态学上弹性纤维的结构很简单，光镜下呈现为分支成网的细丝状，直径介于0.2～1.0μm。电镜下可见它们由低电子密度含弹性蛋白（elastin）的均质状核心和外周短丛毛状的原纤维蛋白微原纤维（microfibril）两部分组成。在成熟的弹性纤维中，弹性蛋白和微原纤维的比例约为9∶1，在弹性纤维的核心有时亦可见少量微原纤维，微原纤维于高倍电镜下观察，其横切面呈直径10～12nm的小管状，由外周电子密度高的鞘包裹内部电子透明的核心，其纵切面则呈现为周期约为50nm的串珠状。

弹性蛋白独有的氨基酸类是锁链氨基酸类，它们通过形成共价交联有助于维持弹性纤维结构的完整性。弹性纤维合成过程中，首先形成微纤维成分，然后包埋在弹性蛋白中。弹性纤维能够维持皮肤弹性，它们与基质成分如氨基聚糖一起在防止皮肤过度松弛方面发挥作用。在皮肤自然老化过程中，弹力纤维进行性降解、片段化，直至消失。紫外线照射可使弹力纤维变性呈团块状，皮肤松弛，过度伸展后出现皱纹。

3. 网状纤维

网状纤维（reticular fibers）不是一种独立的纤维成分，仅是幼稚的、纤细的未成熟胶原纤维。在乳头层多数和表皮垂直，在网状层方向多数和胶原纤维一致。Ⅲ型胶原是网状纤维的主要成分，HE染色难以显示，银染呈黑色，固又称嗜银纤维。

（二）基质

基质（ground substances）为填充于纤维、纤维束间隙和细胞间的无定形物质，由多种结构性糖蛋白、蛋白多糖和糖胺聚糖构成，占皮肤干重的0.1%～0.3%。值得注意的是，组织学中所说的“基质”和前面提及的“细胞间基质（ECM）”并不完全等同，这里所说的“基质”指无定形均质状物质，而“细胞间基质（ECM）”内涵更广，包容了组织学所见的纤维和基质成分。

基质不仅有支持和连接细胞的作用，而且还有参与细胞形态变化、增殖、分化及迁移等多种生物学作用。基质中的蛋白多糖是由蛋白质与氨基聚糖结合而成，皮肤中的糖胺聚糖包括透明质酸（hyaluronan，HA）、硫酸软骨素（chondroitin sulfate）、硫酸皮肤素（dermatan sulfate）、硫酸角质素（keratan sulfate）、肝素（heparin）等，对保持皮肤水分有重要作用，每克糖胺聚糖可结合约500mL水。

透明质酸是唯一不含硫酸的成分，与皮肤美容保湿的关系也最为密切，广泛存在于哺乳动物体内，甚至在某些细菌和鸡冠中也有丰富的含量。皮肤所含的透明质酸达到机体总量的50%。真皮的含量为0.5mg/g，表皮达0.1mg/g（湿组织重）。透明质酸是细胞外基质的主要成分，分子量约为7000kDa，在细胞膜的胞质里面合成，然后经过出胞作用分泌到细胞外间质中。随着年龄的增长，皮肤透明质酸含量减少。

透明质酸因其独特的物理学和生物学特性在皮肤美容中发挥着重要作用：①透明质酸分子中的羟基和其他极性基团可与水形成氢键而结合大量的水分，能结合1000倍于自身重量的水，从而在皮肤组织中发挥重要的保水作用。透明质酸的保湿性与其分子量有关，分子量越大保湿性越好。但是分子量大就异味着透皮吸收差，因为大分子物质难于透过正常的皮肤屏障在表皮层，小分子的透明质酸可渗入表皮层，促进表皮细胞的正常分化，清除表皮层内的氧自由基，促进受损部位皮肤的再生，修复皮肤功能屏障。②透明质酸添加在化妆品中所起的作用主要是在皮表形成水化膜，保持皮肤水分，加强和维持角质层吸水能力和屏障功能，防止皮肤干燥，只有透明质酸作为注射填充剂时才能在真皮起到保湿和抗皱的作用。③早期研究显示，胎儿体内高含量的透明质酸是皮肤无瘢痕创伤愈合的重要原因之一，研究表明透明质酸通过影响角质形成细胞及成纤维细胞生物学行为，如增殖、迁移及分化过程在创伤愈合及瘢痕形成过程中发挥着重要作用。④湿疹、异位性皮炎、银屑病及皮肤肿瘤中透明质酸含量与正常皮肤比较是降低的。⑤长期的紫外线照射也使表皮和真皮层透明质酸及CD44表达显著降低，使皮肤干燥、脱屑、松弛，提示透明质酸在皮肤老化过程中发挥着重要作用。因此，含有透明质酸的护肤品在皮肤美容及皮肤病辅助治疗中具有重要意义。

第二节　真皮成纤维细胞

一、真皮成纤维细胞生物学特征

1. 合成细胞外基质

真皮成纤维细胞最基本的生物学特性是合成细胞外基质（biosynthesis of extrocellular matrix），对于正常真皮结缔组织的构成、皮肤创伤修复和真皮纤维化疾病的发生均具有极其重要的意义是化妆品界研究抗衰老产品的主要理论依据。真皮成纤维细胞能合成胶原、纤维粘连蛋白、板层素、糖胺聚糖等细胞外基质成分。随着对一些新发现的细胞外基质成分的认识，现已发现真皮成纤维细胞还能合成韧黏素（tenascin）、亲玻粘连蛋白（vitronectin）、二聚糖（biglycan）、核心蛋白聚糖（decorin）等多种细胞外基质蛋白。

调节真皮成纤维细胞基质合成的因素包括：①上调细胞外基质合成的因素，多种细胞因子能上调真皮成纤维细胞一种或多种基质的合成，其中转化生长因子-β（TGF-β）的作用尤为突出。此外，抗坏血酸、组胺等也能促进真皮成纤维细胞的胶原合成。②下调细胞外基质合成的因素，干扰素能抑制成纤维细胞合成胶原、纤维粘连蛋白甚至糖胺聚糖。肿瘤坏死因子-α 在一定剂量下也能抑制胶原合成。维拉帕米、肉桂氨茴酸、己酮可可豆碱、维A酸和皮质类固醇等对胶原合成也有抑制作用。

2. 释放基质金属蛋白酶

由真皮成纤维细胞产生的降解基质的金属蛋白酶（matrix-degrading metalloproteinases，MMP）包括：①金属蛋白酶-1（MMP-1），又称间质胶原酶或成纤维细胞胶原酶，可降解Ⅰ、Ⅲ、Ⅶ、Ⅹ型胶原；②金属蛋白酶-2（MMP-2），又称明胶酶A或Ⅳ型胶原酶，可降解Ⅳ、Ⅴ型胶原、变性胶原和弹性蛋白；③金属蛋白酶-3（MMP-3），又称基质溶解素（stromelysin-1）或蛋白聚糖酶（proteoglycanase），能降解Ⅲ、Ⅳ、Ⅴ、Ⅸ型胶原、蛋白聚糖、纤维粘连蛋白、板层素、变性胶原（明胶）。这些酶并非细胞内储存酶，不能持续释放，仅根据需要而表达并释放。

成纤维细胞产生基质金属蛋白酶的作用包括：①在正常真皮结缔组织中，基质金属蛋白酶可能介导了细胞外基质的周转，从而有助于维持正常真皮结缔组织量的相对稳定，甚至还可能有助于成纤维细胞的正常生长、分化和迁移；②在皮肤创伤修复和真皮纤维化疾病中，基质金属蛋白酶具有清除变性坏死组织、促进细胞迁移和组织重塑（tissue remodeling）的作用。

基质金属蛋白酶的调节因素：

① 基质金属蛋白酶产生的调节因素　佛波酯（TPA）、细菌脂多糖、ConA及PGE2可诱导基质金属蛋白酶产生，成纤维细胞生长因子（FGF）、血小板衍生生长因子（PDGF）、白介素-1（IL-1）、肿瘤坏死因子-α（TNF-α）和干扰素（IFN）等细胞因子可刺激基质金属蛋白酶产生。转化生长因子-β（TGF-β）、皮质类固醇、维A酸、cAMP和黄体酮等可抑制基质金属蛋白酶产生。

② 基质金属蛋白酶活性的调节因素　组织和血浆中存在着酶活性的抑制因子。组织中的抑制因子为组织金属蛋白酶抑制因子（tissue inhibitors of metalloproteinases，TIMP），其与金属蛋白酶的活性形式结合成复合物从而抑制酶活性。转化生长因子-β可刺激TIMP产生。TIMP4可抑制金属蛋白酶-1、金属蛋白酶-3和金属蛋白酶-9；TIMP-2主要抑制金属蛋白酶-2。血浆中的抑制因子主要为巨球蛋白、胶原酶抑制因子和抗肝素。此外，合成的胶原多肽也可抑制胶原酶活性。金属离子对基质金属蛋白酶的活性和酶的稳定性都是至关重要的，改变锌离子含量可改变酶活性。用EDTA络合金属离子后可以抑制酶活性。尿激酶和纤溶酶可诱导基质金属蛋白酶的活化。

3. 产生细胞因子

研究发现，真皮成纤维细胞可产生碱性成纤维细胞生长因子（bFGF）、白介素-1（IL-1）、白介素-6（IL-6）、转化生长因子-β（TGF-β）、内皮素-1（ET-1）和肿瘤坏死因子等多种细胞因子，可引起自分泌或旁分泌刺激效应，既可作用于自身，又可作用于其他细胞。例如，肥厚性瘢痕和瘢痕疙瘩中成纤维细胞可表达TGF-β和ET-1；UVB照射后，皮肤中TNF-α也可由真皮成纤维细胞产生。

4. 细胞附着

体外培养发现成纤维细胞能够附着于胶原、纤维粘连蛋白、板层素等不同基质成分的底物上，此现象被称为细胞附着（cell attachment）。纤维粘连蛋白能够介导成纤维细胞与其他基质如胶原和蛋白聚糖的黏附。现已发现，细胞附着并非成纤维细胞所特有。细胞外基质在细胞表面的受体（又称整合素受体）介导了细胞在基质成分上的附着，不同细胞或细胞在不同状态下所表达的整合素受体可有差异。

5. 介导组织收缩

在植入成纤维细胞的胶原凝胶网三维培养体系中，成纤维细胞可引起胶原凝胶收缩。在皮肤创面愈合过程中，伤口收缩也是由成纤维细胞介导的。成纤维细胞内肌动蛋白束与细胞外基质的动态连接导致了组织收缩（tissue contraction）。肌成纤维细胞（myofibroblast）是伤口收缩过程中产生收缩力的细胞，它的出现反映了成纤维细胞的表型变化。

二、真皮成纤维细胞的生理功能

1. 迁移与趋化

细胞迁移（cell migration）是组织发生和再生的一个关键步骤研究领域主要集中在临床皮肤外伤治疗。成纤维细胞可受多种细胞产物和基质碎片的诱导，沿着浓度梯度定向运动，进入创面或炎症部位等特定的组织区域，此过程被称为趋化（chemotaxis）。利用体外培养成纤维细胞趋化试验已发现多种调节成纤维细胞趋化性迁移的物质：①对成纤维细胞具有内在趋化活性的因素，包括血小板衍生生长因子（PDGF）、转化生长因子-β（TGF-β）、白三烯 B4、纤维粘连蛋白及其碎片、胶原片段、弹性蛋白和成纤维细胞条件培养液等；②对成纤维细胞趋化反应有抑制作用的因素，包括干扰素、皮质类固醇、过氧化物歧化酶和维 A 酸等；③成纤维细胞分泌的胶原酶对细胞迁移的影响，结缔组织中的细胞外基质成分（以胶原为主）对细胞的迁移是有阻力的，胶原酶对胶原的降解作用有助于细胞穿过基质进行趋化性迁移。上述这些研究成果，尤其是对趋化反应具有抑制作用的因素，在化妆品解决皮肤疤痕研究中具有一定的指导意义。

2. 增殖

成纤维细胞的增殖（proliferation）对于皮肤创伤修复时肉芽组织形成与真皮纤维化疾病中的纤维增生都是不可或缺的。真皮成纤维细胞增殖的调节因素包括：①促进成纤维细胞增殖的因素，在皮肤损伤修护中具有重要意义，如转化生长因子-β（TGF-β）、血小板衍生生长因子（PDGF）、表皮生长因子（EGF）和成纤维细胞生长因子（FGF）等多种细胞因子可促进成纤维细胞增殖，此外，组胺也能刺激真皮成纤维细胞的增殖；②抑制成纤维细胞增殖的因素，如干扰素、维拉帕米、肉桂氨茴酸、己酮可可碱、松弛素和皮质类固醇等，主要用于皮肤疤痕处理。

3. 维持结缔组织的稳定

毋庸置疑，这是真皮成纤维细胞最基本的功能。如前所述，成纤维细胞能够合成或降解细胞外基质成分，并可介导组织收缩。这无论是在生理或病理情况下，对真皮结缔组织的稳定均具有重要意义。

4. 启动炎症反应

成纤维细胞是结缔组织中的常驻警戒细胞（resident sentinel cell）。组织损伤期间释出的或感染微生物衍生的物质以及局部微环境因素的某些变化可激活成纤维细胞，产生能够募集白细胞至组织损伤部位或感染部位的趋化因子（chemokines），从而启动炎症反应。此外，成纤维细胞通过表达某些细胞因子可决定炎症部位的细胞类型和细胞因子微环境。成纤维细胞合成的趋化因子以及诱导趋化因子表达的途径已被初步鉴定。研究表明，成纤维细胞是产生早期趋化因子的关键细胞，作为组织早期警戒系统发挥作用；成纤维细胞与骨髓衍生细胞合成的趋化因子的分子调节也存在着差异。成纤维细胞是免疫调节系统的一部分，能够表达某些可调节炎症细胞或免疫细胞的受体或表面标记。通过这些受体或表面标记，免疫细胞也可调节成纤维细胞并诱导趋化因子产生。

具有能够在炎症中募集特定白细胞作用的细胞因子被称为趋化因子。趋化因子是分子量为 7～10kDa 的小分子多肽，在氨基酸水平具有显著的序列一致性。根据在蛋白质 NH_2 末端一段保守的半胱氨酸序列而命名，趋化因子可被分为三组，分别称为 CXC、CC 和 C 家族（表 5-1）。其他一些化学趋化物如白介素-16 在结构上并不属于这三种经典趋化因子家族中的任何一种。

表 5-1 趋化因子（chemokines）家族

趋化因子家族的类别（chemokines）	CXC 趋化因子	CC 趋化因子	C 趋化因子
基因定位	人类第 4 号染色体	人类第 17 号染色体	人类第 1 号染色体
同源性	20%～50%的同源性	28%～45%的同源性	
半胱氨酸序列特点	一段非保守氨基酸残基将二段半胱氨酸分隔开	两段相邻的 NH_2 末端半胱氨酸	只有一段 NH_2 末端半胱氨酸
趋化素的作用	主要特异性趋化中性粒细胞，还能刺激 T 细胞和嗜碱性粒细胞的迁移	主要刺激单核细胞和淋巴细胞的趋化反应	诱导对淋巴细胞的趋化作用
趋化因子的产生细胞	上皮细胞、成纤维细胞、巨噬细胞、T 细胞、内皮细胞和中性粒细胞	巨噬细胞、淋巴细胞、上皮细胞、成纤维细胞、内皮细胞、平滑肌细胞、粒细胞	只能被活化 CD8＋ T 细胞表达
家族成员	白介素-8，生长相关癌基因、干扰素-γ 诱导蛋白、血小板第 4 因子、上皮中性粒细胞活化蛋白-78（ENA-78）	单核细胞化学趋化蛋白（MCP-1、MCP-2、MCP-3）、巨噬细胞、炎性蛋白	只有淋巴趋化因子（lymphotactin）一个成员

细菌产物如脂多糖和自诱导因子（autoindiicers）可激活成纤维细胞产生白介素-8等趋化因子，能募集炎细胞至感染部位以减轻感染。炎细胞产生的一些细胞因子又可通过CD40/CD40配体相互作用而进一步活化成纤维细胞。在这里细菌产物是成纤维细胞产生趋化因子的第一道警报信号，而成纤维细胞表面活化的CD40受体则是第二道防御信号。根据CD40/CD40配体相互作用的强度和对微生物感染的清除程度，可发生急性炎症及组织修复，或可发生慢性炎症并组织纤维化。由于成纤维细胞的寿命相对较长，应有一个紧密的调控机制阻止免疫细胞过度刺激引起的强烈组织损伤。转录因子RelB是限制成纤维细胞表达趋化因子的关键性制动因子。

成纤维细胞能产生前列腺素E2（PGE2），参与炎症反应。PGE2及其他几种前列腺素生物合成的限速步骤，涉及前列腺素内过氧化物合成酶（PGHS），又称环氧化（cyclooxygenase，COX）。该酶系双功能酶，首先参与了花生四烯酸经环加氧作用向PGG2转化，接着参与了由过氧化物酶活性产生的向PGH2的转化。成纤维细胞可表达该酶的两个同种型——PGHS-1和PGHS-2，其中能以较高水平表达PGHS-1。虽然成纤维细胞的PGHS-2表达水平通常较低，但可被丝裂原、细胞因子和血清成分刺激而诱导PGHS-2表达。细胞因子上调成纤维细胞表达PGHS-2的机制可能在于激活基因转录和增加PGHS-2 mRNA稳定性。人PGHS-2启动子含有两个NF-KB位点，可用于诱导PGHS-2基因转录。成纤维细胞显示的前列腺素合成能力表明，成纤维细胞通过其合成的前列腺素在调整炎症部位的细胞和细胞因子微环境方面发挥作用。

在成纤维细胞与血液来源的细胞中，转录因子NF-KB/RelB家族对于趋化因子的表达具有明显不同的调节作用。例如，抑制巨噬细胞中RelB可阻止趋化因子的表达；而对于成纤维细胞，阻止趋化因子表达的关键性控制因子的缺乏可致炎症加剧。

第三节 血管内皮细胞

一、血管内皮细胞生物学特征

血管内皮细胞是位于循环血液与血管壁内皮组织下组织之间的单层细胞，形态扁平、略长、呈多角形，细胞互相排列紧密。内皮细胞有一般细胞的细胞器，但都不太发达。此外，还有一些大小相近，直径约60～70nm的质膜小泡，质膜小泡以毛细血管内皮细胞中的最为典型。在胚胎和新生血管及再生血管的内皮细胞中，内质网和高尔基复合体特别发达，这是细胞可能具有分泌活动的形态学证据。

细胞化学的研究表明，内皮细胞含有多种酶，参与无氧酵解、氧化磷酸化和去磷酸化作用。有些酶主要位于质膜小泡中，如ATP酶，核苷磷酸化酶和核苷酸酶。内皮细胞表面有血管紧张素，内皮细胞中尚可见凝血因子Ⅷ相关抗原以及CD4、CD8和血型物质A、B、H，内皮细胞也能合成和分泌硫酸糖胺聚糖。内皮细胞是更新比较慢的细胞群，细胞很少发生分裂。内皮损伤或丧失时，内皮细胞可能经成纤维细胞、平滑肌细胞、邻近的内皮细胞和内皮下层未分化的细胞等再生。

二、血管内皮细胞生理功能

血管内皮细胞的一般特性有：选择通透性、抗血栓性、血管紧张性调节、毛细血管形成、产生细胞黏附分子等。

（一）调节血管通透性

血管内皮细胞通过控制血液中可溶性物质、各种血浆大分子、血细胞成分进入周围组织，起选择性通透屏障作用。血管内皮细胞通过对流和弥散、细胞间隙扩散、吞饮小泡转运、内皮细胞小管运输与受体调节转运等功能转运物质。当内皮细胞受到炎症因子刺激后，毛细血管和小静脉的内皮细胞收缩，细胞间隙增大，使生理条件下不能渗透到血浆中的高分子物质渗透至血管外，结果引起组织水肿。

（二）维持血液流体状态

血管内皮细胞通过抗血栓形成、纤溶、抑制血小板聚集来维持血液的流体状态。

1. 抗血栓形成

内皮细胞能生成少量乙酰肝素硫酸盐，增强抗凝血酶Ⅲ和脂蛋白相关凝血抑制剂的内在活性，抑制血凝。内皮细胞也合成血栓调理蛋白，通过C蛋白途径清除血中凝血酶，使凝血因子Va、Ⅷ失活，C蛋白尚可和纤溶激活物抑制剂PAI-1结合，促进局部纤溶发生。

2. 纤溶

血管内皮细胞能合成组织纤溶酶原激活剂（t-PA）、前列腺环素（PGI2），前者是高度特异丝氨酸蛋白酶，促进纤溶酶原分解为纤溶酶，从而启动血管内纤溶过程，后者通过升高细胞内cAMP水平而促进纤溶。

3. 抑制血小板聚集

血管内皮细胞合成的PGI2能抑制血小板激活。内皮细胞合成的内皮衍生松弛因子（endothelium derived relaxing factor，EDRF）通过激活血小板内鸟苷酸环化酶使cGMP水平升高而抑制血小板聚集。

（三）调节血管张力

近年来血管内皮细胞生理学研究的最大进展可能是发现并阐明了血管内皮细胞

产生的一系列活性因子，这些因子参与调节血管平滑肌张力。

1. 血管内皮细胞产生的舒张因子

早在20世纪70年代，人们就发现花生四烯酸代谢物PGI2可强力松弛血管。1980年Furchgott等实验发现，乙酰胆碱诱导血管扩张的先决条件是血管内皮的完整性，即血管内皮细胞的存在，并证明血管内皮细胞产生了一种物质介导了这种血管松弛作用，被称作内皮衍生松弛因子（EDRF），多种刺激如血小板产物、激素神经递质等血管活性物质均促进EDRF释放。1987年Moncada等证实EDRF的本质就是一氧化氮（nitric oxide，NO），NO是在一氧化氮合成酶（NOS）作用下由L-精氨酸合成的，NO的持续释放对维持血管的扩张状态具有重要作用。以后研究发现NO又是一种重要的细胞内信使因子，参与炎症、创伤修复等多种病理生理过程。血管内皮细胞还分泌一种非NO的EDRF，被称作内皮衍生超极化因子（EDHF），EDHF可诱发乙酰胆碱和其他多种介质超极化血管平滑肌膜。

2. 血管内皮细胞产生的收缩因子

早期人们观察到，花生四烯酸收缩血管依赖于内皮细胞释放某种介质，从而提出了血管内皮衍生收缩因子（EDCF）概念。1988年Yanagisawa等首先从猪主动脉内皮细胞培养上清液中分离出一种具有很强的对蛋白酶敏感的血管收缩活性肽，并弄清了它的氨基酸序列、结构、前体及其生物合成的调节方式，即目前被命名的内皮素（endothelin，ET）。ET是21氨基酸多肽家族，已证实有ET-1、ET-2、ET-3三种异型，其中ET-1据称是迄今为止发现的最强的血管收缩剂。内皮素是首先作为一种前多肽合成，后转变为大内皮素，进一步在内皮素转换酶作用下裂解为活性多肽。现已证实，一些非内皮细胞，如巨噬细胞、多形核白细胞、成纤维细胞等也能合成内皮素。内皮素能影响所有大小和类型的内皮细胞。除具有强力收缩血管的作用外，内皮素尚有一些其他功效，如内皮素是血管平滑肌细胞、成纤维细胞的有丝分裂原，且能增强生长因子的作用。

（四）血管内皮细胞与其他类型细胞或细胞外基质的相互作用

1. 血管内皮细胞与其他细胞的相互作用

（1）血管内皮细胞与黑素细胞　血管内皮细胞作为真皮层非常重要的细胞，能显著影响其微环境，对其周围的细胞具有调控作用。国际最新研究表明，血管内皮细胞能通过激活内皮素受体B促使黑素细胞产生更多黑素，从而加速其色素沉着。

（2）血管内皮细胞与成纤维细胞　研究表明，脐静脉内皮细胞条件培养液能显著增加皮肤成纤维细胞DNA合成，细胞周期分析显示，S期成纤维细胞的比例显著增加。这说明内皮细胞通过分泌某些介质能影响皮肤成纤维细胞的生物学活性，由此推断其也能影响皮肤成纤维细胞衰老指标的变化。从血管内皮细胞分泌的细胞因子来看，微血管内皮细胞能分泌收缩因子内皮素（ET）、内皮依赖性舒张因子一氧化氮（NO）等调节血管紧张度的细胞因子，对于维持正常气血微循环起着至关重要的作用。另外，外源性微循环调节因子NO还能影响成纤维细胞Ⅰ型胶原的分泌。

2. 血管内皮细胞与细胞外基质的相互作用

内皮细胞周围的细胞外基质可分为两类：①血管基底膜，位于内皮细胞与血管平滑肌细胞或周皮细胞之间，基底膜主要由Ⅳ型胶原、层粘连蛋白、硫酸肝素蛋白多糖组成；②细胞间基质，经典的细胞间基质包括胶原纤维、糖蛋白。细胞外基质首先具有一种机械作用，支撑、维持组织的结构，但细胞间基质也被描述为一种动态的网状组织，积极地参与调节内皮细胞的主要功能，如迁移、存活、增生、分化。在成人，除女性生殖器官外，内皮细胞更新是很慢的，其几乎毫无例外地稳定地黏附在基底膜上。当血管新生一旦开始，内皮细胞与细胞外基质的作用快速发生变化，新生血管芽的内皮细胞必须降解并侵入不同类型的细胞外基质。在血管新生的第一步，纤维蛋白原渗出血管床，聚合成纤维蛋白凝胶，可溶性的纤维素形成一种屏障，迁移中的内皮细胞必须穿过屏障。要侵入下面的细胞间质，内皮细胞首先要降解基底膜。在后期，内皮细胞停止侵袭，细胞外基质重新聚集在新生的内皮小管周围，这样新的功能性血管即告形成。

内皮细胞的功能变化是通过接收周围微环境的信号而进行的。有两大类物质在调节血管内皮细胞与基质的相互作用中起着重要作用，一是整合素，二是基质金属蛋白酶。在血管生成中最具特征性作用的整合素是αVβ3，它介导内皮细胞与玻璃黏合蛋白、纤维粘连蛋白、von Willebrand因子、骨桥蛋白、黏蛋白等的黏附作用。血管内皮细胞暴露于血管生长因子时即可诱导整合素αVβ3的表达。内皮细胞整合素αVβ3的表达也受缺氧、NO的诱导。利用整合素αVβ3抗体或多肽拮抗剂阻断αVβ3配体，可抑制血管生长和一些肿瘤动物模型的肿瘤生长，进一步证实了整合素αVβ3在血管生成中的作用。除整合素以外，内皮细胞表面的硫酸乙酰肝素蛋白聚糖也被认为可作为内皮细胞识别细胞外基质的受体，参与内皮细胞的功能调节，但其确切机制还有待研究。

在血管生成的早期阶段，内皮细胞要侵入周围的基质，除黏附外，还需高活性的蛋白水解酶来降解血管基底膜及周围基质。多种证据表明基质蛋白酶在生理性及肿瘤相关的血管生成中起着重要作用，其中起主要作用的是基质金属蛋白酶（MMPs）。基质金属蛋白酶是一组锌离子依赖性内源性蛋白水解酶家族，可由血管内皮细胞、成纤维细胞、巨噬细胞、平滑肌细胞等合成分泌，是细胞外基质降解的生理性调节因子，能降解大多数细胞外基质成分。目前已发现20多种，包括胶原酶、明胶酶、间充质溶解素、基质溶解素、膜型基质金属蛋白酶、弹性蛋白酶等。研究发现，MMPs的异常表达与许多血管性疾病有关。

可以想象，阻断血管内皮细胞与细胞外基质的相互作用，应能抑制血管的增生。已有研究利用整合素或MMPs抗体来抑制肿瘤的生长、治疗银屑病等与血管增生相关的疾病。

第四节 基底膜

基底膜，也称为真表皮连接（DEJ）。基底膜位于表皮与真皮之间，连接表皮与真皮，是二者的衔接和过渡结构。它通过一些特殊的结构将表皮紧紧连接在真皮层的纤维结构上，具有紧致表皮、防止表皮松懈的作用；同时，基底膜还是表皮所需水分和营养的运输通道。健康的基底膜发挥多样生物学功能，使表皮-基底膜-真皮三者之间能够顺畅循环，保持皮肤的健康完整性。

一、基底膜结构

表皮与真皮交界处，基底膜位于真皮靠近表皮部分，呈乳头状向上隆起并嵌入表皮突之间。表皮上突出部分称为钉突，真皮下伸部分称为乳头。这种钉突和乳头相互啮合的结构，一方面有利于真、表皮连接，维持表皮紧致，另一方面能增加真、表皮的接触面积，有利于表皮层细胞代谢物质的交换。经电子显微镜观察，由外至内由胞膜层、透明层、致密层和致密下层四层组成。其中透明层中存在层粘连蛋白、蛋白多糖、硫酸肝素等。致密层中存在Ⅳ型胶原蛋白和层粘连蛋白，两者形成网状结构，这种网状结构对于基底膜的稳定性至关重要。

二、基底膜成分

基底膜主要的结构成分和细胞黏附成分为层粘连蛋白、Ⅳ型胶原蛋白、硫酸肝素糖蛋白、巢蛋白。这些分子具有调节组织完整性及体内平衡的作用，并控制组织修复及肿瘤形成形态学的发生。

1. Ⅳ型胶原蛋白（type Ⅳ collagen）

基底膜中50%以上的Ⅳ型胶原蛋白分布于致密层。不同于真皮中大量存在的Ⅰ型、Ⅲ型和Ⅴ型胶原蛋白，Ⅳ型胶原蛋白是一种非纤维状胶原蛋白，具有球状或杆状的外形和非胶原域（NC domain）。Ⅳ型胶原分子是由三条α链组成的三螺旋结构的大分子肽链构成，Ⅳ型胶原蛋白分子之间交联形成的连续三维网格具有高度的稳定性，是基底膜的重要支持结构。

2. 层粘连蛋白（laminin）

层粘连蛋白是基底膜中含量最丰富的非胶原蛋白，由α、β、γ这3条多肽链组成的异三聚体，主要分布于透明层，与Ⅶ型胶原蛋白结合构成锚丝（anchoring filament），穿过透明层、致密下层直接插入真皮的乳头层，固定真皮层；而且还与层粘连蛋白6或层粘连蛋白7形成共价复合物，在基底膜中该复合物经巢蛋白可直接与Ⅳ型胶原蛋白反应。因此层粘连蛋白5的存在是稳定表皮-真皮连接稳定性的主要因素。

3. 巢蛋白（nidogen）/内功素（entactin）

巢蛋白-1和巢蛋白-2又称内功素（entactin），是一类同源的糖蛋白，占整个基底膜中蛋白的2%～3%。它们具有三个球状域和两个相间的棒状域，可与细胞外间质的各种成分结合。巢蛋白帮助层粘连蛋白与Ⅳ型胶原蛋白结合从而稳定基底膜。

4. 串珠素（perlecan）

串珠素是一类硫酸类肝素蛋白多糖，由核心蛋白和多条硫酸肝素（HS）侧链组成，是基底膜中重要的结构性组分。核心蛋白分子量约为400kDa、不同组织细胞来源的串珠素硫酸肝素侧链结构差别较大，侧链的变化对于其生物学活性具有明显的影响。串珠素的硫酸肝素侧链带有负电，通过其吸水性增加组织的容积，可以结合、释放生长因子，使生长因子暂时失活，并在必要时恢复其活性，具有生长因子储存库的作用，其是细胞黏附分子的重要配体。除细胞外基质外，硫酸肝素侧链也通过稳定半桥粒成分和致密层之间的相互反应，促进半桥粒的形成。因此在皮肤基底膜中对于起固定真皮作用的锚复合物的聚集，尤其是半桥粒和锚原纤维来说，硫酸肝素侧链有着非常重要的作用。

5. Ⅶ型胶原蛋白（type Ⅶ collagen）

Ⅶ型胶原蛋白主要分布于致密下层，锚原纤维是经二硫键结合的Ⅶ型胶原蛋的稳定二聚体。Ⅶ型胶原蛋白通过巢蛋白与层粘连蛋白5、6/7复合物结合，形成胶原蛋白网，Ⅶ型胶原蛋白通过与Ⅳ型胶原蛋白的相互反应与基底膜结合。

6. ⅩⅦ型胶原蛋白（type ⅩⅦ collagen）

ⅩⅦ型胶原蛋白是表达于表皮角质形成细胞上的一种跨膜糖蛋白，是表皮锚复合物中一个重要的跨膜成分。它含有一个位于半桥粒斑的N-端球状头部区域与一个插入基底层的C-端胶原尾，该结构可以促进胞外配体和细胞内连接体与细胞骨架的相互反应。ⅩⅦ型胶原蛋白作为细胞间质的黏合分子，通过配体与基底膜中的重要成分层粘连蛋白5和Ⅳ型胶原蛋白结合，促进表皮与真皮间的稳固结合。

三、基底膜功能

1. 真皮与表皮的连接支持作用

基底膜为由层粘连蛋白、Ⅳ型胶原蛋白等形成的复合网格埋于富含糖胺聚糖的凝胶基质中的结构，这种结构有利于表皮与真皮的物质交换。

① 层粘连蛋白通过二硫键形成二聚体，二聚体相互作用聚合形成网格结构；

② Ⅳ型胶原前体分子通过分子之间的几种相互作用形成网状结构；

③ 巢蛋白分子中具有与层粘连蛋白和Ⅳ型胶原蛋白相结合的位点，这样通过巢蛋白就可将基底膜带中两种重要的网络——层粘连蛋白网和Ⅳ型胶原网联系起来，形成基底膜的复合网格结构。

表皮基底层细胞通过半桥粒以及层粘连蛋白与基底膜连接；而基底膜与真皮层

的连接主要靠锚纤维。锚纤维的主要成分是Ⅶ型胶原蛋白，其具有与Ⅳ型胶原蛋白结合的位点，锚纤维呈半圆形，绕过真皮层胶原纤维与基底膜相连，形成U形结构，将基底膜固定于真皮层。层粘连蛋白是一类具有多种生物学功能的非胶原性糖蛋白，在基底膜的构建及基底层细胞的黏附、生长、迁移和分化中扮演着至关重要的角色。

基底膜对于表皮和真皮的连接起到承上启下的重要作用。基底膜靠近表皮的一侧，上部基底层的半桥粒是基底层细胞与下方基底膜之间的主要结构。基底膜类似一层双面胶，将表皮层和真皮层紧密地结合在一起，而且其所含的层粘连蛋白5和Ⅳ型胶原蛋白分别各自聚集形成的网络相互交汇，对表皮层和真皮层起到了很好的结构支撑作用。

2. 信号转导作用

表皮和真皮不是各自独立发挥功能，其正常的动态平衡需要在这两层中来回不间断进行信号转导。这些信号分子均为小分子，可以无障碍地穿过基底膜，基底膜中的成分选择性地促进或抑制这些信号的传导。信号分子储存于基底膜中，仅当基底膜受损或被破坏时释放出来。因此基底膜-表皮-真皮之间的沟通相当重要。

3. 参与渗透屏障功能

表皮位于皮肤的最外层，是人体的第一道防御性屏障。为了应对恶劣的外界环境，人体通过不断脱落表皮最外面的角质结构与成分，同时令位于表皮内层的角质形成细胞及时移动补充到角质层，以维持角质层结构的完整和严密。在移行分化过程中，角质形成细胞还要进行相应的物质代谢，同样需要水分和营养物质的供应。但表皮没有供应水分和营养物质的循环系统，所需水分和营养物质要通过真皮层基底膜供给，也就是说表皮的营养物质直接来源于真皮。真皮层中存在真皮下部血管丛、真皮中部血管丛、乳头下血管丛和乳头层血管丛，其中乳头层血管丛位于真皮乳头层的顶端，多呈袢状，主要向乳头及表皮供给营养，表皮的营养供给主要依靠此层血管。另外，在真皮乳头层中还存在毛细淋巴管，乳头淋巴管内的淋巴液，首先流入乳头下层的毛细淋巴管丛，最终汇入全身的淋巴循环。

四、化妆品研发与基底膜

随着年龄的增大和外部环境的影响，基底膜结构受到破坏，真、表皮结合部的波浪状嵌合结构逐渐趋于扁平，表皮松弛后出现细小皱纹，真、表皮之间的接触面积减小，不利于物质交换，皮肤会变得干燥、粗糙，甚至出现皮肤疾病。化妆品研究人员应了解、重视基底膜，在进行相关护肤产品的开发时，应添加具有启动基底膜成分合成、修护基底膜结构等功效的组分，强化真、表皮结合，维持水分和营养运输通道的畅通，持久滋润表层皮肤，使皮肤状况越来越好。

例如，维生素C加入体外重建皮肤培养基，可以明显改善皮肤基底膜带的超微结构、基底角质形成细胞的空间定位和极化，显著增加成纤维细胞的数量，并通过上调 mRNA 表达促进Ⅰ型和Ⅲ型前胶原以及黏蛋白 C 的沉积。总之，维生素 C 对 DEJ 的形态发生有积极作用，将有可能用于改进 DEJ 的重建和修复。

第五节 真皮与皮肤问题

一、皱纹

皮肤组织所固有的特征之一就是我们常见的皮肤纹理，它是伴随着人一出生就有的，是由起伏的皮沟皮嵴组成，多表现为比较固定的多边形，而且几乎不变。直接去看裸露的皮肤，可以看清错综复杂、阡陌交通的纹理，还有颜色或重或轻的细小绒毛等。然而，随着岁月不断流逝，人们不断衰老，皮肤也自然而然地跟着逐渐衰老，同时，经常暴露在外的皮肤还会遭受环境污染等外部刺激，不断受到伤害，角质层细胞受损脱落速度发生变化、皮沟皮嵴的数目在改变，相对稳定的外形也出现了交叉结合，个数减少，表面积不断扩大，于是皮肤就会产生皱纹，变得粗糙。

（一）皮肤皱纹影响因素

众所周知皮肤附着在人体的外表，不仅起到保护功能，而且也是人们外在美的第一展示，对人们至关重要。人们在 25 周岁之前，皮肤表面平滑、光亮、富有弹性，具有青春气息。但在此之后，皮肤开始逐渐衰老，生理症状通常发生改变。

1. 皮肤水分和皮肤屏障

皮肤粗糙，迄今已有非常多的研究，其中的大部分都是着眼于角质层的机能，如水分保持能力机能、皮肤屏障功能，如水分、天然保湿因子、角质层细胞间脂质变化的研究。水分流失严重，导致皮肤变得十分不光滑，颗粒感骤增。表皮细胞脱落紊乱，导致皮屑、鳞屑产生。皮肤含水量与皮肤的滋润、光泽以及细腻等密切相关。光滑的、含水较多的角质层有规则的反射，可形成明亮的光泽；而干燥、有鳞屑的角质层以非镜面的方式反射使皮肤表现灰暗。皮肤水分含量低，皮肤变得干燥以及粗糙度增加，皮肤无光泽。

屏障功能下降的皮肤，就像是破损的雨伞，不仅内源性水分容易蒸发，外界的刺激容易入侵，也容易发生炎症。如与炎症相关的皮肤问题：发痒、粗糙、脱皮、粗糙、瘙痒、泛红等。反复发作的皮肤问题，原因不在于皮肤类型。而在于出现在皮肤内部的慢性炎症。

光老化的表皮在损伤较轻微时出现修复性增厚，损伤严重时出现萎缩，基底层细胞有明显的异形性改变，且有大量角化不良细胞。与非曝光部位（耳后）比较，曝光部位（耳前）的角质形成细胞在培养时寿命缩短，着板率提高，提示有恶性转化趋势；曝光部位郎格汉斯细胞也较减少约 50%，导致机体迟发性超敏反应能力下降。尽管随年龄增长，黑素细胞数量减少，但在曝光部位出现不规则的色素沉着，通常是色素沉着过度。可能机制为慢性日光刺激的黑素细胞多巴胺活性增加，而皮肤颜色的异源性是由于色素细胞分布不均，局部缺少黑素细胞以及黑素细胞和角质形成细胞之间的相互作用发生改变所致。

2. 真皮失去弹性

皮肤粗糙度与皮肤弹性密切相关。皮肤弹性降低，皮肤出现松弛或皱纹，皮肤粗糙度会增加。成纤维细胞是皮肤真皮中最主要的细胞成分，在合成分泌纤维和细胞外基质中扮演着重要的角色，在组织创伤修复中发挥着重要的作用。随着年龄的增长，由于皮肤内的弹性纤维含量逐渐降低，使得皮肤的厚度也同时减小。皮肤老化突显，可以表现为皮肤干燥粗糙，皱纹增多、加深，皮肤松弛、弹性下降等。年龄的增加伴随着肌肤胶原蛋白含量的减少，皮肤缺乏紧致感，同时皮纹深度增加导致了皱纹的出现。

光老化的真皮明显增厚，在真皮乳头部位出现跨界区域，弹性蛋白逐渐减少，弹性纤维所在的位置被紧紧缠绕、片段化的微纤维组成的紊乱团块所占据。在这些团块内锁链素（哺乳动物弹性蛋白的成分）和弹性蛋白的 mRNA 水平升高了 4 倍，说明弹性纤维变性物质来自于降解的弹性蛋白，而不是来自于胶原蛋白。虽然随年龄增长，皮肤的弹性纤维逐渐减少而在曝光部位却不断地增加，到 90 岁时可增加 70%左右。在日光保护部位，Ⅰ型和Ⅲ型胶原只有到 80 岁以后才出现减少，但在日光曝露部位 10 岁时已减少 20%左右，到 90 岁时减少 50%左右，而且曝光部位的胶原纤维的结构在 40 岁后出现紊乱。曝光部位的淋巴细胞和组织细胞数量明显升高，主要出现在胶原降解明显的部位，而且在 50 岁以后淋巴细胞的数量有随年龄的增长而增加的趋势。免疫印迹证实这些细胞 MMP-1 染色阳性，提示淋巴细胞在光老化过程中起着重要的作用。

（二）皱纹形成机制

皮肤皱纹的形成是一种进行性的退变过程，主要是皮肤老化（自然老化与光老化）的结果。皮肤的自然衰老是一个自然发生而不易改变的过程，而光老化则是可以通过有效预防和治疗改善的。以下主要探讨光老化造成的皱纹相关问题。

1. 氧自由基过量产生

在对光老化引起皱纹的发病机制的研究中，发现氧自由基（ROS）在其中起重要作用。皮肤中各种光敏物质或色基吸收紫外线（UV）能量后，通过电子传递可产生 ROS。一方面，ROS 可直接攻击细胞膜脂质、蛋白质和 DNA 引起氧化损伤；另一方面，ROS 可作为第二信使，上调弹性蛋白、基质金属蛋白酶（MMP）等基因表达，下调胶原蛋白的表达，加速皮肤皱纹的形成。UVA 主要诱导产生单线态氧和过氧化氢，UVB 主要通过羟自由基、脂质过氧化物产生损伤作用。在正常情况下，皮肤自身存在抗氧化防御机制，但在大剂量或长期 UV 作用下，ROS 的产生超过了其被清除的速度，从而引起抗氧化酶含量下降，非酶自由基清除剂耗竭，导致皮肤损伤，而损伤的皮肤抗氧化防御体系会导致更多 ROS 产生，以正反馈形式加剧皮肤组织和细胞的损伤，诱导皮肤皱纹的形成。

2. 基质金属蛋白酶及其抑制剂表达失衡

皮肤真皮层的主要细胞——成纤维细胞与其分泌的胶原纤维、弹力纤维及基质成分共同构成了真皮的主体，因此成纤维细胞生物学特性的改变，是皱纹形成的根本原因。

胶原纤维是皮肤中主要的结构蛋白，也是含量最丰富的蛋白质，约占真皮体积的 18%～30%，真皮干重的 75%，UV 照射能够降低皮肤中胶原的含量，当紫外线照射剂量较大时，胶原的表达几乎会消失。真皮胶原蛋白纤维的减少、胶原蛋白纤维束构造紊乱以及紫外线引起的 MMP 活化或增多，导致胶原蛋白的分解和断裂，或者造成真皮胶原蛋白纤维束构造紊乱，从而使皮肤失去弹性、形成皱纹。

弹力纤维由弹力蛋白和微丝组成，具有特异的弹力和张力，占皮肤干重的 1%～2%，对皮肤的弹性和顺应性起着重要的作用。紫外线照射可使皮肤中的多数弹性蛋白呈现日光变性。免疫组化证实这些物质由构成正常弹性纤维的成分组成，但结构紊乱，没有正常弹性纤维的功能。长期的紫外线照射使弹性蛋白酶活化，弹性纤维断裂、流失，或者真皮弹性蛋白变性、弯曲，从而导致皮肤弹性低下，生成皱纹。

透明质酸是广泛存在于生物体内的一种氨基聚糖，具有超强的吸水能力，可以吸收自身体积 1000 倍的水分，形成一种有弹性的黏性基质，填充在组织的空隙内，是维持皮肤组织稳定和弹性的重要细胞外基质。紫外线照射会导致皮肤中透明质酸的反应积聚，游离的透明质酸减少，皮肤的水合能力下降，导致皮肤组织细胞皱缩、老化，出现皮肤组织形态学改变。随着年龄增长，皮肤中的透明质酸减少，导致表皮的保水性变差，形成皱纹。

基底膜是表皮和真皮的结合部的膜片状物质，由Ⅳ型胶原蛋白、层粘连蛋白和蛋白聚糖等构成，其作用是使皮肤有力学强度。长时间受到紫外线照射的皮肤，其表皮基底细胞中会产生多种基质金属蛋白酶（MMP-2-9），破坏基底膜，从而导致皮肤弹性低下，形成皱纹。

真皮成纤维细胞 MMPs 及其组织抑制剂（TIMPs）表达失衡是导致细胞外基质合成与降解失调的最重要原因。MMPs 是一类结构相关的几乎能够降解所有细胞外基质成分的蛋白水解酶大家族，该家族在细胞外基质的降解和重塑中起着关键作用。TIMPs 是 MMPs 的天然组织抑制因子，激活后可与所有的 MMPs 按 1∶1 结合，从而抑制其活性。紫外线照射产生的 ROS，能够促进 MMPs 的高表达，灭活 TIMPs，造成细胞外基质成分的降解、变性。

（三）皮肤皱纹（粗糙度）测定

人体皮肤表面由许多皮沟和皮嵴形成，皮沟的深浅不一又将皮肤划分为许多三角形、长斜方形和多角形等几何形状的皮野，由这些不规则的皮野和沟纹构成了皮肤纹理，通称皱纹或皮纹。从狭义的观点来看，纹理就是粗糙度。因此在某种程度上讲，皮肤纹理、皮肤粗糙度和皮肤皱纹是同一个概念。从人的感知经验可知，粗糙度、对比度和方向性是人们区分纹理时所用的3个最主要特征，其中粗糙度是最基本、最重要的纹理特征。对纹理粗糙度进行有效的数学描述，是正确应用纹理粗糙度的关键。皮肤粗糙度随着年龄或外界的影响而变化，采用无创性定量描述皮肤纹理的分析方法，对皮肤生理和病理学研究或特殊类型化妆品的功效评价有重要意义。

1. 硅胶复膜技术

通过硅胶复膜再现皮肤纹理具体操作流程：对待测皮肤表面进行清洗，等清洗液蒸发完全后，用固化硅胶在待测皮肤上进行涂抹覆盖，硅胶厚度要固定，待其稳定变成块状后，小心地将硅胶膜撕下来，这样就使得皮肤纹理布局得到了完整的重现。虽然这是一个行之有效的方法，但是准备优质硅胶复制品即使是对于经验丰富的临床医生也是相当具有挑战性的。制作硅胶复制品是操作复杂并且耗时费力的，因为过程中是极易发生变化的，其结果取决于复制品材料的选择，材料需要具有足够的流动性来填充褶皱和沟，并且在固化过程中它需要保持不变，在皮肤表面温度下它应该快速聚合。这种做法只适用于一个小的区域，面积受限。典型的问题还包括由于皮肤较软，在制作硅胶复膜的时候往往会与原始皮肤真实情况有出入，而且过程中遇到的气泡对复制品结果也有不可忽视的影响，控制聚合过程等。在温度、湿度、体温微小的变化下，都会产生不适合的复制品。另外，很多检测技术都要求硅胶复膜的厚度在一定范围之内，这就加大了加工难度。

2. 光学轮廓测定法

应用测光光学轮廓测定法直接地对面部拍摄照片是一个新颖、无创、直接的方法，可用于评估在多点处的面部皱纹条件。基本的观点是当光线是在一个不足的角度对主体的脸时，皱纹被投射为阴影。相位测量法属于一种主动三维传感方法，在一侧放置光源，再在待评估皮肤上用模板图像进行投影操作，从不同的方向可以明显地看到由于受到皮沟皮嵴起伏的干扰所产生的条纹扭曲现象。条纹发生的这种扭曲可以看作是一个波形的幅度和角度发生了改变。获取扭曲的条纹，将其所携带的关于纹理的信息提取出来，分析角度的改变与皮沟皮嵴深度的联系，从而得到皮肤纹理深度。在检测过程中，往往是将光能量散布呈某一规则波形或函数形状的光栅图像选作光源的。此法优点是精度高，不足之处是耗时长。

3. 偏振成像法

典型的成像系统是利用光能量强弱来成像的，不过在情况复杂的一些应用场合，往往不可避免地遭受外界干扰，光照强弱变化很小时，按照光强来测量难度就变大了，这时如果采用偏振光，不但能排除干扰因素，还能够获取物体表面的微小信息等。偏振信息能够表示皮肤的构造特点，并且其与光强度联系较少，正是鉴于这个特性，其在提高图像质量上有较大的改进空间。三通道成像系统采用三个通道独立采集三个不同角度上的图像，目标散射回来的状态，通过光仪器的作用，我们能够得到需要的光学图像。不同方向上的偏振态由对应的图像控制器进行实时采集，之后再由专门的系统开展后续的工作，不足之处是对设备要求较高。

4. 图像传感器法

图像传感器法总的来说是借助于图像传感器来感知皮肤图像产生电子，然后借助于光传输放大镜对这些微弱的电子放大采集进而完成采集过程的。第一步，将由LED灯发出的白光投射到待测皮肤上，被测面将会反射一部分光，将这部分反射光通过光学传输放大镜，最后输入COMS图像传感器，在光的作用下像素内部的电子被光子激发出来，产生了带电粒子。然后通过放大和模数转换等过程，转换成数字图像信号并输出。图像获取设备通过数据线与电脑相连。该方法具有操作简单方便、节能环保、可靠性较高、应用广等特点，同时也存在光照强度分布不够均匀、随机声响、表层分泌物等因素的干扰，这样得到的实验图像在单位面积上获得的光能量就会存在差异。

二、弹性

在物理学上，弹性是指物体在外力作用下发生形变，当外力撤销后能恢复原来大小和形状的性质。皮肤组织是非均匀材料，具有非线性组织结构的特殊性，以及其物理机械性能特异性，使皮肤组织弹性行为极其复杂，因而皮肤的弹性性能是表征皮肤力学性质的一个重要参数。皮肤弹性是皮肤的重要特征，是人体衰老过程中一个重要的标识，同时受许多内在和外在因素的影响。

（一）决定皮肤弹性的相关因素

皮肤弹性由皮肤胶原纤维、弹性纤维及其数量和排列关系决定。成熟的弹性纤维主要由弹性蛋白、原纤维蛋白微纤维及与弹性纤维有关的3部分组成。

1. 胶原纤维

胶原纤维占皮肤干重的70%～80%，是人体皮肤中主要的结构蛋白，其基本结构单位是胶原纤维束。成年人皮肤中主要是Ⅰ型和Ⅲ型胶原，其中Ⅰ型胶原约占80%，它在真皮中聚集成束，交织成网，维持皮肤张力，赋予皮肤机械性与充盈感。皮肤基底膜是连接表皮与真皮，保持皮肤表面平整与屏障功能的结构基础，Ⅳ型胶原和Ⅶ型胶原是基底膜的重要成分。其中，Ⅳ型胶原聚合成网，维持皮肤表面的机械稳定，并作为其他分子附着的框架。

2. 弹性纤维

弹性纤维是由交叉相连的弹性蛋白外绕以微纤维蛋白所构成，对皮肤的弹性和顺应性起着重要的作用。在正常人皮肤组织中，弹性纤维主要分布在真皮层，成熟的弹性纤维由微原纤维和弹性蛋白构成。

微原纤维主要作为弹性纤维的组成部分，并参与弹性纤维的形成，其次是单独地分布于器官的细胞外基质中，提供一种柔韧性的连接方式。它是弹性蛋白在细胞外附着的骨架，负责传递信号并对弹性纤维的构建起组织和包装作用。其主要构成组分为原纤维蛋白，同时也包含或关联多种其他弹性纤维相关蛋白，如 MAGPs（microfibril associated glycoproteins）、fibulins、versican、EMILIN-1（elastin microfibril interface located protein-1）等。

弹性蛋白：在弹性纤维中的含量达 90%，在细胞内以可溶性弹性蛋白原的形式合成，并在硫酸肝素类蛋白聚糖等细胞表面蛋白的辅助下转移到细胞膜表面。在弹性纤维相关蛋白的参与及赖氨酸氧化酶（LOX）的催化作用下，弹性蛋白原在细胞膜表面发生交联，形成小分子聚合物，新的弹性蛋白原与它们交联形成更大的弹性蛋白聚合物。随着弹性蛋白聚合物的不断变大，在 fibulins、弹性蛋白结合蛋白等其他弹性纤维相关蛋白的参与下，一些大分子弹性蛋白聚合物转移到细胞外微原纤维支架上，在赖氨酸氧化酶（LOX）等的作用下进一步发生交联并和 versican 等弹性纤维相关蛋白一起组装成具有功能的弹性纤维。

弹性纤维相关糖蛋白：弹性纤维的主体是弹性蛋白和原纤维蛋白，但一些其他的细胞外成分也会参与弹性纤维的构成。常见的有：微纤维相关的糖蛋白（MAGP）、潜在的生长转化因子绑定蛋白（growth factor beta binding proteins，LTBP）、腓骨蛋白、LOX、弹性蛋白微纤维界面蛋白（emilin）-1 等。MAGP 是小蛋白，MAGP-1 是维持微纤维结构的必需蛋白，MAGP-1 和 MAGP-2 的羧基末端通过二硫化物与原纤维蛋白的氨基末端绑定。一旦与原纤维蛋白交联，MAGP-1 就能起到稳定原纤维蛋白的作用。

3. 胶原纤维、弹性纤维数量与排列

时程老化的皮肤中弹性纤维呈进行性降解、变细，锚纤维变短，而光老化的皮肤与之不同，表现为弹性纤维进行性变性、增生、变粗、卷曲、形成浓染的团块状聚集物，锚纤维几乎消失，皮肤弹性和顺应性亦随之丧失。

（二）皮肤弹性的影响因素

人体弹性蛋白主要在胚胎晚期至新生儿早期合成，成人阶段几乎不再有新的弹性蛋白产生。在内源性老化和光老化过程中，弹性纤维发生不同的变化。

1. 性别与人体不同部位

早在 1990 年有学者测试了 33 名自愿者，研究人体 11 个部位皮肤的弹性，结果表明皮肤弹性在不同部位之间有显著差异；而在不同性别之间基本上没有显著差异。随着年龄的增大皮肤弹性逐渐减小。

2. 年龄

随着年龄的增加，内源性老化的皮肤比年轻的皮肤弹性和柔韧度降低，弹性纤维网断裂和衰退，表现为皮肤变平和细小的皱纹；在内源性老化中，不仅包括纤维性的 ECM 成分的降解，而且还包括一些低聚糖片段的丢失。LTBP-2、LTBP-3 及 LOXL-1 均被上调，LTBP-2 和 LOXL-1 通过绑定 fibulin-5 在控制和维持纤维蛋白沉积、装配和结构中起到重要作用，因此，任何与这些因子表达相关的干扰成为增加内源性老化的机制。

体内至少有两种弹性蛋白酶，一种是嗜中性粒细胞的弹性蛋白酶，另一种是皮肤成纤维细胞的弹性蛋白酶，而皮肤成纤维细胞的弹性蛋白酶是金属蛋白家族。嗜中性粒细胞的弹性蛋白酶可降解各型弹性纤维，尤其是伸展纤维和成熟的弹性纤维，成纤维细胞弹性蛋白酶作用于耐酸纤维和伸展纤维。维持细胞外基质结构的改变及动态平衡首先受到一大组锌-依赖的肽链内切酶的影响，即 MMP 及 MMP 组织抑制剂。目前在体外研究中，可见到 8 种降解弹性纤维蛋白的 MMP：不溶性的弹性蛋白通过 MMP-2、MMP-7、MMP-9、MMP-10、MMP-12、MMP-14 被降解成可溶性的片段；原纤维蛋白微纤维和缩氨酸通过 MMP-2、MMP-3、MMP-9、MMP-12、MMP-13 被分解代谢。弹性蛋白和原纤维蛋白是丝氨酸蛋白酶、嗜中性弹性蛋白酶的底物。在细胞培养中上调 MMP 的表达，可以导致原纤维蛋白碎裂，微纤维降解及一些蛋白酶的表达，形成引起组织慢性损伤的阳性反馈环的一部分。活性氧包括 O_2^-、H_2O_2、O_2 和 OH^-，无论是在正常的新陈代谢中还是被 UV 影响时它们均为引起蛋白质氧化的分子。由活性氧诱导的纤维蛋白原和 MMP 的翻译，可引起弹性纤维动态平衡的波动，导致组织的老化。此外，弹性纤维的降解还受到葡萄糖及葡萄糖代谢物导致的病理性的交叉结合、钙化、机械疲劳、脂质沉积、门冬氨酸消旋等因素的影响。

3. 环境因素

环境因素对皮肤的伤害，主要为光老化，空气污染等其他因素的影响逐渐被人们所重视，但研究结果并不系统。

光老化皮肤的特点是既有分解代谢，又有合成代谢的重塑、改造。皮肤表现为粗糙和深皱纹，原因不仅是富含原纤维蛋白的微纤维在表皮真皮交界处丢失，弹性蛋白变性，更重要的是在真皮深层混乱的弹性纤维蛋白物质的沉积，弹性蛋白的功能受到影响。这些结构的变化主要是一些细胞外的蛋白酶和（或）细胞外基质如暴露在紫外线下的结果。早期光老化，fibulin-1 和 fibulins-5 在表皮真皮交界处耐酸纤维上丢失；严重光老化时，网状真皮中分布大量的混乱的弹性纤维，包括弹性蛋白原、腓肾蛋白-1、腓肾蛋白-2、腓肾蛋白-5 和 LTBP-1。弹性纤维体系的异常重塑可引起深远的细胞和生化的影响：异常的弹性蛋白片段，对免疫系统施加影响，可上调弹性蛋白酶的表达；促进细胞的凋亡；引起单核细胞向炎症部位移动。弹性蛋白和原弹性蛋白-1 对巨噬细胞和单核细胞进入肺血管有趋化作用；诱导内皮细胞膜型基质金属蛋白酶（MMP）表达，从而降解多种细胞外基质蛋白，包括弹性蛋白、弹性纤维蛋白、原微纤维蛋白-1 和表皮真皮交界处成分。18 岁以前引起的皮肤弹性纤维的结构损伤不可逆转，在生长期 UV 防护很重要。弹性纤维日照后弯曲，机制可能有两个：弹性纤维被周围细胞分泌的弹性蛋白酶降解或被 UV 照射后，弹性纤维在合成过程中弯曲；成纤维细胞有推动弹性纤维维持线性的作用，UV 照射后这种作用变弱，导致弯曲。

（三）弹性组织的变性机制

1. 正常弹性蛋白降解增多，异常弹性蛋白合成增加

紫外线辐射通过多种途径使皮肤组织中产生大量活性氧 ROS，ROS 可通过促使弹性蛋白（原）基因启动子激活来上调弹性蛋白（原）基因表达。此外，紫外线还可通过诱导皮肤组织中转化生长因子 TGF-β1 的表达上调弹性蛋白（原）基因的表达，从而导致异常弹性蛋白的合成增加。

目前已知的在皮肤中可降解弹性蛋白的酶大致分为 4 类：中性粒细胞弹性蛋白酶（NE）、成纤维细胞弹性蛋白酶、基质金属蛋白酶（MMPs）和组织蛋白酶。NE 是一种阳离子糖蛋白，它是中性粒细胞释放的诸多蛋白酶中最重要的一种蛋白酶。研究显示，NE 无法降解完整的弹性纤维，但对弹性蛋白有水解能力，说明 NE 并不是弹性组织解离的驱动力，但可对组织蛋白酶 G 等水解后的弹性纤维碎片发挥进一步水解作用。成纤维细胞弹性蛋白酶即中型肽链内切酶（NEP），弹性蛋白酶增加，将导致弹性纤维减少和弹性纤维蜷曲，加重皮肤老化。MMPs 家族中主要包括基质溶解因子（MMP-7）、巨噬细胞金属蛋白酶（MMP-12）以及明胶酶（MMP-2、MMP-9）。以上三种酶均被分泌至细胞外降解弹性蛋白，它们在光老化皮肤中的表达和活性上调。组织蛋白酶是广泛存在于多种组织细胞溶酶体内的一类蛋白水解酶，其中能够降解弹性蛋白的组织蛋白酶有组织蛋白酶 K、组织蛋白酶 S、组织蛋白酶 V。组织蛋白酶 S 和组织蛋白酶 V 在皮肤成纤维细胞中不表达，而组织蛋白酶 K 在体外培养的成纤维细胞中高度表达。组织蛋白酶 K 是目前最强的降解弹性蛋白和胶原蛋白的酶，主要在成纤维细胞溶酶体内发挥降解蛋白的功能。以上这些酶的存在，都会导致正常弹性蛋白降解增多。

2. 原纤维蛋白减少

目前发现的原纤维蛋白共有三种：原纤维蛋白-1、原纤维蛋白-2、原纤维蛋白-3，均为富含半胱氨酸的糖蛋白，参与构成皮肤弹性纤维的主要为原纤维蛋白-1，在光老化皮肤中，变性的弹性纤维样物质中原纤维蛋白-1 明显减少甚至消失。原纤维蛋白的降解主要由紫外线诱导产生的多种 MMP 和 NE 介导；另外，紫外线辐射还可直接通过光化学途径引起富含色基的原纤维蛋白-1 的降解。

3. 其他弹性纤维相关蛋白减少

fibulins 家族是一种胞外糖蛋白，是基膜及弹性纤维的重要组成部分。fibulins 家

族共有 7 个成员，fibulin-1～fibulin-5 可通过不同的亲和力与弹性蛋白原绑定。fibulin-4 和 fibulin-5 参与细胞外弹性蛋白原正确沉积，fibulin-4 可与赖氨酰氧化酶及弹性蛋白原组成三元络合物促进弹性蛋白交联。fibulin-5 可作为弹性蛋白和微原纤维的桥梁分子，控制弹性纤维的正确定位。研究表明，fibulin-4 缺乏可导致弹性蛋白原基因表达下调、弹性蛋白原沉积减少，导致弹性纤维形成受损，但不影响微纤维丝的外观；fibulin-5 缺乏不仅可以抑制弹性蛋白原沉积，也可抑制原纤维蛋白-1 的微纤维形成。除 fibulin-4、fibulin-5 外，fibulin-2 也能与弹性蛋白原和原纤维蛋白-1 结合而参与弹性纤维的组装和构成。

多功能蛋白聚糖（versican）是一种硫酸软骨素蛋白聚糖，具有透明质酸的结合位点，可通过其羧基端的类凝集素区域与 fibulin-2 及微原纤维蛋白-1 的类表皮生长因子（EGF）结构域结合参与弹性纤维的构成。有研究表明，versican 可与 fibulin 形成高度有序的多分子结构，这种复杂结构是弹性纤维组装所必需的，在长期紫外线照射的皮肤组织中，versican 分子结构遭到破坏而不能与透明质酸正常结合。

核心蛋白聚糖（decorin）是一种硫酸软骨素蛋白多糖，在皮肤内多与胶原纤维伴行分布，通过联合细胞外基质及细胞表面的糖蛋白参与细胞识别，在日光性弹性组织变性的区域内核心蛋白聚糖明显减少。

弹性蛋白结合蛋白（elastin bindling protein，EBP）是一种细胞表面蛋白，对弹性纤维的生成有调节作用。EBP 可以以分子伴侣的身份与弹性蛋白原结合，防止其提前聚集或发生裂解，使得弹性蛋白原正确地沉积在微原纤维支架上，确保弹性纤维的正确组装。EBP 蛋白表达量在自然老化的皮肤中无明显变化，而在长期照射紫外线的人体皮肤中表达升高。

赖氨酰氧化酶家族（LOXs）包括赖氨酰氧化酶（LOX）和四个赖氨酰氧化酶样蛋白（LOXL-1、LOXL-2、LOXL-3、LOXL-4）。弹性蛋白的前体蛋白弹性蛋白原由成纤维细胞分泌后，需要再通过 LOX 催化两个相邻弹性蛋白原的赖氨酸残基发生交联反应从而形成共价交联结构。作为弹性纤维相关蛋白，LOX/LOXL-1 与 fibrillins 一样富含色基，紫外线辐射对其有直接降解作用，从而加剧皮肤光老化。

（四）皮肤弹性测定

多年来，皮肤科学界学者一直在寻求合适的体外法定量评估皮肤的生物学参数，早在 1989 年 Escoffier 等就运用 Twistometer 研究年龄对皮肤生物特性的影响；Giuon 等采用 Liftometer 研究皮肤的水平延展性。

1. 吸力法

吸力法是使用较广泛的方法，这类测试仪的探头内有中心吸引头及测试皮肤形变的装置，可以发射和吸收光波或声波及超声波，测试时吸引头持续产生的较低吸力，会使皮肤拉伸，吸力消失后皮肤形变消失，皮肤随时间和拉力的变化可以由测试形变的装置测得，然后根据得到的曲线进行分析。

在皮肤生物特性研究领域中，Cutometer是最为广泛使用的吸力法代表研究工具，有学者应用Cutometer研究了不同人群的皮肤黏弹性及疲劳性特征。不可否认，Cutometer的广泛应用使科学家们在皮肤研究领域获得了众多有价值的结果。但其在研究皮肤衰老特性时存在一定的局限性，最主要的表现在对“皮肤弹性随年龄的增长而降低”这一公认的事实的研究结论不尽相同，尤其在皮肤黏性变化方面存在不一致甚至相互矛盾的结果，原因可能和弹性曲线回折点的定位有关。该技术的关键是每条拉伸及恢复曲线都有独立的凹折点，且黏弹性的分析方法采用了更能反映皮肤真实弹性的面积参数而非线性参数。

2. 扭力法

扭力法是使用较早的方法，其基本的结构是一个扭力马达或扭力按钮，驱动贴在皮肤上的圆盘，在马达轴上的圆盘连接有旋转传感器，可以记录与移动角度成比例的信号，记录下的信号是一条扭力时间曲线，曲线的各部分即可做分析。优点是适合对皮肤硬度做评价，但对其他弹性参数无法独立评价。

3. 弹性切力波法

弹性切力波法是目前比较先进的方法，其原理是传送器在受测试皮肤表面产生一个切线振荡频率形变，经由压电结构探头将信号输送到接收器。切力波传播根据从传送器到接收器的时间计算。此方法耗时短，可以测试皮肤的黏弹性和各向异性，但不适合测试皮肤的硬度。还有人用50Hz的超声波探头探测发生器周围的圆环发射的300Hz切力波，在连续的超声反散射回声之间用方便的交叉连接技术测得形变。优点是准确，在人体皮肤和各种仿皮肤结构表面都可以测量。

第六节　抗衰老化妆品与真皮

从衰老的机制来看，不论是外界有害因素的影响，如自由基学说、DNA损伤理论、线粒体损伤学说，还是自然规律导致的内源性变化，如端粒酶学说、非酶糖基化学说、生物钟学说、荷尔蒙改变理论，总之，衰老一方面导致机体物质发生变化，另一方面造成机体代谢能力减退，相关酶活性降低或增加。皮肤的衰老与机体衰老伴行，由于暴露在外面，其衰老进程往往提前。

众所周知，衰老是机体变化的自然过程，是不可违背的规律，并且是不可逆的。皮肤衰老与机体衰老一样，一旦出现衰老症状，往往是不可逆转的。所以人们所能够做的就是通过某些技术延缓衰老，对已经形成的衰老进行修饰，甚至使用手术进行修正或矫正。为此，抗衰老手段常常分为三种类型：延缓衰老、修饰肌肤瑕疵、逆转衰老。

1. 延缓衰老

抗衰老化妆品主要通过改善皮肤弹性、细小皱纹、微循环等，从而达到延缓衰老的目的。

做好肌肤护理，对延缓皮肤衰老尤为重要，主要做好三个环节，即清洁、滋养和防护。①清洁，主要是清洁肌肤表面的机体代谢物（脱落细胞、微生物代谢物等）以及吸附和沾染的环境污染物（重金属、有机物、微生物等）；②滋养，使用含有维生素、微量元素、氨基酸、蛋白质、油脂等的精华液、乳、霜或油等，滋养和补充皮肤衰老过程中所缺少的成分，调节皮肤中相关功能酶；③防护，利用含有抗氧化成分、防晒成分的精华、乳、霜和油，减少内源性和外源性有害因素产生的“自由基”对皮肤的伤害。

通过品牌官网或英敏特网站收集和整理了国内外知名品牌的高端抗衰老产品配方结构，分析和归纳结果如表 5-2 所示。

表 5-2 市面国内外品牌高端抗衰老产品组方理念

产品名称	抗衰老						
	抗衰老	抗氧化	抗炎	保湿	防护	损伤修复成分	其他辅助功效
A	+	+	−	+	+	+	—
B	+	+	+	+	−	+	美白+紫外线过滤
C	+	+	+	+	+	−	美白
D	+	+	+	+	−	+	美白
E	+	+	−	+	+	−	—
F	+	+	−	+	+	−	美白
G	+	+	+	+	+	+	美白+紫外线过滤
H	+	+	−	+	+	+	去角质+美白
I	+	+	−	+	−	+	美白
J	+	−	−	+	−	−	去角质
K	+	+		+	−	−	去角质+美白
L		+	+	+	+	−	美白
M		+	−	+	−	+	—
N		+	−	+	−	−	美白
O		+	+	+	−	−	美白

注：“+”表示添加对应功效成分；“−”表示未添加对应功效成分。

2. 修饰肌肤瑕疵

抗衰老化妆品主要通过遮盖肤色不均、细纹、皱纹以及斑点等，达到修饰肌肤瑕疵的目的。

目前具有功效性的修颜产品较为流行，如 BB 霜，近来还有 CC 霜以及 DD 霜。以 BB（blemish balm）霜为例，最初用在医学美容上，主要提供给美容换肤、激光治疗和微晶磨削治疗的患者。1958 年德国 Dr. Med. Christine Schrammek 公司使用天然成分着手研制 GREEN PEEL TREATMENT，1967 年第一款 BB 霜的配方问世。20 世纪 70 年代后期，一名在德国工作的韩国护士将 BB 霜非官方性地引进到了韩国。1983 年 BB 霜正式进入韩国，起先也是应用于皮肤科临床和美容行业，而直到一些电视明星使用 BB 霜，方才在化妆品业兴起。20 世纪 90 年代初期，Dr. Schrammek 品牌与韩国一起扩展了 BB 霜的功效作用，从遮瑕、调整肤色，到保湿、美白、抗衰老、防晒、细致毛孔等，成为能打造出 nude look（裸妆效果）的护肤品，该类产品成为流行。

其实，功能性修颜产品，我国古代早已有之，胭脂粉。胭脂粉是胭脂和水粉的结合。《古今注》有云："燕支，叶似蓟，花似蒲公，士人以染，名为燕支。"中国亦谓红蓝，以染粉为妇人色，谓为燕支粉，这是用红蓝花的花汁染成的红粉。陈溟子云：（落葵）士人取揉其汁，红如胭脂，妇女以之渍粉傅面，最佳，这是用落葵籽汁染成的红粉。

3. 逆转衰老

抗衰老化妆品主要通过伤害性的手段，达到改变粗大皱纹、老年斑或老年雀斑、皮肤松弛等目的。

皮肤衰老造成的结构性变化，往往是不可逆的，如果想在短时间内修正皮肤的衰老表现，多使用伤害性美容手段，如化学剥脱剂的应用、剥脱和非剥脱激光嫩肤、射频（RF）、注射生物激动剂嫩肤、预防动力性皱纹（例如注射麻醉剂、肉毒素）、校正静态和解剖型皱纹、瘦身吸脂等。

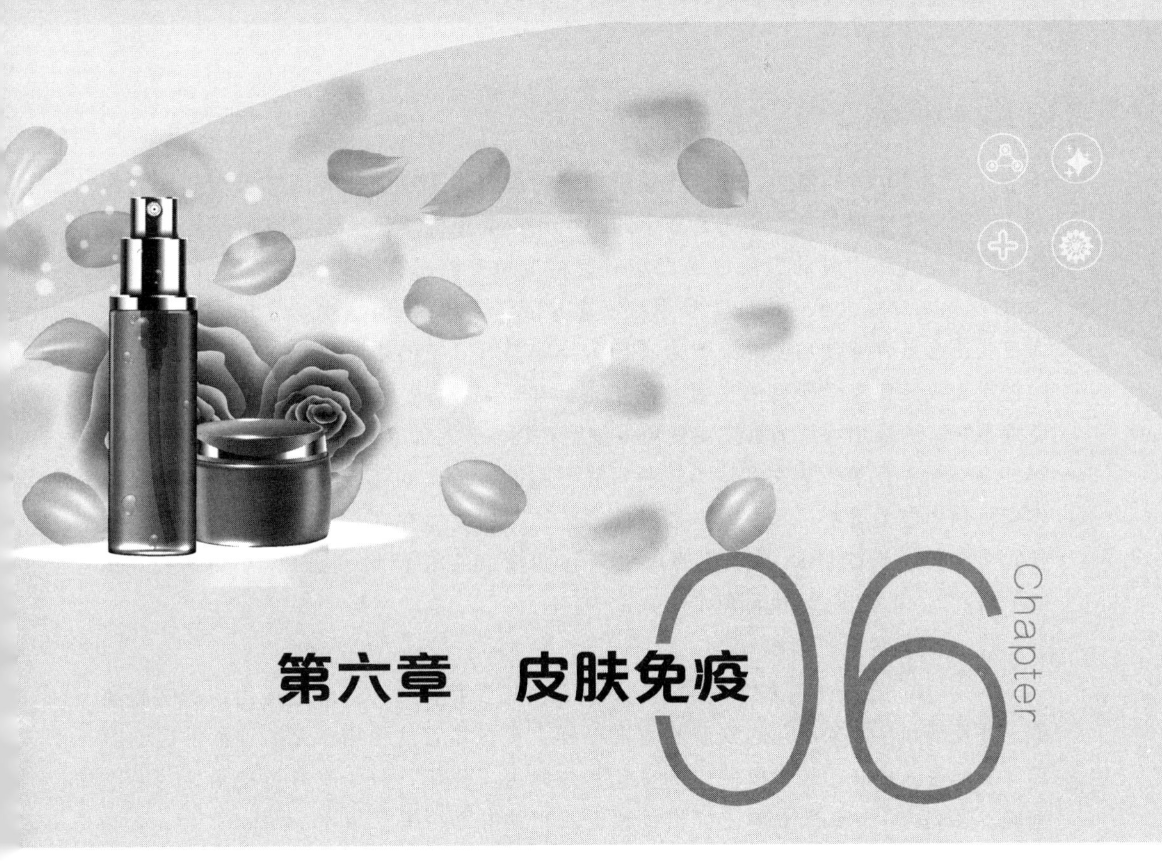

第六章　皮肤免疫

皮肤作为人体最大的器官，也是人体免疫屏障的第一道防线。皮肤并不是一个被动的免疫器官，它具有主动的免疫防御、免疫监视及免疫自稳功能，为皮肤免疫系统。人体皮肤各部分包含特异的结构组成细胞和免疫细胞，它们除了支撑皮肤解剖结构的功能外，最重要的功能就是将外源及内源性的危险信息向传统意义上的免疫细胞进行传递，通过各种形式的细胞互作来维持皮肤作为机体第一道防御屏障的根本职能。

现代功效性化妆品所依托的原料，很多具有抗炎、抗氧化功能，深刻认识致炎性和抗炎性机理等皮肤免疫机制，有利于提高化妆品研发效率。但一般讲述皮肤免疫系统的书籍，多涉及医学领域内容，对于化妆品研究人员会云山雾绕，难以理解。本章“皮肤免疫”从皮肤免疫概念入手，着重介绍与化妆品研究相关皮肤免疫学知识，深入浅出，以期能够让化妆品研究人员对皮肤免疫有侧重的认识。

第一节　皮肤免疫系统

一、皮肤免疫学研究的发展历程

1983 年，Streilein 首先提出了“皮肤相关淋巴组织（skin-associated lymphoid

tissue，SALT）”的概念，并描述免疫细胞持续游走于皮肤、引流淋巴结和外周血循环实现免疫监视功能。SALT 概念的提出在皮肤免疫学研究领域具有里程碑式意义，因为皮肤和相应的引流区淋巴结一起构成免疫器官被正式认知。1986 年，Bos 和 Kapsenberg 提出了“皮肤免疫系统（skin immune system，SIS）”的概念，并认为皮肤所有具有免疫功能的细胞构成 SIS，SIS 是 SALT 的拓展和延伸。SALT 和 SIS 的提出为皮肤免疫学研究的发展奠定了基础和框架。1993 年，Nickoloff 提出“真皮免疫系统”的概念，认为真皮内的免疫细胞在诸多慢性炎症性皮肤病中起重要作用。2009 年，Nestle 等发表文章认为皮肤常驻细胞能维持皮肤免疫稳态并且在皮肤疾病发病机制中至关重要，其中表皮细胞能“感知”病原体存在并发送“危险信号”预警，树突状细胞能启动多样性的免疫应答和皮肤常驻记忆 T 细胞（skin resident memory T cell，Trm）执行免疫应答。

1. 皮肤相关淋巴组织

1970 年，Fichtelius 提出皮肤是一种初级淋巴器官，与初级淋巴样组织的胸腺类似，并发现新生儿和胎儿的皮肤具有淋巴样上皮微器官的作用。无活性的淋巴细胞前体不断进入皮肤，经过皮肤内的分化和成熟因子作用，演变成有免疫活性的淋巴细胞。1983 年，Streilein 首先提出了“皮肤相关淋巴组织（skin-associated lymphoid tissue，SALT）”的概念，并描述免疫细胞持续游走于皮肤、引流淋巴结和外周血循环实现免疫监视功能。SALT 概念的提出在皮肤免疫学研究领域具有里程碑式意义，因为皮肤和相应的引流区淋巴结一起构成免疫器官被正式认知。认为 SALT 包括 4 种不同功能的细胞：角质形成细胞、淋巴细胞、朗格汉斯细胞和内皮细胞。

SALT 中每种细胞都以不同的方式在 SALT 中起独特的作用。角质形成细胞构成了表皮的极大部分，为抗原的摄取和识别创造了一个有利的微环境。在细菌来源的超抗原、植物血凝素或被固定的 CD3 多克隆抗体的刺激下，它不仅能分泌多种细胞因子，影响多种淋巴网状细胞的免疫活性，而且也是一种吞噬细胞，可增强抗原递呈作用。淋巴细胞，特别是再循环 T 淋巴细胞亚群 T 细胞，有一种趋向皮肤的本能，能识别抗原，对病原体起到特异性检测的作用。表皮朗格汉斯细胞与树突状细胞以及巨噬细胞一起，起到了抗原加工、在皮肤或引流淋巴结内起抗原递呈，并活化免疫效应淋巴细胞的作用。皮肤血管的内皮细胞能够促使循环淋巴细胞进入到真皮和直接进入表皮。它们的共同作用为皮肤起到免疫保护作用，使皮肤能够完成生化屏障、体液调节和感觉作用等主要生理功能。

SALT 的细胞成分是互相作用、互相影响的。在为皮肤提供免疫监视和保护功能的同时，又不影响各自的生理功能。SALT 的主要功能包括：对新的皮肤抗原进行识别和应答；对已接触过的抗原进行免疫应答；防止对非致病性皮肤抗原产生有害的免疫应答。从正常皮肤能产生免疫应答中可以推测，SALT 可能拥有一种免疫监视机制，不仅识别自我和非我抗原，并且决定对抗原产生反应的程度。环境因素和内源性因素均能够有选择地影响 SALT 成分，SALT 任何一种功能的丧失，都将使皮肤和全身免疫系统受到影响。

2. 皮肤免疫系统

SALT 概念将皮肤免疫只是局限于表皮，随着研究的深入，认为参与皮肤免疫的反应的细胞如 T 细胞、单核细胞等主要分布在真皮内，以及其他细胞如肥大细胞、中性粒细胞、纤维细胞等也参与皮肤免疫的反应。为此，认为 SALT 概念不完整和不完全。

1986 年，Bos 和 Kapsenberg 提出了“皮肤免疫系统”（skin immune system，SIS）的概念，并认为皮肤所有具有免疫功能的细胞构成 SIS，SIS 是 SALT 的拓展和延伸。SIS 概念包括细胞和体液免疫两大部分：细胞包括角质形成细胞、朗格汉斯细胞、组织细胞（树突状细胞和巨噬细胞）、T 细胞、粒细胞、肥大细胞及内皮细胞；体液成分包括抗微生物肽、纤维蛋白溶酶、花生四烯酸、补体、分泌型免疫球蛋白 IgA 及细胞因子等。SALT 和 SIS 的提出为皮肤免疫学研究的发展奠定了基础和框架。

SALT 概念将皮肤免疫作用仅限于皮肤的表皮，忽略了皮肤免疫反应发生的主要场所——真皮，而 SIS 相比较而言更为完整。此后有大量皮肤免疫研究揭示真皮细胞在皮肤免疫生物学中有十分重要的意义。在真皮，尤其在乳头部，能发现 T 细胞、单核细胞和肥大细胞、中性粒细胞等皮肤免疫系统的大多数细胞成分，还有各种参与免疫反应的介质如细胞因子、免疫球蛋白等。

3. 真皮免疫系统

1993 年，Nickoloff 提出了“真皮免疫系统”（dermis immune system，DIS）的概念，认为真皮内的免疫细胞在诸多慢性炎症性皮肤病中起重要作用，对 SIS 进行了重要的补充。DIS 除了包括真皮微血管单元（dermal microvascular unit，DMU）所提及的细胞外，还包括成纤维细胞、细胞因子网络、神经肽。认为真皮部分对皮肤内免疫应答的启动、免疫反应的进行及免疫过程的终止起着关键性作用。真皮免疫系统的提出使皮肤免疫系统得以进一步完善。

早在 1989 年，Sontheimer 就提出了 DMU，它包括血管内皮细胞以及真皮微血管周围的 T 淋巴细胞、组织树突状细胞、肥大细胞和单核/巨噬细胞。真皮微血管单元被认为是 SIS 的一个亚系统。在正常的皮肤中，这些细胞的分布并不是随机的，而是集中于以表浅真皮血管丛为中心的区域，围绕血管形成“套袖”样结构，而在真皮的其他部位这些细胞数量很少。这种结构提示这些以血管为中心的细胞群在功能上可能是作为一个免疫学单位来完成皮肤内的保护性和/或病理性免疫反应。这些细胞多聚集在真皮乳头微静脉丛周围的原因有两个：其一，这些骨髓来源的细胞（T 淋巴细胞来源于胸腺）在到达皮肤内的其他位置之前，血管周围区域是其必经之路；其二，这些细胞亦可能以某种方式锚定于血管周围，①血管外膜结缔组织中黏附分子的作用；②局部产生的化学趋化因子的作用；③细胞间通过树枝状突起相互连接。DMU 可能作为一个相对独立的体系在发挥作用，这一体系内部各种细胞及体液因子之间的相互作用成为真皮免疫系统的重点。

二、皮肤免疫系统

（一）皮肤免疫系统的细胞

人类皮肤中的免疫细胞（图 6-1）主要包括表皮中的角质形成细胞和朗格汉斯细胞，真皮内的树突状细胞、巨噬细胞、肥大细胞和 T 细胞，其中 T 细胞是皮肤中最重要的适应性免疫细胞。少量的 T 细胞（主要是 $CD8^+$ T 细胞）存在于基底层和棘层中。真皮内分布有多种免疫细胞，包括多种树突状细胞亚群（如真皮树突状细胞、浆细胞样树突状细胞）和 T 细胞亚群（如 $CD4^+$ Th1 细胞、$CD4^+$ Th2 细胞、γδT 细胞和 NKT 细胞）。此外真皮内还存在巨噬细胞、肥大细胞和纤维母细胞。

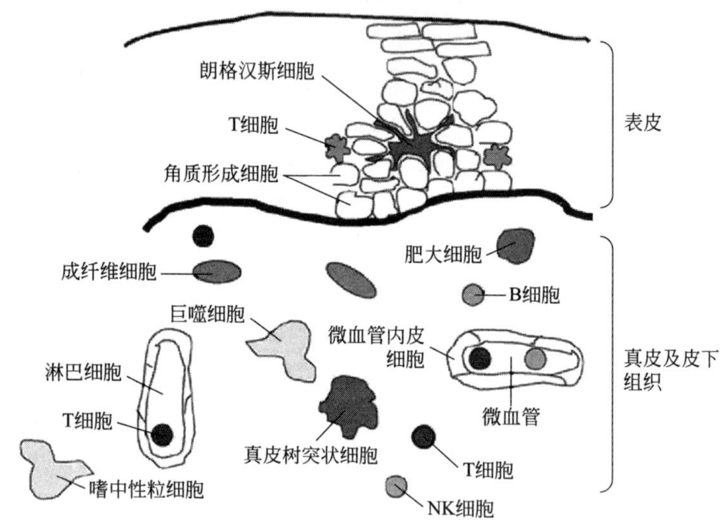

图 6-1　皮肤免疫系统的细胞

1. 角质形成细胞

角质形成细胞作为皮肤免疫系统的第一道屏障，主要通过产生抗菌肽（synthetic antimicrobial peptide，AMPs）、细胞因子和趋化因子等，迅速对有害刺激发生反应，并传递给皮肤内其他免疫细胞。其作用机制为：角质形成细胞能通过 Toll 样受体（Toll-like receptors，TLRs）和炎症复合体识别多种外界环境中和内源性的危险信号，TLR 被激活后能活化下游信号通路，启动 DNA 转录产生抗菌肽、细胞因子和趋化因子。此外，角质形成细胞还能通过炎症小体识别胞浆内危险信号如细胞脂多糖 LPS、细菌鞭毛素、紫外线、刺激物和毒素等导致炎症复合体组装，从而产生免疫应答。

2. 树突状细胞

皮肤中的树突状细胞有多种，如表皮内朗格汉斯细胞、真皮内树突状细胞以及黑素细胞等。树突状细胞为异质性群体，不同的树突状细胞可能摄取处理及递呈不同的抗原，启动免疫应答或诱导免疫耐受。尽管黑素细胞也具有免疫功能，这里主要介绍表皮内朗格汉斯细胞和真皮内树突状细胞。

表皮朗格汉斯细胞为皮肤中经典的树突状细胞，其树突能穿过细胞间的紧密连接伸入角质层内搜索捕捉抗原。其能够通过多种受体识别环境中的危险信号后活化，向皮肤引流区淋巴结迁移，同时抗原递呈功能不断成熟，在淋巴结内将抗原递呈给幼稚 T 细胞。

真皮内树突状细胞至少包括三个群体，即 $CD1c^+$、$CD14^+$ 和 $CD141^+$。$CD14^+$、$CD141^+$ 细胞能产生细胞因子 IL-10，因而具有免疫调节功能。

3. T 细胞

根据皮肤中的 T 细胞的表面标记，可将其分为 $CD4^+$ 和 $CD8^+$ T 细胞。$CD4^+$ T 细胞主要存在真皮内，又可进一步分为 Th1、Th2、Th17 和 Treg 4 个亚群；$CD8^+$ T 细胞分布于表皮和真皮内。Th1 细胞，属于细胞免疫，主要产生 IFN-γ 和淋巴毒素活化巨噬细胞，杀死细胞内寄生病原体如结核杆菌。Th2 细胞，属于体液免疫，主要产生细胞因子 IL-4、IL-13，参与过敏反应性疾病如异位性皮炎。Th17 细胞主要产生细胞因子 IL-17A、IL-17F，在机体抵御细胞外病原体如白色念珠菌、金黄色葡萄球菌和银屑病的发病中起至关重要的作用。

过去的观点认为，皮肤免疫功能的实现依赖于在外周血、淋巴结及皮肤往复循环中的 T 淋巴细胞，其实皮肤常驻 T 细胞在皮肤免疫监视功能方面起着更重要的作用。正常人皮肤内 T 淋巴细胞数量约为 200 亿，而这个数量几乎是外周血中 T 细胞总数的 2 倍。

（二）皮肤免疫系统的体液因子

1. 免疫球蛋白

人们对皮肤免疫的研究主要集中于皮肤免疫病理和细胞免疫，对皮肤腺体分泌液及皮肤表面的免疫球蛋白则研究较少，其原因是采集皮肤腺体分泌液较困难且这些分泌液中免疫球蛋白的含量极低。随着检测技术的提高，对皮肤组织及其分泌液中的免疫球蛋白进行研究，认识到皮肤组织表面及腺体分泌液中的免疫球蛋白与机体内各种腔道黏膜表面的免疫球蛋白相类似，在皮肤组织局部的特异性防御机制中起着重要的作用。

免疫球蛋白，分为膜型免疫球蛋白（membrane Ig，mIg）和分泌型免疫球蛋白（secreted Ig，sIg），mIg 固定在质膜表面，sIg 是分泌到体液中的可溶性免疫球蛋白。人类免疫球蛋白有五种类型（图 6-2），即 IgG、IgM、IgA、IgD、IgE，均由活化 B 淋巴细胞合成和分泌。

参与表面免疫的免疫球蛋白主要是 IgA，尽管其他免疫球蛋白如 IgG、IgM 和 IgE 在许多病理状态下也可出现，但分泌型 IgA（sIgA）是最主要的成分，它也是正

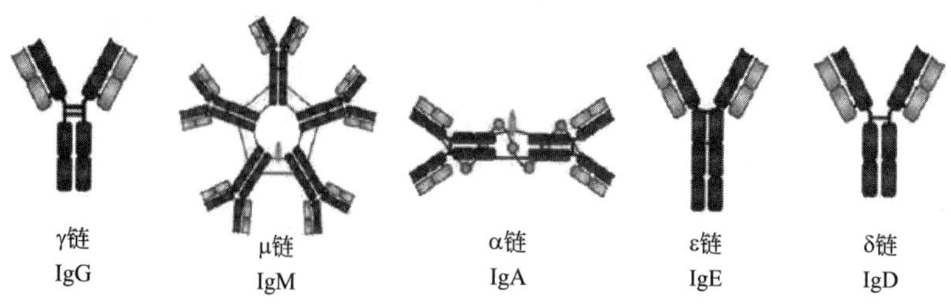

图 6-2 免疫球蛋白分类

常皮肤分泌液中的一个重要组成部分。sIgA 的生物学功能主要有抗菌、抗毒素及抗病毒，对支原体、真菌及其他异物抗原也有作用，从而构成机体局部抗感染、抗过敏的重要免疫屏障。sIgA 作用方式主要有：阻抑黏附、溶解细菌、介导 ADCC 作用、中和病毒及中和毒素、免疫排除作用。sIgA 以二聚体形式存在于各种分泌液中，其中每一单体含有完全对称的两条重链和两条轻链，两个单体由 J 链连接在一起。J 链是一分子量约 20kDa 的多肽链，含 10%的碳水化合物，富含半胱氨酸，起稳定二聚体作用。当二聚体 IgA 通过上皮细胞向外分泌时，与上皮细胞产生的分泌片（SC）结合形成完整的 sIgA，释放到外分泌液中。SC 为分子量 6～7kDa 的含 6%碳水化合物的多肽链，起保护 sIgA 的作用，使之不受环境中各种酶的破坏。

2. 皮肤中的补体系统

补体是机体免疫系统的一个重要组成部分，是防御过程中所不可缺少的。补体系统不仅参与非特异性免疫应答，而且与特异性免疫应答密切相关。

（1）补体系统的组成　补体系统由一组存在于血液及其他体液中的蛋白分子所组成，大致包括补体固有成分、补体调节因子、补体受体和补体活性分子四个部分，世界卫生组织（WHO）命名委员会已对补体各成分进行了统一命名。参与补体激活经典途径的固有成分按其被发现的先后分别命名为 C1（q、r、S）、C2～C9；补体系统的其他成分以英文大写字母表示，如 B 因子、D 因子、P 因子、H 因子等；补体调节蛋白多以其功能命名如 C1 抑制物（C1INH）、C4 结合蛋白、促衰变因子等；补体活化后的裂解片段以该成分的符号后面附加小写英文字母表示，如 C3a、C3b；具有酶活性的成分或复合物；灭活的补体片段。

（2）补体系统的激活途径　补体系统各成分通常多以非活性状态存在于血浆中，当其被激活物质活化之后，才表现出各种生物学活性。补体系统激活有两种方式，即经典途径及替代途径。经典途径按其在激活过程中的作用，分为三组：识别单位（recognition unit）包括 C1q、C1r、C1S；活化单位（activation unit）包括 C1、C2、C3、C4；膜攻击单位（membrane attack unit）包括 C5～C9。经典途径的活化是从 C1 开始的，IgG 或 IgM 与抗原结合形成免疫复合物是触发此途径活化的主要因素，抗原与抗体结合导致抗体 Fc 段固定后，其 6 个分支链的构型发生改变，C1 被激活，然后激活液相中 C4 和 C2。C4 和 C2 的裂解受到 C1INH 的调节，C1、C4 和 C2 的主要功能是使C3裂解，C4b2b是经典途径的C3转化酶，C3转化酶可将C3裂解为C3a和C3b。C3b与C4b2b相结合，产生C423（C4b2b3b），为经典途径的C5转化酶。

补体系统激活也可越过C1、C4、C2，从C3开始。替代途径中的补体可在缺乏免疫复合物存在的情况下活化，许多物质如革兰氏阴性菌的内毒素、真菌、酵母及其他细胞（如病毒感染细胞）均能直接活化C3产生裂解片段。旁路激活途径在细菌性感染早期，尚未产生特异性抗体时，即可发挥重要的抗感染作用。C3中硫酸酯的自发性水解导致C3与B因子可逆性结合，此步骤依赖镁离子存在。D因子将其中B因子裂解而形成C3a3b，即C3转化酶，它裂解C3大分子产生C3a和C3b，C3b再与B因子在镁离子存在的情况下结合，并经D因子迅速活化成旁路中的放大C3转化酶，这就是替代途径中活化C3的放大反馈反应。备解素则通过延缓C3b3b的衰退而促进此反应。H和I因子则可抵消备解素的稳定作用，H因子使Bb与C3b解离，从而使C3b暴露，受I因子的作用而被灭活。

（3）补体的生物学功能　补体具有许多生物学作用，它们不仅参与非特异性防御反应，也积极参与特异性免疫反应。补体系统的功能可分为两大方面：①补体在细胞表面激活，形成膜攻击单位并嵌入脂质双层膜中，最终导致细胞渗透性溶解；②补体激活过程中产生不同的蛋白水解片段，从而在免疫和炎症反应中介导各种生物学效应。补体系统主要通过两条途径参与人类疾病的发生：首先，补体编码基因的结构异常可使补体蛋白产物缺乏，导致补体激活障碍，从而引发严重的病理后果；其次，补体系统激活，也可导致某些免疫性疾病的发生。

（三）皮肤免疫系统中的细胞因子

细胞因子（CK）是一组由免疫细胞（T细胞、B细胞、单核/巨噬细胞、NK细胞等）和某些非免疫细胞（如血管内皮细胞、角质形成细胞、成纤维细胞等）产生的可溶性小分子量蛋白或糖蛋白，是体内细胞间相互调控的介质，是正常生理过程和病理条件下发挥多种功能的生物信号。根据细胞因子的结构和功能分类，可分为六类：①白细胞介素（interleukin，IL）；②集落刺激因子（colony-stimulating factor，CSF）；③干扰素（interferon，IFN）；④生长因子与转化生长因子（growth factor and transforming growth factor，GF&TGF）；⑤肿瘤坏死因子（tumor necrosis factor，TNF）；⑥趋化性细胞因子（chemokine）。以下对这六类细胞因子进行简单介绍。

1. **白细胞介素（IL）**

白细胞介素（IL）可由多种细胞产生，大多数有广泛的生物学活性，它们作用于淋巴细胞、巨噬细胞等，负责传递信号，联络白细胞群的相互作用，在免疫调节和炎症反应中起重要作用。1979年，为了避免命名的混乱，第二届国际淋巴因子专题会议将免疫应答过程中白细胞间相互作用的细胞因子统一命名为白细胞介素（IL），在名称后加阿拉伯数字编号以示区别，例如IL-1、IL-2等，新确定的因子依次命名，目前已有38种IL，分别为IL-1～IL-38。这里重点介绍与皮肤免疫关系密切的几种白细胞介素。

（1）白细胞介素-1（interleukin-1，IL-1）

① IL-1的发现与命名　IL-1是一种重要的促炎细胞因子。最早关于IL-1的研究始于20世纪40年代对发热原因的探索。20世纪70年代发现IL-1的活性成分是分子量为18kDa及38kDa的两种蛋白质分子，1984年确定了分别编码IL-1α和IL-1β基因的两种不同的cDNAs。

② IL-1α与IL-1β的结构　目前已经明确IL-1存在两种形式：IL-1α与IL-1β。两种蛋白质分子的分子量分别为18kDa及38kDa。

③ IL-1的生物学活性　IL-1是在局部和全身炎症反应中起核心作用的细胞因子。局部低浓度的IL-1主要发挥免疫调节作用：a. 与抗原协同作用，可使$CD4^{+}$ T细胞活化，IL-2R表达；b. 促进B细胞生长和分化，促进抗体的形成；c. 促进单核-巨噬细胞等APC的抗原递呈能力；d. 与IL-2或干扰素协同，增强NK细胞活性；e. 吸引中性粒细胞，引起炎症介质释放；f. 刺激多种不同的间质细胞释放蛋白分解酶并产生一些效应；g. 对软骨细胞、成纤维细胞和骨代谢也均有一定影响。对IL-1局部作用机制的探讨，对化妆品研究和开发具有重要的指导作用。

全身性作用动物实验证明，IL-1的大量分泌或注射可以通过血循环引起全身反应：a. 作用于下丘脑可引起发热，具有较强的致热作用；b. 刺激下丘脑释放促肾上腺皮质素释放激素，使垂体释放促肾上腺素，促进肾上腺素释放糖皮质激素，对IL-1有反馈调节作用；c. 作用于肝细胞使其摄取氨基酸的能力增强，进而合成和分泌大量急性期蛋白，如α2球蛋白、纤维蛋白原、C-反应蛋白等；d. 使骨髓细胞库的中性粒细胞释放到血液，并使之活化；增强其杀伤病原微生物的能力和游走能力；e. 与CSF协同可促进骨髓造血祖细胞增殖能力，使之形成巨大的集落；还可诱导骨髓基质细胞产生多种CSF并表达相应受体，从而促使造血细胞定向分化。

④ IL-1受体（IL-1 receptor，IL-1R）　IL-1受体家族包括Ⅰ型受体（IL-1RⅠ）、Ⅱ型受体（IL-1RⅡ）和最近发现的IL-1受体辅助蛋白（IL-1RAcP）。转导IL-1刺激信号的主要是IL-1RⅠ/IL-1RAcP复合物，而IL-1RⅡ通过与IL-1RⅠ竞争结合IL-1，从而起抑制作用。IL-1RⅠ与IL-1结合后可传递信号，并介导IL-1对靶细胞的生物学作用。IL-1RⅡ则不能传递信号，起拮抗作用。液相中，分泌型IL-1RⅡ与IL-1β结合，也起拮抗作用。在炎症体液（如炎性关节滑液）中，proIL-1β可与IL-1RⅡ以高亲和力结合，从而保护前者不被各种蛋白酶水解。

⑤ IL-1信号转导　IL-1的生物学效应通过结合受体后信号转导来实现。结合受体后信号转导过程极其复杂，涉及多种酶以及调节蛋白（如G蛋白）、信使分子、神经酰胺（ceramide）、转录因子等。事实上，几乎所有IL-1介导的生物反应都由转录因子调控。近几年的研究又发现了几条重要的信号转导途径。

a. IL-1受体相关激酶（interleukin-1 receptor-associated kinase，IRAK）途径　IRAK与多数细胞因子受体不同，IL-1RⅠ没有内在的蛋白激酶活性，因而需要结合并活化细胞浆蛋白激酶来转导信号。IRAK 家族迄今已发现有 3 个成员，即 IRAK-1、IRAK-2 和 IRAK-M。研究表明，IRAK 是 IL-1 激活 NF-κB 和 AP-1 的重要调控分子。IL-1 与其受体结合使得 IL-1/IL-1RⅠ/IL-1RAcP/MyD88/IRAK 复合物的形成。此后，IRAK 发生磷酸化并激活下游的肿瘤坏死因子受体相关因子-6（TRAF-6）。TRAF-6 进而活化 MAPK 激酶激酶 TAK1。TAK1 一方面可刺激 NF-κB 诱导激酶（NIK），另一方面可刺激 MAPK 激酶（MAP2K）活化。活化的 NIK 激活 NF-κB 并抑制蛋白（IκB）激酶（IKK），引起 IκB 降解，从而释放 NF-κB 进入细胞核调控相应基因表达；而活化的 MAP2K 激活 c-Jun 氨基末端激酶（JNK）或 p38MAPK，实现对 AP-1 活化的调控。目前仍不清楚的是，IRAK-1 和 IRAK-2 是单独起作用还是协同作用。

b. 磷脂酰肌醇 3（phosphatidylinositol，PI3）激酶信号转导途径　PI3-激酶参与多种细胞因子的信号转导，但其在 IL-1 信号转导中的作用直到 1997 年才见报道。细胞受到 IL-1 刺激后，PI3-激酶与 IL-1/IL-1RⅠ/IL-1RAcP 形成复合物（至于 PI3-激酶是与 IL-1RⅠ还是与 IL-1RAcP 直接作用还未有定论，因为两种模型都有实验依据）。PI3-激酶继而通过一定的信号机制激活 NF-κB 和 AP-1。研究表明，细胞在静息状态下，PI3-激酶主要分布于细胞浆中。当用 IL-1 刺激细胞时，PI3-激酶进入细胞核。这可能是 PI3-激酶调控 NF-κB 和 AP-1 活化的一种机制。另有研究发现，PI3-激酶可磷酸化并活化 NF-κB p65 亚基，而不影响 IκB 降解，NF-κB 核定位和 NF-κB 的 DNA 结合能力。PI3-激酶活化 NF-κB 和 AP-1 的其他可能的机制有：(a) PI3-激酶催化生成的产物激活 PKCζ 和 PKCλ。PKCζ 和 PKCλ 分别调控 NF-κB 和 AP-1 活化；(b) PI3-激酶通过激活 MAPK 调控 NF-κB 和 AP-1 活化。Reddy 等的研究表明，过度表达 PI3-激酶虽足以完全激活 AP-1 但不足以激活 NF-κB。PI3-激酶在调控 NF-κB 活化时与 IRAK-1 协同作用。

c. JAK-STAT（janus kinase-signal transducer and activator of transcription）信号通路　JAK-STAT 信号转导途径几乎为所有细胞因子所共享，发现 IL-1 也能激活此通路。但是，目前只发现在 IL-1 刺激的胰岛 β 细胞中存在 JAK-STAT 通路，该信号转导途径是否存在于其他类型的细胞中有待验证。

d. 离子通道在 IL-1 信号转导中的作用　IL-1 能激活神经细胞和血管平滑肌细胞的钙通道和钾通道。研究发现，IL-1 也能改变非兴奋性细胞滑液成纤维细胞的膜电位。IL-1 对非兴奋性的骨髓基质细胞的钠通道、钾通道和氯通道亦有激活作用，这些离子通道与 NF-κB 和 AP-1 的关系正在研究之中。

(2) 白细胞介素-2（interleukin-2，IL-2）

① IL-2 的发现与命名　IL-2 是在研究 T 细胞长时间生长的条件下发现的。1976 年 Morgan 等用丝裂原（植物血凝素 PHA）、刀豆蛋白 A 等刺激 T 淋巴细胞产生的一种因子，当时命名为 T 细胞生长因子（TCGF）并于 1979 年在国家淋巴因子会议上正式命名为 IL-2。

② IL-2的蛋白结构　IL-2是一个133个氨基酸残基组成的多肽，分子量大约为15kDa的糖基化蛋白。等电点（PI）为6.5～8.0，有3个半胱氨酸残基（Cys），分别位于第58、105和125位。因此翻译后修饰还包括Thr位点的糖基化和在第58位与第105位残基形成二硫键。糖基化与否对蛋白活性没有影响，而正确的二硫键对活性是必要的，因此重组的IL-2通常将125位游离的半胱氨酸残基突变为丝氨酸或者丙氨酸，这样就有利于重组蛋白产生正确的二硫键。

③ IL-2生物学活性　白细胞介素的生物学作用以刺激T细胞增生为主，除此之外还有其他重要功能，如促T细胞增殖；维护整个NK细胞的活化、分化和增殖，调节NK细胞保持它的自然杀伤力；诱导细胞毒性T淋巴细胞产生和增殖；诱导淋巴因子活化淋巴细胞；促B细胞增殖分化作用；以及与其他白介素等的协同作用。

④ IL-2受体（IL-2R）　IL-2的靶细胞包括T细胞、NK细胞、B细胞及单核-巨噬细胞等。这些细胞表面均可表达IL-2R。IL-2R包含3条多肽链：1条为α链，分子量55kDa；1条为β链，分子量为75kDa；另1条为γ链，分子量为64kDa。α链的胞内区较短，不能向细胞内传递信号，而β链和γ链的胞内区较长，具有传递信号的能力。3种肽链单独与IL-2结合亲和力较低，只有同时表达才能产生高度亲和力。

（3）白细胞介素-3（interleukin-3，IL-3）

① IL-3的发现与命名　1981年Ihle等发现COA激活的正常小鼠淋巴细胞产生的一种因子，这种因子可以促进T细胞缺陷小鼠（无胸腺小鼠）的脾细胞产生20α-DH（20α-甾脱氢酶）。由于这种淋巴因子的产生及生物活性与T淋巴细胞相关，所以Ihle等人将其命名为白细胞介素-3。此外，白细胞介素-3还曾经被命名为暴式集落促进因子、WEHI-3因子、肥大细胞生长因子、组胺刺激的细胞生长因子、P细胞刺激因子、多能集落刺激因子等。

② IL-3基因、蛋白质结构　研究最多的白细胞介素-3是人白细胞介素-3（hIL-3）与小鼠IL-3（mIL-3）。hIL-3分子量为15～17kDa，由133个氨基酸残基组成，有两个N-糖基化位点和一个链内二硫键（Cys16-Cys84），二硫键为hIL-3活性所必需。hIL-3的32～35位和C-末端氨基酸构成的构象决定簇是中和抗体的靶位点，而N-末端α螺旋中的氨基酸是hIL-3结合hIL-3Rβ链部分。hIL-3基因位于人染色体的5q23～5q31位，与GM-CSF相邻，中间仅有9kb的间隔，这个区域附近还有IL-4、IL-5、IL-9、IL-13、GM-CSF、PDGF、GM-CSF受体和C-FMS的基因。hIL-3的基因结构有五个外显子和四个内含子，长约3kb，其编码区均约为0.5kb，编码152个氨基酸。

③ IL-3的生物学活性　IL-3在机体的造血和免疫调节中具有非常重要的作用。其主要功能是在血清因子或其他CSFs的协同作用下，迅速促进多能干细胞和各系祖细胞，如CFU-GM、CFU-G、CFU-M、CFU-Meg、CFU-Ba的定向分化和成熟。

④ IL-3的受体　IL-3受体（IL-3R）属造血生长因子受体超家族。IL-3R由α和β两条链构成。IL-3Rα链是IL-3所特有的，决定IL-3作用的特异性。IL-3Rα链分子

量为 41kDa（糖蛋白为 60～80kDa），与 IL-5R、GM-CSF 的 α 链有一定的同源性，其基因与 GM-CSFRα 链紧密相连。IL-3Rβ 链分子量为 96kDa（糖蛋白为 120～135kDa），与 IL-5R、GM-CSFR 的 β 链相同，称为共有的 β 链（βc），又称 KH97。但只有单独的 α 链才能形成高亲和力的受体。

⑤ IL-3 信号转导　IL-3R 在发挥作用时，首先形成异源二聚体或寡聚体；受体寡聚化后即激发细胞内的信号转导。IL-3 受体 α 链和 β 链的胞浆内部均没有激酶活性，α 链没有信号转导功能，细胞内信号主要由 β 链传递。

IL-3R 胞浆内部分别与 Lyn、Fyn 等 Src 家族酪氨酸激酶相互作用，引起多种胞浆蛋白酪氨酸磷酸化（包括受体自身的磷酸化），从而激活 ras/raf-1/MAPK 信号转导途径。IL-3R 形成异源寡聚体后，可使 JAK2、Tyk2 激活，进而活化 STAT1、STAT3、STAT5a 和/或 STAT5b。此外，IL-3 还可诱导细胞外 Ca^{2+} 内流，增加胞浆内 Ca^{2+} 浓度；还可诱导细胞内蛋白激酶 C 活化，引起多种蛋白质的丝氨酸/苏氨酸磷酸化。因此，IL-3 与 IL-3R 结合会产生一定的生物学效应，其信号转导过程是多途径、极其复杂的。

IL-3 也可以通过信号受体激活微神经胶质细胞内的 JAK-STAT 和 MAP 激酶信号通路。在体外用酪氨酸磷酸化抑制剂 AG490 处理 EOC-20 微神经胶质细胞能够封闭 IL-3 诱导的 JAK2、STAT5A 和 STAT5B 信号蛋白的酪氨酸磷酸化。用 JAK2 负突变转染 EOC-20 细胞也能够封闭这几种信号蛋白的酪氨酸磷酸化。JAK2-STAT5 通路的封闭会导致微神经胶质细胞中 IL-3 诱导的 CD40 和主要组织适应性复合体Ⅱ表达减弱。因此 JAK2-STAT5 信号通路在 IL-3 诱导的微神经胶质细胞活性中起关键作用。

（4）白细胞介素-4（Interleukin-4，IL-4）

① IL-4 的发现和命名　1982 年 Howard 发现 T 细胞培养上清液中有一种促进 B 细胞增殖的因子，起初命名为 B 细胞生长因子-1（B cell growth factor-1，BCGF-1）。有的实验室称为 B 细胞刺激因子-1（B cell stimulating factor-1，BSF-1）、T 细胞生长因子-2（T cell growth factor-2，TCGF-2）。1986 年基因克隆成功，国际统一命名为白细胞介素-4（interleukin 4，IL-4）。

② IL-4 的结构　成熟的 IL-4 是分子量为 18～19kDa 的糖蛋白。

③ IL-4 的生物学活性　IL-4 是由 $CD4^+$ T 细胞亚群、B 细胞、肥大细胞等分泌的多效性细胞因子，在调节 T 细胞分化、调控免疫球蛋白亚型的转换过程中发挥重要作用。

④ IL-4 受体　IL-4R 有两型，Ⅰ型由 α、γc 链构成，α 亚基与 IL-4R 高度亲和，γc 链与 IL-4 和 IL-4Rα 复合物结合。尽管 γ 链只能中度增加 IL-4R 对 IL-4 的亲和力，但它是 IL-4R 信号转导途径必不可少的成分之一。Ⅱ型 IL-4R 含有 IL-13Rα、IL-13Rα′和 IL-4Rα3 种亚基，前二者的作用与 γc 链相似。IL-4Rα 属于红细胞生成素受体超家族，由胞外区、跨膜区和胞内区组成。其胞外区含有Ⅲ型纤连素区、保守的

成对半胱氨酸残基及近膜区的 WSXWS 序列，后者与受体构象优化有关。IL-4R 的胞外区（IL-4R-BP）呈 L 形，含两个共价结合区：D1 区（1～91 位氨基酸残基）和 D2 区（97～197 位氨基酸残基），WSXWS 序列位于 D2 区，折叠成由 7 个反向平行的 8 片层构成的三明治结构。游离型 IL-4 含 4 个螺旋束，分别命名为 A、B、C 和 D，IL-4R-BP 与 IL-4 在 AC 螺旋面呈 1∶1 结合，形成嵌合结构。

⑤ IL-4R 介导的信号转导途径　白细胞介素-4 生物活性的发挥是通过与细胞表面 IL-4R 结合，继而激活胞质内多种非受体型蛋白质酪氨酸激酶（PTK），进一步启动 3 种主要信号转导途径：（a）与凋亡有关的 PI-3K 途径；（b）导致细胞增殖和基因转录的 IRS-1/2、Ras-MAPK 途径；（c）控制基因转录的 JAK-STAT 途径完成。

a. 受体酪氨酸激酶（PTK）介导　IL-4 与受体结合后，IL-4Rα 与 γc 链二聚化激活 PTK，细胞内底物磷酸化，从而触发信号如瀑布般传递。IL-4Rα 及 γc 链均不具有内源性激酶活性，因而 IL-4R 需要受体相关激酶作为信号转导的始动因子，其中 JAK 酪氨酸激酶在其过程中发挥着重要作用。JAK 激酶家族包括 JAK1、JAK2 和 JAK3，JAK1 与 IL-4Rα 链连接，而 JAK3 与 γc 链连接。当 IL-4 与受体 α 链结合后，JAK1 和 JAK3 的酪氨酸发生磷酸化作用，IL-4Rα 自身亦出现酪氨酸磷酸化，进而与下游的信号蛋白通过 SH2 或磷酸化酪氨酸结合区相互作用。

b. 磷脂酰肌醇-3 激酶（PI-3K）途径　PI-3K 复合物含两个亚单位，调节亚基 p85 和催化亚单位 p110。p85 亚基的 C 末端串联的 SH2 区含有 104 个氨基酸序列，介导其与 p110 相互作用。IL-4 与受体结合后，p85 与磷酸化的 IRS-1/2 相互作用，PI-3K 复合物出现构象改变，p110 被激活，催化含 Ser/Thr 残基的蛋白或膜脂质磷酸化。脂质激酶介导 P 分子的转移，从 ATP 转移到磷脂酰肌醇的 D3 位点，催化生成 PIP3 及 PIP2 脂源性信号分子，PIP3 是 PDK1/2（3-磷脂酰肌醇依赖性激酶 1/2）激活剂，后者已被证实参与下游激酶如 PKC 和 Akt 的激活，在细胞存活过程中发挥重要作用。IL-4 延长造血细胞生存，可能是与通过 PI-3K 途径，产生第二信使分子，上调抗凋亡蛋白 bcl-2 表达有关。

c. Ras/丝裂原激活蛋白激酶（MAPK）途径　MAPK 信号途径为经典的三级级联激活途径（MKKK-MKK-MAPK），目前研究最多的 MAPK 为 ERK1 和 ERK2。ERK（细胞外因子调节的蛋白激酶）激活环的磷酸化系列 Thr-Gluxx-Tyr 高度保守，位于 ATP 酶和底物结合位点附近。IL-4 对 Ras/MAPK 途径的激活，与细胞类型有关，如 B 淋巴细胞和角朊细胞。磷酸化的 IRS-1/2 与接头蛋白 Grb2、Shc 的 SH2 区相互作用，该接头蛋白利用其 SH3 区与胱氨酸核酸交换蛋白 Sos 形成复合物，将 GDT-Ras 催化为 GTT-Ras，与 Raf 结合，通过 Ser/Thr 激酶 Raf 激活 MEK1/2，在 G 蛋白和 PKC 的参与下，将 ERK1 和 ERK2 的 Thr 和 Tyr 残基磷酸化。研究发现，ERK 单一位点磷酸化时，ERK 的活性上调 5～10 倍，而双位点同时激活，ERK2 的活性增加 3000 倍之多，提示该双磷酸化位点可能设定了 ERK 的激活域值，以便能及时快捷地传递信息。激活后的 ERK-1/2 穿过核膜，通过特异转录激活因子，启动 c-fos、c-Jun 等基因表达。

d. JAK-信号转导子和转录激活子（STAT）途径 STAT 的激活必须有 JAK 激活，因此 STAT 的信号转导一般被称为 JAK-STAT 途径。STAT6 只被 IL-4 和 IL-13 特异性激活，在激活或增强 IL-4 反应基因表达过程中作用关键。与其他信号分子不同，STAT6 直接作用于细胞因子受体和转录基因，其具体流程如下：IL-4R 聚合使 JAK1、JAK3 活化，受体胞内区酪氨酸磷酸化，为 STAT6 分子的停靠提供锚定位点，STAT6 通过其高度保守的 SH2 区与受体结合，使 STAT6 的 C 末端酪氨酸残基磷酸化，与受体分离。STAT6 利用其 SH2 区与另一 STAT6 分子形成同源二聚体进入核内，与细胞因子反应基因启动子的特异 DNA（TTC-N4-GAA）序列结合。研究发现 STAT6 通过其转录激活区与组氨酸脱乙酰化酶 CBP/p300 结合，有助于 STAT6 在核内精确定位及加强共激活子的结合力。STAT6 与转录因子 C/EBPa 和 NF-κB 共同激活免疫球蛋白 ε 基因转录。

（5）白细胞介素-6（Interleukin-6，IL-6）

① IL-6 的发现与命名 1985 年 Kishimoto 等从 T 细胞中首先获得 IL-6 cDNA 克隆，在 1986 年统一命名为白细胞介素-6，此前曾根据实验系统和功能的不同，被命名为杂交瘤/浆细胞瘤生长因子（HPGF）、B 细胞刺激因子-2（BSF-2）和肝细胞刺激因子（HSF）等。

② IL-6 的结构 人类 IL-6 基因位于第 7 号染色体，分子量为 26kDa。

③ IL-6 的生物学活性 白细胞介素-6 主要由单核-巨噬细胞、Th2 细胞、血管内皮细胞、成纤维细胞产生，能够刺激活化 B 细胞增殖，分泌抗体；刺激 T 细胞增殖及 CTL 活化；刺激肝细胞合成急性期蛋白，参与炎症反应；促进血细胞发育。

④ IL-6 的受体 IL-6 受体系统包括两条肽链：α 链又称特异性结合链，即 IL-6 结合受体蛋白（IL-6 binding receptor protein），为配基特异性受体（IL-6R），分子量为 80kDa；β 链又称信号转导链，即信号转导蛋白（signal-trans-ducing protein），分子量为 130kDa（gp130）。IL-6R 与 gpl30 均以膜型和可溶性受体的形式存在。

⑤ IL-6 的信号转导

a. JAK-STATs 通路 AK 激酶与 gp130 或白血病抑制因子受体（ILFR）结合后，由 gp130：gp130 或 gp130：ILFR 二聚体诱导其磷酸化活化，并使 gp130 和 ILFR 上的 6 个酪氨酸残基磷酸化，通过信号转导及转录激活子-3（STAT3）和 STAT1 上的 Src 同源结构域-2（SH2）与磷酸化的酪氨酸相互作用形成同源或异源二聚体，二聚体与其结合位点分离并在酪氨酸磷酸化后转移到核内，调节靶基因表达。

b. Ras/MAPK 通路 gp130 激活可诱导 Src 同源胶原蛋白（Shc）与生长因子受体结合蛋白-2（Grb2）复合物形成和活化，然后与鸟嘌呤核苷酸交换因子（Sos）结合，激活 Ras 蛋白。活化的 Ras 转导信号参与丝裂原活化的蛋白激酶（MAPK）途径。

（6）白细胞介素-10（Interleukin-10，IL-10）

① IL-10的发现与命名　1989年美国Fiorentino等发现在体外培养中，活化的小鼠Th2细胞能分泌一种抑制Th1细胞产生细胞因子的因子，将它命名为“细胞因子合成抑制因子”（cytokine synthesis inhibitory factor，CSIF），IL-10。人的IL-10由于其与鼠基因同源性而被发现。

② IL-10结构　人IL-10基因位于1号染色体上，形成初期含有178个氨基酸残基，其中包含N末端18个氨基酸信号肽，而成熟的人IL-10含有160个氨基酸残基，以非共价同源二聚体的形式存在于细胞外间隙。IL-10单体含有1个N-糖基化位点和2个二硫键，IL-10三级结构与IFN-γ极为相似。IL-10的三维立体结构提示其由6个短α螺旋构成，2个单体构成同源二聚体。IL-10的结构可与其受体的亲水区紧密结合，2个IL-10二聚体与4个IL-10受体胞外区结合，形成所谓的活性单元。

③ IL-10的生物学活性　IL-10的主要功能是限制和最终终止炎症反应。IL-10是一种具有抑制T细胞、单核细胞和巨噬细胞激活，并抑制单核因子的合成、一氧化氮的产生、Ⅱ类MHC和共刺激分子如CD80/CD86表达等功能，对大多数类型造血细胞有多种作用的多功能细胞因子。IL-10还可调节B细胞、NK细胞、细胞毒T细胞和辅助T细胞、肥大细胞、中性粒细胞、树突状细胞、角化细胞和内皮细胞的生长和分化。

④ IL-10的受体　人的IL-10受体位于多种细胞上，由250个氨基酸胞外区、25个氨基酸跨膜区及317个氨基酸胞质区组成，IL-10受体糖基化程度非常高，一般认为它的胞外区可能存在6个N-糖基化位点。IL-10受体基因位于11号染色体上，并且是IFN受体家族Ⅱ亚群中的一员。IL-10和IFN-γ受体有相似性，而IL-10和IFN-γ在许多组织中的作用具有拮抗性。IL-10受体mRNA在骨髓造血细胞中有高表达，而在非造血细胞中表达不高。1个B细胞上有7000个IL-10受体。

⑤ IL-10的信号转导　IL-10与其受体结合后，通过JAK-1与Tyk-2的磷酸化和信号转导以及转录活化因子-1（signal transducers and activators of transcription，STAT1）与STAT3的激活来活化JAK酪氨酸激酶信号通路。源自JAK-/-鼠的巨噬细胞对IL-10不应答提示，JAK-1在IL-10信号转导早期起着决定性的作用，STAT3为IL-10反应中的一个关键调节物。STAT3直接募集到IL-10/IL-10R复合物中IL-R1胞浆结构域的2个对IL-10应答后发生磷酸化的酪氨酸残基，为IL-10信号转导所需。在所有对IL-10应答的细胞中，STAT3对于IL-10的信号转导是不可或缺的，但一个或更多的其他通路必须被IL-10激活以抑制巨噬细胞活化。

（7）白细胞介素-17（IL-17）

① IL-17的发现与命名　IL-17最早是由Rouvier等人于1993年在激活的噬齿类的T细胞杂交瘤中发现的。IL-17A于1993年首次被克隆出来，命名为CTLA-8（cytotoxic T lymphocyte-associated antigen-8），后来发现其具有类似于细胞因子的效应，故更名为IL-17A。

② IL-17的结构 白细胞介素-17的蛋白质序列中都含有4个十分保守的半胱氨酸残基。这4个半胱氨酸残基可以相互联络形成一个特定的结构，称为“半胱氨酸结”。

③ IL-17的生物学活性 IL-17是一种主要由活化的T细胞产生的致炎细胞因子，可以促进T细胞的激活和刺激上皮细胞、内皮细胞、成纤维细胞产生多种细胞因子，如IL-6、IL-8、粒细胞-巨噬细胞刺激因子（GM-CSF）和化学增活素及细胞黏附分子-1（cellular adhesion molecule 1，CAM-1），从而导致炎症的产生。能够诱导上皮细胞、内皮细胞、成纤维细胞合成分泌IL-6、IL-8、G-CSF、PGE2，促进ICAM-1的表达。

④ IL-17的受体 IL-17受体家族包括5个成员：IL-17RA（receptor A）、IL-17RB、IL-17RC、IL-17RD和IL-17RE。IL-17A通过与细胞表面受体IL-17RA结合，进而与IL-17RC形成异源二聚体介导的下游信号。IL-17RA在体内的多种细胞类群中广泛表达，而IL-17RC主要在上皮细胞、内皮细胞等基质细胞中表达，但在造血细胞中表达量较低。与IL-17A同源性最高的家族成员IL-17F与IL-17A共用IL-17RA和IL-17RC受体，但它们与受体的亲和力不尽相同。与IL-17A和IL-17F不同，IL-17C被发现是通过IL-17RA和IL-17RE受体复合物介导下游信号。IL-17E的功能性受体是IL-17RA和IL-17RB受体组合，虽然IL-17RB也被认为是IL-17B的受体，但它与IL-17B的亲和力比IL-17E弱且其介导的IL-17B的生物学效应也不清楚。

⑤ IL-17A与IL-17F的信号转导 IL-17A与细胞表面受体IL-17RA结合，与IL-17RC形成异源二聚体作为受体，介导下游信号通路。IL-17RA与IL-17RC同样也是IL-17F的受体并介导其下游信号。IL-17RA缺失的成纤维细胞不能对IL-17A刺激产生反应。发现Act1（也被称为CIKS）是一种含有与IL-17RA上的SEFIR结构域同源的胞内蛋白，在IL-17A刺激下，Act1通过SEFIR-SEFIR相互作用招募到IL-17R上继而招募TRAF6，并作为泛素连接酶3泛素化TRAF6。TAB2和TAB3能被招募到TRAF6上，基因沉默TAK1或者TAB2和TAB3可以抑制IL-17A诱导的NF-κB的激活，但对MAPKs信号的激活没有影响。IL-17A通过NF-κB信号途径还可以下调microRNA23b（miR-23b）的表达，从而抑制炎症因子的下游信号传递和细胞因子的表达。因此，IL-17A激活NF-κB通过下调miR-23b来解除其对于TAB2-TAB3的抑制，从而进一步放大IL-17A诱导的NF-κB信号。激酶TLP2介导了IL-17A信号诱导的TAK1磷酸化，TLP2与TAK1相互作用并磷酸化TAK1从而激活TAK1的催化活性。IL-17A可以通过激活NF-κB级联信号来上调一系列促炎症的趋化因子和炎症因子的表达。

⑥ IL-17在相关皮肤病中的作用

a. 系统性红斑狼疮（systemic lupus erythematosus，SLE） SLE疾病活动指数与患者外周血中Th17的水平呈正相关。狼疮性肾炎的患者体内也有大量Th17细胞的存在，其每日尿蛋白的量与Th17细胞增加的数量呈正比。扩张型心肌病是SLE患者死亡的重要原因之一，SLE伴扩张型心肌病的患者外周血中IL-17的水平远高于其他仅有单纯心脏瓣膜病变的患者。IL-17A或IL-17RA的生物靶向制剂已经成功进入了临床试验。

b. 银屑病　银屑病曾一度被认为是Th1型的免疫应答相关性疾病，因为在银屑病患者的外周血中，Th1类细胞因子的mRNA表达较正常对照组显著升高。银屑病患者体内外周血中IL-17及IL-23异常升高。银屑病患者的外周血和皮损中有Th17细胞，皮损部位的含量较正常组织明显偏高，且IL-17的mRNA的水平会随着患者病情的活动与否而发生变化。UVB照射可以抑制患者体内IL-23、IL-17和白细胞介素-22的产生及其mRNA的表达。在去除γδT细胞基因的鼠的银屑病模型中，发现其皮肤的炎症反应明显减轻，抑制或降低IL-17的水平可能会缓解银屑病患者的病情。

c. 白癜风　寻常型白癜风患者的外周血中的IL-17和IL-6的水平明显高于正常对照组，且进展期的患者外周血中的IL-17和IL-6的水平要比稳定期患者高，但是节段型白癜风患者外周血中的IL-17和IL-6水平与正常对照组相比无明显差异。因此有人认为IL-17和IL-6可能在寻常型白癜风的发病或活动中发挥着重要作用。

d. 特应性皮炎　特应性皮炎的外周血和皮损中发现Th17细胞，与此同时他们发现Th17细胞的量与特应性皮炎的轻重程度密切相关。儿童特应性皮炎患者体内外周血中IL-17和IL-23的水平明显高于正常对照组，特应性皮炎患者症状不同，其相对应的IL-17/IL-23轴的水平也不同，认为IL-17/IL-23轴的水平可能是疾病严重程度的标尺。

(8) 白细胞介素-18（IL-18）

① IL-18的发现与命名　IL-18是新进发现的一种前炎症性细胞因子，在炎症反应中起着双向调节作用，具有多种生物学活性。IL-18在抗感染，抗肿瘤及自身免疫性疾病的发病过程中起着重要作用。

② IL-18的结构　人IL-18基因编码全长含193个氨基酸的前体蛋白，人IL-18前体蛋白缺乏N-糖基化位点和疏水信号肽位点，其N端有36个氨基酸前导序列，在IL-1β转换酶（ICE）酶切下，成为含157个氨基酸残基的成熟有活性的蛋白，分子量为18kDa。IL-18通过与其受体（IL-18R）相结合发挥生物学活性，IL-18R是由连接链IL-18Rα（IL-1Rrp）和信号链IL-18Rβ（AcPL）组成。

③ IL-18的生物学活性　它是一个前炎症因子，可调节多种细胞发育及细胞因子分泌。研究表明，它是独特的依赖细胞因子周围环境而刺激Th1和Th2细胞反应的细胞因子。能促进外周单个核细胞产生IFN-γ、IL-2和粒细胞-巨噬细胞集落刺激因子等细胞因子，增强NK细胞和Th1细胞的细胞毒作用，促进T细胞的增殖，并在Th1细胞分化和免疫反应中有促进和调节作用。在免疫调节、抗感染、抗肿瘤及慢性炎症性疾病发病过程中起着重要作用。

④ IL-18与皮肤病

a. IL-18与银屑病　银屑病患者皮损组织中含有成熟的有活性的IL-18，但绝大多数 IL-18 为前体 IL-18，角质形成细胞来源的 IL-18 参与了银屑病皮损局部的 Th1 免疫反应。

b. IL-18 与系统性红斑狼疮（SLE）　SLE 患者血清中 IL-18 的浓度显著高于正常人，MRL/1pr 小鼠（器官特异性狼疮样自身免疫性疾病小鼠）血清中 IL-18 的水平也明显高于野生型 MRL/小鼠。

c. IL-18 与特应性皮炎（AD）　用 ELISA 和 RT-PCR 方法进行检测 AD 患者外周血单个核细胞的 IL-18 及 IL-18 mRNA，在 LPS 刺激前后 IL-18 的水平均降低，IL-18 mRNA 及 ICE mRNA 也明显减少，而 AD 患者前列腺素 E2 的水平增加。IL-18 的水平均降低与 AD 的发病机制有关。

d. IL-18 与皮肤损伤修复　在未受损皮肤 IL-18 mRNA 表达水平较高，而 IL-18 蛋白水平较低，损伤后立即可测到大量 IL-18 蛋白产生，而 IL-18 mRNA 表达水平降低，免疫组化方法证明 IL-18 主要来源于角质形成细胞。人皮肤损伤修复研究也证明，损伤后 10h IL-18 的升高与中性粒细胞的浸润有着密切的关系，而中性粒细胞是产生 α-肿瘤坏死因子的主要细胞。

2. 集落刺激因子（CSF）

（1）集落刺激因子的组成　集落刺激因子是由不同细胞产生、选择性刺激骨髓造血干细胞增生分化的细胞因子，主要包括粒细胞 CSF（G-CSF）、巨噬细胞 CSF（M-CSF）、粒细胞-巨噬细胞 CSF（GM-CSF）、多重集落刺激因子（IL-13）、干细胞因子（SCF）、红细胞生成素（EPO）和血小板生成素（TPO）。

（2）集落刺激因子的生物学活性　GM-CSF 调节成熟血细胞如中性粒细胞、嗜酸性粒细胞和巨噬细胞的活性。CSF 是某些胚胎细胞和造血干细胞发育的重要介质，它还激活肥大细胞并刺激其增殖。

3. 干扰素（IFN）

（1）干扰素的组成　IFN 起初是指保护细胞不受病毒感染的一类介质。IFN 是细胞对一些病毒、细菌、抗原、有丝分裂原和 RNA 刺激反应后所产生的细胞因子。根据 IFN 的来源及对酸的耐受程度，将 IFN 分为Ⅰ型 IFN 和Ⅱ型 IFN。Ⅰ型 IFN 又分为白细胞干扰素（IFN-α）和成纤维细胞干扰素（IFN-β）。IFN-α 主要由白细胞产生；IFN-β 由成纤维细胞和上皮细胞所分泌，其受体与 IFN-α 的受体相同。Ⅱ型 IFN（IFN-γ），又称免疫干扰素，主要由活化的 T 细胞和 NK 细胞产生，其受体与前两者的受体不同。

（2）干扰素的生物学活性　IFN 具有抑制病毒复制、抗细胞增殖、抗肿瘤、免疫调节等功能。IFN 对某些肿瘤细胞有直接的细胞毒性作用。IFN-α 和 IFN-β 尤其能调节细胞增殖及癌基因表达，也能抑制一些生长因子的有丝分裂。而 IFN-γ 的主要作用是通过激活单核细胞、淋巴细胞和 NK 细胞而调节免疫反应，调节淋巴因子生成，诱导细胞表面受体表达等。

4. 生长因子与转化生长因子（GF&TGF）

（1）生长因子与转化生长因子的组成　生长因子能够控制正常细胞和肿瘤细胞的生长及基质蛋白的形成，同时也是细胞表面分子变化及免疫调节的重要介质，其中研究较多的为转化生长因子-β（TGF-β）。TGF-β是一种分子量为25kDa、由两个分子量为12.5kDa的亚基通过两个二硫键连接而成的二聚体。只有二聚体形式的TGF-β才具有生物学活性。几乎所有的肿瘤细胞均能分泌TGF-β；体内多种细胞也能产生TGF-β，如抗原激活的T细胞、LPS激活的单核细胞、B细胞、血小板以及分化活跃的细胞等。许多细胞表面具有TGF-BR，如T细胞和B细胞、造血细胞等。

（2）转化生长因子的生物学活性　TGF-β的主要作用有抑制免疫活性细胞的增殖；抑制CSF诱导的造血细胞前体和集落形成；抑制淋巴细胞分化；抑制细胞表型的表达；抑制巨噬细胞激活、NK活性和NK细胞对IFN-α的反应性；拮抗炎性细胞因子的作用：抑制某些细胞因子如IFN-α、TGF-α等的产生，TGF-β可能是关闭免疫应答的信号。在体内，某些肿瘤可能通过TGF-β的大量分泌而逃避免疫反应的攻击。

5. 肿瘤坏死因子（TNF）

（1）肿瘤坏死因子的组成　TNF是一类能直接造成某些肿瘤细胞死亡的细胞因子，根据其来源和结构的不同可分为两型，TNF-α和TNF-β。TNF-α旧称恶病质素，可由多种细胞分泌，主要由单核-巨噬细胞所分泌，是一种单核因子。TNF-β又称淋巴毒素（lymphotoxin，LT），主要由T淋巴细胞所分泌，分为分泌型（LT-α）和膜型（LT-β）。两种TNF的受体相同，存在于几乎所有类型的细胞表面。TNF-α与TNF-β的生物学活性极相似，这可能与其分子结构的相似性和受体同一性有关。

（2）肿瘤坏死因子的生物学活性　TNF的免疫功能主要表现在：①可促进T细胞、B细胞等免疫细胞增殖，诱导免疫细胞表面分子的表达；②介导白细胞黏附于血管内皮细胞，首先是中性粒细胞，随后是单核细胞和淋巴细胞，导致白细胞在炎症部位积聚；③激活炎性白细胞，尤其是中性粒细胞，杀死微生物；④刺激单核细胞及其他种类细胞产生细胞因子，包括IL-1、IL-6、TNF本身及IL-8家族的低分子炎性细胞因子；⑤激活T细胞和刺激B细胞产生抗体；⑥诱导血管内皮细胞和成纤维细胞合成CSF；⑦可促进细胞毒性T细胞表达MHC-1类抗原并增强细胞毒性，T细胞对病毒感染细胞杀伤作用。

6. 趋化性细胞因子（chemokine）

（1）趋化性细胞因子的组成　趋化性细胞因子又称趋化因子，是一类可诱导的、由多种细胞产生的分子量为8～10kDa的促炎细胞因子，具有激活和趋化白细胞的作用，在炎症性皮肤病及免疫性皮肤病等疾病中发挥重要作用。趋化因子在结构上有特异性和相似性，所有的趋化因子都有4个保守的半胱氨酸残基，从而形成特征性的二硫键，一个较短的氨基端序列和一具较长的羧基端序列。趋化因子分为四种：

CXC 型、CC 型、C 型和 CX3C 型。

（2）趋化性细胞因子的生物学活性 趋化因子的生物学活性包括以下几个方面：①对各种细胞的趋化活性；②激活免疫活性细胞并参与炎症免疫调节；③具有抗病毒、抗细菌和抵御变应原等功能；④调控造血细胞；⑤参与细胞的生长、代谢和凋亡；⑥参与血管的修复和再生；⑦在肿瘤免疫及其转移中发挥重要作用。根据趋化因子生物活性不同可将其分为两类：炎症型或诱导型，一般是在炎症反应中由炎症因子诱导产生或表达明显上调；组成型，具有“看家”本领，参与淋巴细胞的成熟、归巢及再循环。

由上可见，皮肤免疫系统的组成极其复杂，体内发挥免疫功能的细胞和参与免疫调节的细胞因子共同对免疫系统起作用。

第二节 皮肤免疫功能

1. 免疫防御（immune defence）

免疫防御，即抗感染免疫，主要指机体针对外来抗原（如微生物及其毒素）的免疫保护作用。在异常情况下，此类功能也可能对机体产生不利影响。如若应答过强或持续时间过长，则在清除致病微生物的同时，也可能导致组织损伤和功能异常，即发生超敏反应；若应答过低或缺失，可发生免疫缺陷病。

2. 免疫自稳（immune homeostasis）

免疫自稳，免疫细胞会把机体内的废物清除出体外，这些废物包括老化死去的细胞、外来物资等，甚至人体自身流出的汗液、吐出的痰。该机制若发生异常，机体可能对“自我”或“非我”抗原的应答出现紊乱，从而导致自身免疫病的发生。

3. 免疫监视（immune surveillance）

由于各种体内和体外因素的影响，正常个体组织细胞不断发生突变或畸变，机体免疫系统可识别此类异常细胞并将其清除，此过程称为免疫监视。若该功能发生异常，可导致肿瘤发生或持续发生感染。

为此，免疫功能如同一把双刃剑，其对机体的影响具有双重性，正常情况下，免疫功能对机体内环境得以维持稳定，具有保护作用；异常情况下，免疫功能可以导致某些病理过程的发生和发展。

第三节 免疫功能与皮肤问题

一、痤疮

目前并没有明确的证据证明痤疮患者有异常的免疫调节机制，也无法证实痤疮是自身免疫性疾病，但从固有性免疫与适应性免疫两个方面进行的免疫功能检测已发现痤疮的发病与人体免疫之间是密不可分的。

痤疮丙酸杆菌能够诱导人体产生抗体，所产生的获得性免疫作用在痤疮炎症的维持中起重要作用。而皮脂腺细胞和角质形成细胞表面的 Tolls 样受体（Toll like receptors，TLR）TLR2、TLR4 以及 CD1、CD14 的表达，提示皮脂腺细胞和角质形成细胞具有介导天然免疫反应的能力，并与痤疮炎症启动过程有关。痤疮丙酸杆菌是一种革兰氏染色阳性的杆菌，具有较厚的肽聚糖组成的细胞壁。研究发现，痤疮丙酸杆菌细胞壁的肽聚糖可被 TLR2 识别，在 CD14 参与下，与 TLR6 形成异二聚体，主要通过其下游的髓样分化因子 MyD88、IRAK、TRAF6 等传递信号，激发一系列级联效应，进而激活信号通路中的核因子 κB（nuclear factor-kappa B，NF-κB）和丝裂原活化蛋白激酶（mitogen activated proteinkinases，MAPKs）等，从而启动细胞因子如 IL-8、IL-12、IL-1β、肿瘤坏死因子-α（TNF-α）等参与炎症及免疫反应。

1. 固有性免疫与痤疮

固有性免疫又名天然免疫，是机体抵御外界的第一道防线。Toll 样受体作为胞外模式受体受到广泛关注，不同的 Toll 样受体在不同的组织和细胞表达有所不同。Jugeau 等发现在痤疮皮损中，角质形成细胞与皮脂腺细胞均表达 TLR-2 和 TLR-4，并诱导产生大量的 IL-8、IL-2、γ-干扰素等细胞因子，从而导致巨噬细胞与粒细胞的趋化聚集，引起炎症反应。在痤疮的炎症的早期，首先在炎症部位产生具有趋化作用的促炎性因子，从而导致炎性细胞的大量聚集，并释放大量炎性因子，引发一系列的炎症反应。此外，有研究发现，另一种胞内模式受体 NOD 样受体亦与痤疮的发生关系密切。

2. 适应性免疫与痤疮

英汉姆等研究发现，正常皮脂腺和痤疮皮损中存在 IL-1α，能够调节毛囊皮脂腺漏斗部角质形成细胞终末分化，从而引起导管过度角化以及粉刺的最终形成。此项研究说明 IL-1α 参与了痤疮的炎症过程并起重要的作用，这正是适应性免疫与痤疮关系的体现。

二、特应性皮炎

特应性皮炎（atopic dermatitis，AD）的病因及发病机制复杂，目前尚不完全明确，一般认为是在一定的遗传背景和（或）环境因素作用下，造成机体皮肤屏障功能异常或直接引起机体的免疫反应失调，导致变应性或非变应性炎症反应。特应性皮炎的形成涉及免疫和非免疫两个方面，其中细胞介导的免疫调节在特应性皮炎的发病机制中起重要作用。

AD 免疫发病过程大致经历以下几个步骤：①Th2 细胞活化，变应原经过屏障受损的皮肤侵入，被朗格汉斯细胞（LC）俘获，经过加工处理呈递给 T 细胞，在 IL-4

的作用下诱导 Th0 向 Th2 分化并表达 Th2 型细胞因子 IL-4、IL-5 和 IL-13 等，活化的 LC 迁移到淋巴结，激活初始 T 细胞，产生更多的 Th2 细胞；②IgE 的产生，变应原特异性的 $CD4^+$ T 细胞与 B 细胞相互作用，在 IL-4 和 CD40L 的作用下，B 细胞经历了高频体细胞突变（somatic hypermutation）和抗体类别转换（class switching），转变为产生变应原特异性的 IgE 的浆细胞；③Th1 细胞活化，炎症性树突状表皮细胞（inflammation dendritic epidermal cell，IDEC）游走到炎症局部表皮，分泌多种炎性细胞因子，并将变应原呈递给 T 细胞，诱导 Th0 向 Th1 分化并表达 Th1 型细胞因子 IFN-γ 和 IL-2 等。IDECs 同样也可以迁移到淋巴结激活初始 T 细胞，产生更多的 Th1 细胞。

三、皮肤衰老与免疫

1. 炎症性衰老

衰老是指在生命过程中，机体生长发育到成熟期以后，随年龄增长和环境有害因素的作用，出现形态结构的退行性变和生理功能降低的过程。科学证明，炎症作为细胞衰老及机体老化的伴随反应，在维持和促进衰老及老化中发挥重要的作用。衰老过程中，由于机体先天性免疫系统和获得性免疫系统之间的失衡，引起促炎性细胞因子，如肿瘤坏死因子-α（TNF-α）、白细胞介素-1（IL-1）以及白细胞介素-6（IL-6）等的表达升高，它们的长期刺激导致慢性、低度、微炎性的炎性衰老（in-flamm-aging）状态，从而引起或增加年龄相关的退行性变化，甚至是疾病发生。学习和了解皮肤免疫，对化妆品研发具有重要意义。

2. 炎症性衰老的分子机制

炎性衰老是机体衰老进程速率和寿命的一个决定因素。有关炎性衰老的机制研究逐渐受到人们的重视，目前，引起炎性衰老的机制主要有应激学说和细胞因子学说。

应激学说认为，衰老过程中机体长期处于应急原微环境中，过度持续的应激反应引起的促炎症反应状态，导致炎性衰老。

细胞因子学说认为，促炎性细胞因子在炎性衰老发生发展过程中起着核心作用。衰老过程中机体内的 TNF-α、IL-6 等促炎性细胞因子的长期刺激，使组织器官长期处于这种炎性环境中从而导致炎性衰老。有关炎性衰老机制、生物学标志物、评价体系和干预手段等的研究成为研究热点。

皮肤暴露在容易导致肌肤炎症的环境下，其自身刺激炎症反应和减轻炎症反应的信号通道常常会失去原有的平衡。对于炎症反应失去平衡的皮肤，长期的炎症状况导致皮肤出现衰老现象。或许，炎症老化现象是各种肌肤老化问题的元凶，如果能够减轻皮肤的炎症过程，对于延缓皮肤老化大有益处。

3. 维生素 E 在化妆品中的应用

维生素 E 可通过影响炎症因子，调节细胞信号转导，促进机体的免疫功能；通过抑制蛋白激酶C和核转录因子（NF-κB）的活化，降低血小板的黏附作用，阻止血管平滑肌的增殖，抑制单核-巨噬细胞释放炎症介质，缓解机体的氧化应激状态。

维生素E增强免疫反应的机制有两方面：作为抗氧化剂，保护巨噬细胞免受氧化损伤，促进巨噬细胞介导的免疫反应；另外，通过减少前列腺素类物质的产生和释放以达到增强免疫的作用。维生素E调节外周血的免疫调节细胞（tregs）和树突状细胞，上调T细胞IL-2、IL-4的表达。

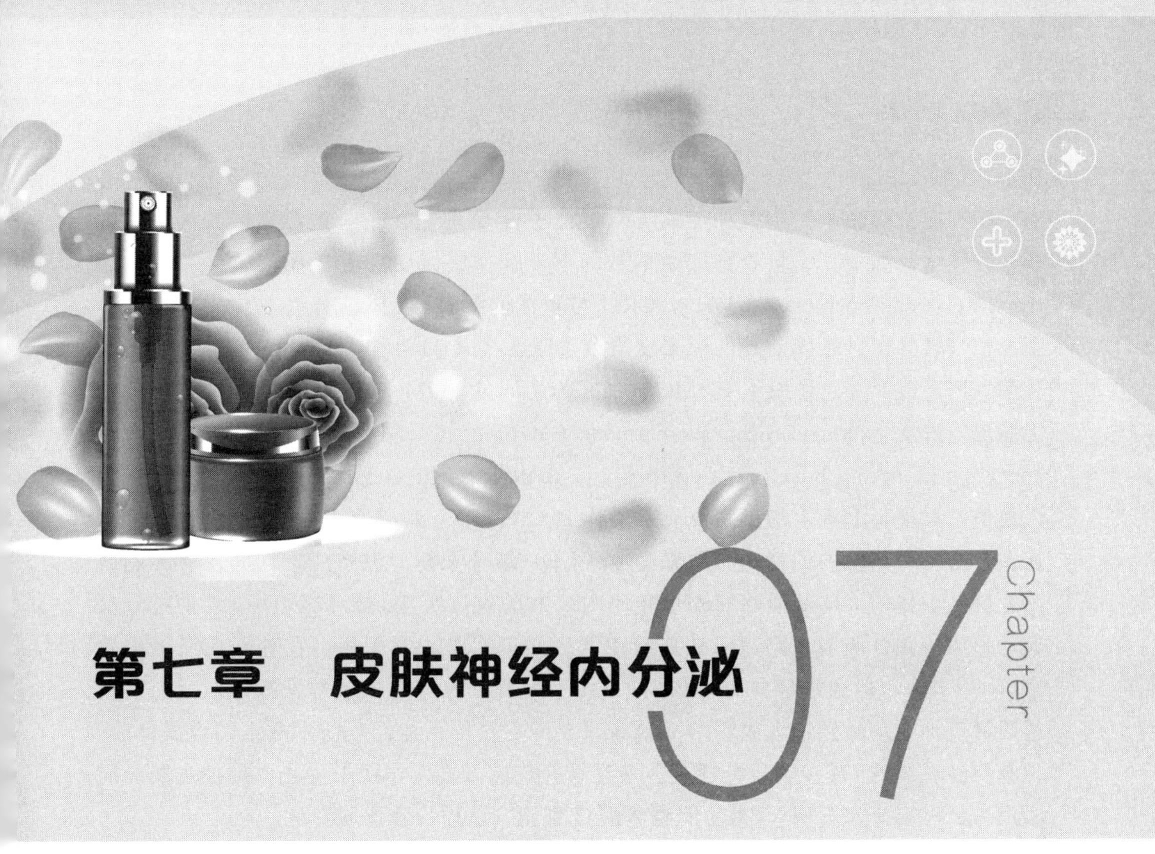

第七章　皮肤神经内分泌

皮肤是一个具有极大活性的“生物工厂”，能够合成或者参与许多生物活性物质的代谢。神经-内分泌-免疫系统交互作用经过多年研究，发现皮肤不仅是一个基本的免疫器官，也是大型的内分泌器官，近年来又提出皮肤自身的下丘脑-垂体-肾上腺轴概念，使人们对皮肤功能的认识变得更加明确和完整。

皮肤能够产生许多重要的内分泌和外分泌物质，以及自分泌物质，产生神经-内分泌介导子（neuro-endocrine mediators)，及其与之相应的特异性受体，通过神经内分泌、旁分泌或者自分泌机制交互作用。“皮肤神经内分泌系统”的失调，导致皮肤功能紊乱，表现出皮肤表观问题，如：粗糙、细纹、色素沉着，以及皮肤敏感、炎症等。

“皮肤神经内分泌”是将皮肤的一系列应激动作看成一个“整体”，从而“整体”考虑皮肤在各种应激下产生的一系列反应。此概念的提出有利于化妆品研究人员跳出对“干燥”“色素沉着”“衰老”等具体皮肤表观问题的固有思维模式，从而站在更高的维度看待皮肤健康，为化妆品研究人员开辟研究新思路提供一些提示。

第一节　皮肤下丘脑-垂体-肾上腺轴

下丘脑-垂体-肾上腺轴（HPA）在人体应激反应中发挥核心作用，能够促使一系列激素的释放，从而促使机体各组织发生应激防御反应。中枢神经系统与皮肤都存在 HPA 轴。

精神应激刺激下，中枢神经系统能够通过 HPA 轴分泌的神经激素调控内分泌系统，具体途径如下：①接收到应激信号的下丘脑释放促皮质激素释放激素（corticotropin releasing hormone，CRH），CRH 与垂体的 CRH 受体结合（主要为 CRHR1）引发信号转导促进垂体前叶的黑素皮质激素原肽（POMC）的合成和分泌，前激素转化酶（PC1 或 PC2）作用下 POMC 被加工为不同的 POMC 衍生的神经肽激素如促肾上腺皮质激素［adrenocorticotropic hormone（ACTH）］、α-黑素细胞刺激激素［α-melanocyte stimulating hormone（α-MSH）］、β-内啡肽（β-endorphin）；②ACTH 释放入血液，激活肾上腺上的黑素皮质素受体 2（MC2R），刺激肾上腺合成分泌皮质醇，皮质醇与多种细胞内的糖皮质激素受体（GR）结合发挥应激效应，同时皮质醇刺激下丘脑及垂体的 GR 以抑制 CRH 和 POMC 肽的过度分泌，形成负反馈终止应激反应，形成一闭合调节环路，保持体液中各种激素水平相对平衡。在神经应激下中枢来源的 CRH 不但通过经典的 HPA 轴系统引发肾上腺分泌皮质醇发挥应激反应，也可以通过神经传导到达无髓鞘的 C 纤维（支配皮肤传入神经）引发激素的合成释放。中枢神经系统的 HPA 轴成分通过体液和神经传递方式，作用于皮肤，调控皮肤的应激反应。已有研究表明，CRH 能够激活 T 细胞，从而导致皮肤炎症。

与此同时，皮肤也具有自身的 HPA 轴，能够调控一系列激素的释放，从而影响皮肤健康，现介绍如下。

一、皮肤 HPA 轴

皮肤是外周的神经内分泌器官，与中枢神经系统（CNS）具有相同的神经外胚层来源，拥有与中枢神经系统相似的下丘脑-垂体-肾上腺（HPA）系统。皮肤的神经内分泌功能主要由皮肤的神经内分泌单位完成，神经内分泌单位包括角质形成细胞、黑素细胞、成纤维细胞、免疫细胞和毛皮脂腺单位。这些具有神经内分泌功能的细胞是通过自分泌及旁分泌方式相互作用，形成一完整有序的神经内分泌网络。尽管皮肤的 HPA 轴与中枢的 HPA 轴相似，但有着自己的特点，皮肤的 HPA 轴不像中枢有着下丘脑-垂体-肾上腺的明显的解剖分区，皮肤的 HPA 轴的功能活动集中在角质形成细胞、黑素细胞、成纤维细胞和毛皮脂腺单位。

二、皮肤 HPA 轴在皮肤中的表达和功能

1. CRH 及其相应受体在皮肤中的表达与功能

人皮肤角质形成细胞、黑素细胞、成纤维细胞、内皮细胞和免疫细胞能合成分泌 CRH，且存在 CRH 受体。CRH 受体 CRHR1、CRHR2 分布于皮肤的不同结构区域，CRHR1 表达于皮肤角质形成细胞、黑素细胞、成纤维细胞、内皮细胞和免疫细胞，CRHR2 仅表达于毛囊角质形成细胞和毛乳头的成纤维细胞、皮脂腺、小汗腺及

肌肉血管组织。HPA 相关细胞通过自分泌或旁分泌 CRH，调节自己或相邻细胞以期达到皮肤内调节的作用。

内源性（如紧张）和外源性（如紫外线）作用下，角质形成细胞、黑素细胞、成纤维细胞释放分泌 CRH。CRH 不但作为 HPA 轴的最上游因素发动应激诱导的 HPA 轴反应，也可以原型（来自中枢的外周神经纤维的释放和皮肤细胞产生）直接发挥应激效应，因而，CRH 也称为应激反应激素（strea reactive hormone，SRH）。CRH 在皮肤中与其受体 CRHR 直接结合，启动腺苷酸环化酶、磷酸激酶 c 和 CA 通道信号转导途径发挥功能，包括参与表皮细胞的增生、分化、凋亡和免疫活动。CRH 与 CRHR1 具有高的亲和力，以较低的亲和力与 CRHR2 结合。UV 照射等因素可增加 CRHR1 表达而增强 CRH 功能，表明 CRHR1 可能是环境应激的调控机制之一。

2. POMC 衍生物及其相应受体在皮肤中的表达与功能

在皮肤各层细胞（如角质形成细胞、黑素细胞、成纤维细胞、内皮细胞、朗格汉斯细胞、免疫细胞等）中均有 POMCmRNA 的表达，前激素转换酶及 POMC 衍生的激素肽，如 ACTH 和 α-MSH 在以上细胞中也表达。POMC 蛋白通过转换酶和 7112 蛋白衍生为 ACTH 或 α-MSH 和 β-LPH 或 β-内啡肽。皮肤 POMC 在前激素转换酶作用下，加工为 ACTH，α-MSH 和 β-内啡肽的途径与垂体相似。皮肤局部 CRH 刺激下，ACTH、α-MSH、β-LPH、β-内啡肽合成分泌，并与相应的受体黑素皮质素受体（MCR）结合，从而激活 cAMP/PKA 等信号通路，包括调控表皮屏障功能，调控毛发生长及表皮和毛发的黑素合成，调控汗腺、皮脂腺分泌，调控皮肤局部免疫及炎症。

黑素皮质素受体 1（MC1R）表达于黑素细胞、角质形成细胞、成纤维细胞、皮脂腺腺细胞、内皮细胞、朗格汉斯细胞和免疫细胞，MC2R 最可能表达于脂肪细胞、角质形成细胞和黑素细胞，MC5R 最可能表达于大小汗腺的上皮细胞、皮脂腺组织。阿片受体主要在表皮的角质形成细胞、毛囊的外毛根鞘、皮脂腺的上皮细胞和汗腺的分泌部位表达。黑素皮质素受体在皮肤不同结构中的分布不同，对开发美白、抗衰老、头皮护理（防脱发、白发）、抑汗等产品具有重要的指导意义。

ACTH 和 MSH 与表达于黑素细胞的相应受体结合，经由 cAMP 途径刺激黑素合成中相关酶（如酪氨酸酶等）、结构及调节蛋白的表达，促使褐黑素向优黑素转化，刺激黑素生成在黑素沉着机制中扮演着重要角色。MSH 与其受体 MCR1，MCR2，MCR5 结合还可以调节皮脂腺功能，而 ACTH 与其特异性受体 MC2R 结合调节毛发生长。

3. 皮质醇在皮肤中的合成表达与功能

真皮成纤维细胞、毛囊的外毛根鞘细胞和皮脂腺细胞在 CRH 和 ACTH 的刺激下能够合成分泌皮质醇，因此，皮肤是肾上腺以外糖皮质激素合成的器官之一。胆固醇在线粒体酶细胞色素 P450 酶系统作用下能羟化及侧链剪切为孕烯醇酮（progesterone)。孕烯醇酮是皮质激素合成的底物。合成皮质醇底物及其酶系统孕烯醇酮、胆固醇、线粒体酶细胞色素 P450 酶系统在皮肤中均表达，皮肤具有完善的皮质醇合成系统。

在内、外源有害因素的作用下，产生局部应激刺激，激活皮肤 HPA 轴，CRH、ACTH 和皮质醇分泌，皮质醇诱导抗炎因子合成、抑制炎性因子合成、诱导炎性细胞凋亡，发动抗炎活动以应对和终止应激导致的局部炎症。为此，HPA 概念的提出，对各种功能性化妆品研究和开发具有非常重要的指导和实际应用价值。当然，皮质醇还反馈作用于应激反应，减少 CRH 和 POMC 肽的合成，形成稳态的 HPA 轴系统，重建机体适应性反应。

三、皮肤 HPA 轴与皮肤问题

皮肤 HPA 轴的发现对精神或局部环境应激因子诱导皮肤疾病机制的诠释有着重要意义。例如局部给予 HPA 轴中关键分子能够刺激或抑制 HPA 轴分子的内源性合成和释放，从而调控 HPA 轴对表皮及毛皮脂腺功能的调节，用于治疗精神或局部环境应激因子诱导的皮肤疾病。例如糖皮质激素和 CRHR 拮抗剂的局部使用。目前已经明确 CRHR 拮抗剂 antahrmin 和 agtressin 能够调节角质形成细胞、黑素细胞、皮脂腺细胞、成纤维细胞和免疫细胞的活动，已用于银屑病、炎症性皮肤病、秃发、白癜风、痤疮、玫瑰痤疮、日光性角化、表皮肿瘤和黑素细胞瘤的动物模型的治疗。

第二节　皮肤内分泌与调节

一般认为，内分泌系统由一些离散的激素产生器官组成，受垂体和下丘脑控制。内分泌系统遍及全身，相互联系，在体内存在正、负反馈调节环。皮肤参与激素的反馈调节，皮肤的异常可影响这种调节。内分泌激素可以影响人的皮肤，并在其正常生物学过程中发挥作用。皮肤组织作为许多化学信使的靶器官，内分泌激素能调节其自身稳定功能。

随着皮肤科学研究的进一步深入，皮肤具有内分泌活性的器官，能产生、转化内分泌激素，并与内分泌激素反应。表皮细胞参与内分泌激素的代谢，皮肤受体可活跃地将激素信号转变为生物学应答。这种内分泌活动，不仅局限在具有分泌激素和拥有激素受体的表皮细胞，皮肤中的其他细胞同样具有分泌激素和接受激素调节的能力，如 Merkel 细胞、朗格汉斯细胞、肥大细胞、黑素细胞、成纤维细胞、脂肪细胞、微血管内皮细胞、汗腺细胞、皮脂腺细胞等。

在不同的皮肤病中，病理变化可影响激素载体、激素受体表达，激素受体复合物的细胞内转运，与应答元件的结合能力及对变构信号的应答能力。激素量的异常也可在皮肤中产生异常变化，激素量的变化或分子结构的变化可以改变皮肤对内分泌信号的应答。皮肤的效应基因功能也可以影响内分泌器官。皮肤既是激素的靶器官也是激素的产生器官。在生理学上，皮肤与内分泌系统之间存在着紧密的联系。

一、皮肤细胞所产生的激素

皮肤内各种细胞所产生的激素和拥有的受体见表 7-1。

表 7-1 皮肤内各种细胞所产生的激素和拥有的受体

细胞类型	激素	激素受体
角质形成细胞	PTHrP、CRH、ACTH、α-MSH、corticotritin、androgens、atRA、elcosancid	TSHR、CRH-1R、MC-1R、M-1R、VPAC-2、IGF-IR、GR、AR、PR、THR、ER-β、RAR、RXR、VDR、PPAR-α/β/γ
梅克尔细胞	estrogens	ER
朗格汉斯细胞	GRP、PACAP、α-MSH、POMC	GRPR、PACAPR Ⅰ/Ⅱ/Ⅲ、MC-1R/5R
肥大细胞	POMC	MC-1R（仅 mRNA 水平，非蛋白水平）
黑素细胞	PTHrP、CRH、Ucn、ACTH、α-MSH、epinephrine、IGF-1	TSHR、CRH-1R、MC-1R、2R、MR、M-1R、5-HTR、GHR、ER-β、RXR-α、VDR
成纤维细胞	ACTH、α-MSH、IGF-Ⅰ/Ⅱ、IGFBP-3、estrogens	PTHR、TSHR、CRH-1R、M-1R、GHR、AR、THR、ER-β/α、RXR-α
脂肪细胞	leptin、LPL、resistin、AGT、ApoE	IR、GR、GHR、TSHR、Gastrin/CCK-BR、GLP-1R、AngI-R、VDR、THR、AR、ER、PR、LR、IL-6R、PPAR-γ
血管内皮细胞	CRH、Ucn、ACTH、α-MSH	MC-1R、VPAC-2、RAR-2、GHR、AR、ER-β、RAR、RXR、PPAR-γ
汗腺细胞	Ucn、androgens	MC-1R/5R、VPAC-2、GHR、AR、PPAR-γ
皮脂腺细胞	CRH、androgens、estrogens、atRA、calcitiol、eicosanoids	CRH-1R/2R、MC-1R/5R、μ-opiete-R、VPAC-2、GHR、AR、ER-β/α、RAR、RXR、PPAR-α/β/γ

1. 促肾上腺皮质激素释放激素

促肾上腺皮质激素释放激素（corticotropin releasing hormone，CRH），由 41 个氨基酸组成，是 HPA 轴的重要组成成分。机体在应激状态下，尤其是紧张状态下由下丘脑产生并释放 CRH，与垂体后叶特定 CRH 受体（CRH receptors，CRH-Rs）结合来调节 HPA 轴。激活状态下的 CRH-Rs，通过一系列信号途径引起阿黑皮素(proopiomelanocortin，POMC）来源的神经肽的产生和释放，如促肾上腺皮质激素

(adrenoeorticotropic hormone，ACTH)、α-黑素细胞刺激素(α-melanocyte stimulating hormone，α-MSH) 和内啡肽 (β-endorphin，β-END) 等。

在皮肤对内、外源性刺激的应激反应时，CRH 作为生长因子/多效细胞因子，调节多种细胞的增殖、分化、免疫反应。皮肤中 CRH 和 CRH-R1 可以调节皮肤的多种功能，特别是在局部内环境稳定中起到重要作用。外周 CRH 和 CRH-R1 可能在皮肤疾病，特别是以 KC 异常增殖和分化为病理特征的银屑病中，具有重要作用。同样，皮肤长时间受到环境有害因素影响，如果在长时间受到工作和生活压力，必然导致 CRH 调节紊乱，引起皮肤损伤。

CRH 所有的受体 (CRH-Rs) 都是 GPCRs，具有相似的激活机制，即配体结合受体，CRHR-G 蛋白偶联复合物在 CRH 的信号传导中发挥着中心作用。CRH 的生物活性主要是通过与 CRH-Rs 间的相互作用发挥作用。CRH 和活化的 CRH-R1 通过介导角质形成细胞 (KC) 早期分化、抑制细胞增殖来发挥其在皮肤中的作用。CRH 能介导入 KC 从增殖活性向免疫活性的转化，调节 KC 细胞因子的产生。

2. α-黑素细胞刺激素

黑素细胞刺激素 (MSH) 是一种神经内分泌激素，分为四种类型，分别为 α-MSH、β-MSH、γ-MSH 和 δ-MSH。其中 α-MSH 是一种 13 肽，氨基酸序列为丝氨酸-酪氨酸-丝氨酸-蛋氨酸-谷氨酸-谷氨酸-苯丙氨酸-精氨酸-色氨酸-甘氨酸-赖氨酸-脯氨酸-缬氨酸，C 端的 3 个氨基酸 (赖氨酸-脯氨酸-缬氨酸) 被认为是 α-MSH 产生活性效应的氨基酸信号序列。

在皮肤中，表皮角质形成细胞、黑素细胞可通过自分泌和旁分泌产生 α-MSH。角质形成细胞是皮肤 α-MSH 的主要来源，但在表皮黑素细胞内 α-MSH 有较高的聚集。α-MSH 除与黑素细胞合成功能有关外，还是一种内源性的神经免疫调节肽，具有抗炎性细胞因子的效应，能够影响能量代谢，是神经-免疫-内分泌系统之间传递信号的一种分子，可以看出它在化妆品研究和开发过程中所具有的价值。

紫外线的照射、空气污染等，表皮源性细胞因子如白细胞介素-1 (IL-1)、内皮素-1 (ET-1)、碱性成纤维细胞生长因子 (basic fibroblast growth factor，bFGF) 以及环磷酸腺苷 (cAMP) 通道的激活，均可刺激皮肤表皮黑素细胞、角质形成细胞局部 α-MSH 的合成释放。而局部 α-MSH 的水平增高又刺激 IL-1 及 ET-1 等信号蛋白的释放，结果是刺激原的生物学作用被放大，最终导致 α-MSH 的黑素合成作用进一步增强，即在表皮黑素细胞、角质形成细胞中存在一个呈正反馈调节机制的旁分泌和自分泌网络，调控 α-MSH 的分泌过程。α-MSH 对人类表皮黑素细胞上 MC-1R 的激活，引起树突的形成及细胞的增生，可能是伴随有黑素合成增加的过程，使黑素小体更易转运到角质形成细胞。在化妆品研究和开发中，这些机理为美白产品开发提供理论基础。

同时 α-MSH 还具有能促进培养的黑素细胞增殖的能力。因 α-MSH 或 ACTH 与 MC1R 结合后能使 MC1R 的 mRNA 表达量增加，从而不出现 G 蛋白偶联受体长期与激动剂作用而引起的脱敏现象，同时还能够持续进行有丝分裂并形成黑素。α-MSH是体外培养的黑素细胞的常用工具药。

3. 全反式维甲酸

维生素A是哺乳动物进化过程中以及维持成人器官功能的重要营养元素。在大多数组织中，维生素A的生物学活性形式即维甲酸。维甲酸是在局部组织中发挥作用的维生素类的综合，在体内和体外调节许多细胞类型的增生、分化和凋亡。目前已经鉴定出两种维甲酸的生物活性异构体：全反式维甲酸（atRA）和9-顺式维甲酸。维甲酸在表皮内主要是通过RARγ、RXRα，在毛囊真皮内是通过RARβ、RXRα这些核受体来发挥其活性作用，直接调节基因的转录，参与调节表皮细胞增殖分化以及炎症过程。全反式维甲酸是一种选择性RAR激动剂，它能够干扰角质形成细胞增殖和分化，局部应用于正常皮肤还能够降低RARγ的表达。

4. 类花生酸

（1）白三烯类　人角质形成细胞可见CysLTR1和CysLTR2表达，主要定位于细胞膜和部分胞浆及胞核；受体激动剂LTD4可诱导CysLTRs表达增强并发生核转位，胞内钙流增加。同时细胞增殖速率加快，而受体拮抗剂MK571、BAYu773可阻断以上反应。这表明人角质形成细胞存在功能性CysLTRs表达，并可促进细胞增殖。

中波紫外线（UVB）和白三烯B4（LTB4）分别或共同作用于HaCaT细胞，观察端粒酶逆转录酶（human telomerase reverse transcriptase，hTERT）、细胞增殖指数（proliferation index，PI）及白三烯B4受体（leukotriene B4 receptor，BLT）的变化。采用流式细胞仪检测HaCaT细胞周期的变化，RT-PCR检测hTERT mRNA水平，免疫荧光结合激光共聚焦显微镜和Western-blot法检测BLT的表达。研究结果显示，HaCaT细胞存在BLT表达，表达分布于胞膜和胞浆；UVB单次照射HaCaT细胞，BLT的表达升高，PI降低；LTB4使HaCaT细胞hTERT表达上调、PI增高，但BLT表达与空白对照组相似；UVB＋LTB4共同作用于HaCaT细胞后，其PI下降，BLT、hTERT mRNA与空白对照组比较无显著性差异。这表明HaCaT细胞可表达BLT蛋白，LTB4能促进HaCaT细胞增殖，UVB照射可能促进HaCaT细胞BLT的表达。

（2）前列腺素　前列腺素（PG）是一种具有较强活性的特殊脂肪酸。这种脂肪酸属于新型激素的一种，与蛋白质在结构上有着本质的区别。前列腺素类物质包括前列腺素和血栓烷素，它们是C_{20}不饱和脂肪酸，如花生四烯酸，通过还氧合酶（cyclooxygenase，COX）代谢的中间产物。当细胞膜受到外界的刺激时，体内的膜磷脂就会在磷脂酶的作用下迅速分解成游离状态。这种游离状态的磷脂在环氧合酶和前列腺素合酶的联合作用下就会生成前列腺素。

前列腺素的特点：①前列腺素的活化特性与从自然中提取的一些前列腺素在质和量上存在着很大的区别；②人体中的前列腺素很稳定，而且作用非常持久；③人体中的前列腺素具有很小的不良反应；④前列腺素在人体内合成一种可迅速代谢脂肪的产物，使得前列腺素能够很好地溶解在脂肪和水中，但其分解速度过快也限制了其临床的应用。

5. 促肾上腺皮质激素

促肾上腺皮质激素（ACTH）是含有 39 个氨基酸的多肽，主要产生于垂体前叶，有促进肾上腺皮质激素分泌的功能。ACTH 及相关多肽如 N 端多肽（N-POMC）、β-促脂素（β-LPH）、β-内啡肽（β-END）等共同来源于一个前体分子，即 proopiomelanocortin（POMC），人类 POMC 基因位于第二条染色体上，由 8464 个碱基对组成，包含三个外显子和两个内含子。外显子 2 编码转录信号肽和 18 个氨基酸的 N-POMC 序列，其余多肽包括 ACTH 均由第三个外显子编码。前体 POMC 经过翻译后一系列加工修饰过程，包括糖基化、酶切、磷酸化、N 端乙酰化、C 端脱酰胺，最终形成 ACTH 等多肽。这个过程具有组织特异性。由于内切酶的不同，垂体前叶合成的中产物为 ACTH、β-LPH、N-POMC 和连接肽（joinpeptide，JP）等。而人胎儿期存在的由垂体中叶合成的终产物为 α-MSH、促皮质素中叶肽（CLIP，ACTH18-39）和 β-内啡肽等。

ACTH 能促进皮肤色素沉着而用于治疗白癜风。临床上使用 ACTH 后，许多病人出现爱迪森氏病样色素沉着，原有的色素痣色泽加深，并产生新的色素痣，这可能是由于 ACTH 具有黑素刺激素功效之故。使用 ACTH 治疗白癜风的报道，ACTH 通过激活 cAMP 系统，刺激黑素细胞的生长和分化。另外，ACTH 还与斑秃、慢性湿疹有一定的关系。

6. 雌激素

雌激素（estrogen）又称雌性激素、女性激素，是一类主要的女性荷尔蒙。它会促进女性附性器官成熟及第二性征出现，并维持正常性欲及生殖功能的激素。它分为两大类（均为类固醇激素），即雌性激素（又称动情激素）和孕激素。雌激素主要由卵巢的卵泡细胞等分泌（睾丸、胎盘和肾上腺，也可分泌雌激素），主要为雌二醇。

皮肤是雌激素非生殖器官中最大的靶器官。绝经后雌激素下降加速了皮肤老化。雌激素通过皮肤中角质形成细胞、成纤维细胞中的受体，使皮肤厚度、保湿性增加及皱纹减少。雌激素也影响真皮储水功能。雌激素可以促进真皮透明质酸产生，提高真皮含水量，降低老年性皮肤干燥发生率。真皮透明质酸是发挥储水功能的主要糖胺聚糖，由成纤维细胞中的透明质酸合成酶 2（hyaluronic acid synthetase，HAS2）合成。雌激素促进成纤维细胞产生转化生长因子-β1（TGF-β1），TGF-131 又可增加 HAS2 mRNA 的表达，进而促进真皮成纤维细胞产生透明质酸。

皮肤的色素沉着受遗传、环境及一些内分泌因素的影响。近来研究发现，雌激素可以调节皮肤的色素沉着。应用免疫细胞化学和反转录聚合酶链反应（RT-PCR）技术证明正常人黑素细胞中存在 ER-α。雌激素可增加酪氨酸酶活性，刺激黑素生成。

黑素细胞，至少是生殖器部位的黑素细胞也是雄激素的靶细胞，因为它们表达雄激素受体和高水平的5α-还原酶，该酶可将睾酮转化成活性更高的5α-双氢睾酮。雄激素主要通过影响皮肤色素沉着的主要因子cAMP来调节酪氨酸酶活性，因此，雌激素与雄激素的相互作用或许对调节黑素细胞的生理功能具有重要作用。

7. 胃泌素释放肽

胃泌素释放肽（GRP）是由27个氨基酸构成的哺乳类神经肽，是1971年由Anastasi首次从欧洲蛙类皮肤中提取出来的一种与蛙皮素同源的小调节肽。GRP与蛙皮素在结构上相似，拥有相同的7C-末端氨基酸序列，并且在多种哺乳动物细胞和组织中发挥相似的生物学作用。GRP通过与GRP受体（GRPR）高亲和从而发挥生物学作用。与其他类型哺乳类蛙皮素样肽（BLP）受体一样，GRPR也属于G蛋白偶联受体家族，包含典型的7个跨膜结构域。GRPR由384个氨基酸构成，在人类、小鼠和大鼠分别定位于染色体Xp22.2～p22.13（人类），XF4（小鼠），Xq21（大鼠）。越来越多的证据表明，GRP/GRPR系统广泛影响生理功能，包括痒感觉、疼痛感、记忆的形成和表达、应激反应、焦虑、恐惧、细胞增殖和免疫系统中的趋化作用等。

8. 垂体腺苷酸环化酶激活肽

垂体腺苷酸环化酶激活肽（PACAP），是1989年Miyata等在研究下丘脑促垂体激素时，在绵羊下丘脑组织中发现并分离提取出来的，具有极强激活腺苷酸环化酶活性的神经多肽。放射免疫测定和色谱分析均证实PACAP有两种分子形式：①由38个氨基酸残基组成的PACAP-38；②PACAP-27，它具有PACAP-38氨基末端（N端）1～27位氨基酸序列，是由PACAP-38羧基末端（C端）第27位酰胺化形成的，二者均具有酰胺化羧基末端。PACAP-27与血管活性肠肽（vasoactive intestinal polypeptide，VIP）的氨基酸序列具有68%的同源性，所以PACAP被认为是VIP-胰高血糖素-生长激素释放激素（GHRH）-促胰液素家族中的一个新成员。PACAP-38和PACAP-27刺激环磷酸腺苷（cAMP）产生的能力均比VIP强约1000倍。

近年来研究发现，银屑病皮损处的神经肽VIP和/或PACAP表达异常。皮肤神经末梢释放的神经肽，参与调节皮肤免疫细胞的功能，提示VIP和PACAP可能参与银屑病的发病。

9. 前阿黑皮素原

前阿黑皮素原（POMC）是垂体多种激素的前体，其在垂体前叶、下丘脑、睾丸间质细胞、卵巢细胞及免疫系统的细胞中都有表达。POMC表达的调控是由启动子和增强子构成。对于皮肤来说，尽管皮肤与中枢神经系统的应激反应过程有区别，但是它们可能受相同调节因素的影响。POMC参与皮肤色素形成，POMC在表皮生长分化中也有重要意义。研究表明，POMC可以作为毛囊和表皮局部产生的生长分化调节因子。免疫组化研究发现，在人表皮基底层上方有很强的POMC表达，而此处细胞最具分化增生能力。

皮肤是POMC来源的促肾上腺皮质激素和黑素细胞刺激素α-MSH的靶器官，并且进一步发现皮肤自身具有产生POMC的能力。作为防御系统，皮肤表达的POMC/CRH相当于下丘脑-垂体-肾上腺轴（HPA轴），作为局部应激反应的协调者或执行者。为此，皮肤中POMC各种活性肽并非垂体来源或血液来源，而直接来自于皮肤局部，皮肤科检测到POMC mRNA，对活检皮肤标本及培养细胞进行的免疫组化研究也提示POMC活性肽产生于皮肤原位。POMC在鼠皮肤中的表达也与毛囊生长周期密切相关，在毛囊生长期高表达，在休止期表达较低，而POMC在人皮肤中的表达受紫外线的调节更为明显。许多研究均已表明，皮肤能通过自分泌或旁分泌的机制产生POMC，POMC肽通过相应的受体在皮肤局部发挥重要的生物学功能。在应激反应状态下，POMC可由局部皮肤产生，并储存于局部，是皮肤对损伤的反应。皮肤是POMC作用的一个靶器官。

10. 胰岛素样生长因子

胰岛素样生长因子（IGF）又称类胰岛素生长因子，因其结构与胰岛素类似而得名，是一类多功能细胞增殖调控因子，在动物体内几乎所有器官的生长和功能都与它有关。

IGF与病理性瘢痕有密切关系。实验研究表明，病理性瘢痕中IGF1 mRNA表达水平明显高于正常皮肤。胰岛素样生长因子1作为一个有丝分裂原效应，促进瘢痕组织中成纤维细胞增殖与分泌胶原，是病理性瘢痕形成过程中一个重要的生长因子。胰岛素样生长因子1受体广泛表达于多种类型的细胞表面，在正常皮肤及增生性瘢痕中都有表达，与正常皮肤及增生性瘢痕的生长、增殖及发育密切相关。IGF-Ⅱ基因在增生性瘢痕和瘢痕疙瘩中的表达分别为正常皮肤组织的5.67倍和27.87倍，与正常皮肤中该基因的表达差异有显著性。

11. 瘦素

瘦素（leptin，LP）是白色脂肪细胞产生的一种分子量为16kDa的生物学功能广泛的肽类激素，其编码基因为肥胖基因。瘦素除具有抑制食欲、增加能量代谢等功能外，还是体内营养状况和神经-内分泌-免疫功能相互影响、相互作用的重要中介。瘦素水平的变化与多种自身免疫性疾病的发生、发展密切相关。因此，瘦素作为一种新的免疫调节剂在免疫应答中所发挥的作用，以及在自身免疫性疾病中扮演的角色越来越受到人们的关注。LP与皮肤上皮再生、创伤愈合有很密切的联系。

12. 脂蛋白脂酶

脂蛋白脂酶（1ipoprotein lipase，LPL）是Hahn于1943年在静脉注射肝素消除因摄取高脂肪食物而引起的高脂血症时发现的，推测有一种肝素释放因子存在，而后有人证实肝素的这种作用为脂蛋白脂酶所致，因其能水解脂蛋白中的甘油三酯，故命名为脂蛋白脂酶。LPL几乎在全身各主要器官、组织均有表达，广泛分布于心脏、骨骼肌、肺、骨髓、脊髓、肾、胸腺、大脑、前列腺、胰脏、脾、肝等多种组织中，其中在脂肪组织和骨骼肌组织中含量较高。LPL是哺乳类动物肥胖基因借以调节机体脂质代谢的重要功能蛋白，通过控制其在脂肪组织与其他组织器官中的表达水平直接决定脂肪组织与其他组织器官脂质底物配额的相对量，从而间接决定从食物中摄入脂类的代谢前途，即以体脂形式储备起来或作为能源底物消耗掉，并最终对机体脂质沉积状况产生决定性影响。LPL与肥胖有着密切关系。

13. 抵抗素

抵抗素（resistin）也称脂肪细胞分泌因子，主要由白色脂肪组织分泌，进入血液循环，在鼠、人均有表达。人类抵抗素由108个氨基酸残基组成，以二硫键连接起来的同型二聚体形式存在，可分解为单体。抵抗素序列的第26位氨基酸是半胱氨酸，将其定点突变为丙氨酸后便不能形成二聚体。人类抵抗素mRNA在白色脂肪组织的基质血管部分能检出，循环中单核细胞抵抗素mRNA比脂肪细胞更加丰富。人的胎盘组织中也有抵抗素表达，主要分布在滋养层细胞中，可调节妊娠期胰岛素的敏感性。

抵抗素参与银屑病。抵抗素由脂肪组织中的巨噬细胞及外周血单个核细胞分泌，与炎症、免疫、肥胖及胰岛素抵抗相关，较高水平的抵抗素与内皮细胞功能异常及心血管发病风险升高相关。血清抵抗素水平在慢性斑块状银屑病中升高。慢性斑块状银屑病患者应用英夫利西单抗后血清抵抗素水平显著降低，银屑病皮损面积和严重程度指数（PASI）评分也随之降低，应用阿达木单抗、乌司奴单抗及窄谱-UVB疗法也获得类似结果，提示抵抗素水平下降可能与系统性炎症降低相关。人抵抗素在核转录因子-KB介导下可促进巨噬细胞、TNF-α和IL-12的合成。TNF-α、IL-1β、IL-6及脂多糖显著促进人外周血单个核细胞中抵抗素表达。抵抗素也可在体外诱导人白色脂肪表达TNF-α、IL-6和IL-8。IL-8是中性粒细胞趋化因子，可刺激KC增殖。可见抵抗素介导相关炎症并可以通过正反馈机制促进自身活性。

14. 5-羟色胺

5-羟色胺（5-HT）是一种吲哚衍生物，最早在血清中发现，又名血清素，广泛存在于哺乳动物中，且在大脑皮层和神经突触内含量高，是一种抑制性神经递质。在外周组织中，5-HT是一种强血管收缩剂和平滑肌收缩刺激剂。5-HT可以经单胺氧化酶催化成5-羟色醛和5-羟吲哚乙酸，随尿液排出体外。它作为神经递质和血管活性物质，广泛分布在周围组织和中枢神经系统中，在感觉运动、心血管功能、呼吸、睡眠以及食欲等多方面发挥着重要的作用，是参与调节胃肠道运动和分泌功能的重要神经递质。

5-HT是一种重要的信号分子和神经递质，参与多种精神活动的调节，与精神疾病的关系较为密切。人类皮肤肥大细胞不能合成和释放5-HT，5-HT可以在默克尔细胞、人类皮肤黑素细胞及黑素瘤细胞中检测到。研究发现，黑素细胞是人类皮肤5-HT的来源。5-HT可能是由黑素细胞产生并在原位转化成NAS和褪黑素或释放入细胞间质中被角质形成细胞吸收代谢成NAS和褪黑素。研究发现，人类黑素瘤细胞能合成和代谢5-HT及MT。黑素细胞是神经嵴来源的细胞，正常或恶性的，能承担特征性的代谢通路的表达及产生黑素。MT对黑素细胞可能有显著的作用，它能抑制黑素产生（在药理剂量下）或黑素瘤增殖（在生理浓度下）。

5-HT对细胞增殖显示不同效应，它刺激真皮成纤维细胞增殖呈剂量依赖关系，与非皮肤区的成纤维细胞有相似的有丝分裂活性。依据培养的条件，5-HT既可促进黑素细胞增殖也可明显地抑制它的生长，这种作用是通过受体介导的凋亡和增殖调节起作用。在人类黑素瘤细胞中，5-HT抑制黑素生成，呈剂量依赖方式。另一项研究显示，5-HT吸收抑制剂抑制人类黑素瘤细胞中黑素生成。

二、皮肤细胞的激素受体

1. 黑素皮质激素受体

黑素皮质激素受体（MC1R）属于G蛋白偶联受体（GPCR）超家族中的A类，现共发现有五种黑素皮质激素受体（MC1R～MC5R）。黑素皮质激素受体-1（MC1R）在人类正常黑素细胞和黑素瘤细胞中均有表达，在肤色和发色形成中起主要作用。此外，MC1R在培养的正常角质形成细胞、毛细血管内皮细胞中也有表达。

MC1R基因是控制动物黑素合成的重要基因，在黑素细胞、肾上腺皮质细胞、神经系统和免疫系统中表现出不同的功能，黑素细胞中的黑素皮质素受体，称为黑素皮质素受体-1（MC1R）。MC1R基因在哺乳动物中由extension位点编码，为G蛋白偶合受体-黑素皮质素受体（melanocortin receptors，MCRs）家族成员之一，只有一个编码区，其编码的蛋白质有7个跨膜结构域，主要表达于动物的黑素细胞，为G蛋白偶合受体中最小的一个。MC1R由317个氨基酸组成，含有7个跨膜区，N端位于胞外，C端在胞内。MC1R与皮肤有着密切关系，其主要参与皮肤癌、瘢痕疙瘩及白癜风等相关过程。

2. 雄激素受体

雄激素受体（AR），是一种配体依赖性的反式转录调节蛋白，属于核受体超家族成员，主要存在于靶细胞的核内。未与配体结合的AR与热休克蛋白（hsp）结合，而AR与配体结合后，则发生构象变化，与hsp解离，使AR与DNA亲和力增高（受体的活化），活化的AR以二聚体形式与靶细胞核中特定的DNA序列——雄激素反应元件（ARE）结合，并与其他转录因子相互作用，从而调节靶基因的表达，产生生物效应。雄激素的生物活性是由其特异的细胞内受体介导的。雄激素可扩散人靶组织和非靶组织，但只有AR存在的靶组织细胞才使雄激素发挥其生物功能。AR

属于甾体激素受体超家族，它是一种转录因子，一旦被雄激素激活便能识别靶因子上专一的DNA序列并与之结合，调控该基因的转录，并表达新的蛋白质，从而改变细胞的功能。

AR参与雄激素性脱发。当雄激素进入细胞后，一部分直接穿过核膜进入细胞核；另一部分则在胞内5α-还原酶作用下转化为DHT，再进入细胞核。在核内DHT与AR结合形成激素受体复合物，AR构型发生转化，由非DNA结合型转化为DNA结合型，暴露出可与靶基因中相关激素反应成分相互作用的位点，使DNA的转录发生改变，从而影响蛋白质合成进而对毛囊生长产生影响。也有学者认为雄激素与受体R结合时，受体发生复杂的酶促反应如磷酸化以及受体疏基还原作用等形成雄激素-受体复合物，该复合物进入细胞核，结合到基因位点特异的激素反应元件上，从而刺激或改变介导毛发生长的细胞内过程。雄激素与AR结合后会对真皮乳头与毛囊细胞之间的信号传导产生修饰作用，患者的终末毛囊向微型毛囊转变，从而引起雄激素性脱发。免疫组化发现正常人毛囊皮脂腺单位均存在雌激素受体和AR表达，皮脂腺的基底细胞和腺细胞以及毛囊皮脂腺管部基底层和基底层以上角朊细胞都有高浓度的AR表达。推测雄激素性脱发的发生可能因为皮脂腺ER和AR水平升高，或ER和AR比例失调，从而对正常血清水平雄激素的敏感性升高，刺激皮脂腺增生，分泌增多，再加上毛囊皮脂腺管中受体水平升高或比例失调，角朊细胞增殖角化正常，管腔狭紧或闭锁，皮脂排泄不畅而滞留，以致引发感染而发生雄激素性脱发。

AR在痤疮发病中起着关键性的作用。痤疮是一种发生在面颈部和躯干的毛囊皮脂腺单位的慢性炎症反应。皮脂腺是雄激素的靶组织，AR通过免疫组化和生化分析均可以在皮脂腺的上皮细胞中检测到。皮脂腺含有大部分的类固醇生成酶，该酶可促进脱氢表雄酮/脱氢表雄酮硫酸盐转化为睾酮和DHT。5α-还原酶有三种异构体，它们的表达模式各不相同。Ⅰ型5α-还原酶主要表达于皮脂腺、皮肤角质形成细胞和真皮成纤维细胞，Ⅱ型5α-还原酶主要见于精囊、附睾、前列腺和成人的生殖器皮肤成纤维细胞以及毛囊内根鞘内；Ⅲ型5α-还原酶在前列腺癌和皮脂腺细胞中可检测到，Ⅲ型5α-还原酶主要参与N-连接糖基化，而Ⅱ型5α-还原酶缺乏患者皮脂产生率类似于正常男性，推测Ⅰ型5α-还原酶才是诱导DHT产生并增强皮脂产生的主要因素。然而，在临床和体外研究中Ⅰ型5α-还原酶选择性抑制剂并没有产生显著减少皮脂分泌从而改善寻常性痤疮的症状的现象，提示单独抑制Ⅰ型5α-还原酶可能不足以改善痤疮。其原因可能是：①单一5α-还原酶的抑制剂不足以完全阻断DHT的合成，并且皮脂腺对极少量的DHT也具有敏感性；②新研究发现的Ⅲ型5α-还原酶可能在调节皮脂生产中同样也发挥作用；③睾酮和DHT不仅在效力上有差异，同时激活AR的方式也不同，提示睾酮可能是更重要的皮脂调节因素。此外，与AR结合的辅助调节因子可以产生类似DHT的作用从而造成皮脂腺的分泌。由于雄激素和AR在痤疮发病中调节皮脂分泌的机制尚不清楚，有人提出了以下几种可能：①AR可能提高成纤维细胞生长因子受体2（FGFR2）的活性，这是皮脂腺的发育和分泌平衡的关键；②AR可能通过增加皮脂固醇调节元件结合蛋白的表达（SREBPs）增加皮脂腺的皮脂分泌；③雄激素在调节痤疮的发展过程中可能干扰胰岛素样生长因子-1（IGF-1）的活性，IGF-1不仅能诱导皮脂腺细胞SREBP-1表达与脂肪合成，而且能通过多种机制提高AR活性；④有研究表明雄激素和AR结合能够加强巨噬细胞和中性粒细胞引起的炎性反应。因此，雄激素和AR不仅可以提高皮脂腺的分泌，而且还可以促进痤疮炎症反应的形成和发展。将抗雄激素药物与抗生素联合并结合局部抑制雄激素受体可能是一种治疗痤疮更有效的方法。然而，由于大多数研究是在动物模型或体外进行的，必须进一步进行临床试验来验证其疗效。IGF-1是青春期的生长激素，可诱导合成雄激素并增强皮肤5α-还原酶活性，此外，IGF-1/P13K/Akt可刺激Fox01（一种AR辅助阻遏物）的磷酸化水平的增加，未磷酸化的Fox01可从细胞核转移到细胞质从而抑制AR的转录。

AR是由雄激素和AR辅助调节因子调节的，在痤疮的发展过程中，AR的活性是由雄激素和胰岛素/胰岛素样生长因子/Fox0决定的。高血糖负荷饮食和牛奶/乳蛋白可增加胰岛素信号转导，这反过来又对AR活动产生实质性的影响，即增强AR的活性。这也许可以解释饮食在痤疮发病中的作用，高糖及高脂饮食更易出现及加重痤疮病情。这提示在痤疮发病过程中雄激素可能通过类似途径促进皮脂腺细胞的生长，从而增加皮脂腺的分泌。雄激素及AR在皮肤病的研究已经有几十年，许多皮肤病，如痤疮和银屑病，涉及异常或过度的炎症反应。现已发现AR可通过调节TNF-α表达的促进炎症反应从而抑制伤口愈合。从传统的角度来看，雄激素和AR依靠彼此来完成它们的生理功能，然而现在对于雄激素及AR的相关作用又有新的理解。越来越多的证据表明其他一些因素，如雌激素、抗雄激素和蛋白激酶，可以在睾酮和DHT缺乏的情况下激活AR功能。即使是生长因子（例如，胰岛素和IGF-1）也可调节AR活性。另外，雄激素也有不依赖AR的独立作用。

3. 胰岛素样生长因子-1受体

在体内外调节角质形成细胞对UVB照射的细胞反应中，表现出胰岛素样生长因子-1受体（IGF-1R）的激活状态。老年皮肤缺乏IGF-1的表达，导致一个异常的IGF-1R依赖性UVB反应发生，这促成了与衰老相关的鳞状细胞癌的发展。此外，老年人角质形成细胞修复UVB诱导的DNA损伤效率较年轻人低，IGF-1R激活影响UVB照射角质形成细胞的DNA损伤修复。在受体失活的情况下，DNA损伤修复率在UVB照射后显著放缓或抑制。通过稳态NER转录调控，IGF-1R的活化能增强UVB诱导的基底层角质形成细胞中的DNA修复。

4. 糖皮质激素受体

糖皮质激素受体（GR）是一种可溶性单链多肽组成的磷蛋白，它与GC具有高亲和力与专一性，是GC发挥重要生理和药理作用的中介物。GR是糖皮质激素的Ⅱ型受体，也是糖皮质激素效应的执行者。同时GR也是一种重要的核转录因子，对多种基因具有转录调控作用。GR广泛存在于机体几乎所有的组织中，其在胞浆或胞核的浓度随性别、年龄、器官等不同而有差异。GR在皮肤内的含量比较丰富，但不同部位的皮肤GR含量有所不同，如GR在男性包皮的含量最高，其次为女性面部、乳房和腹部皮肤。此外，GR在同一部位皮肤的不同层次也呈现不同的分布状况，如表皮和真皮乳头层的GR含量几乎相等，但却比真皮网状层的GR高出4～7倍。

GC在皮肤中的抗炎效应至少一部分是因GR和NF-κB之间的拮抗从而引起κB连接活动的减弱；GR在真皮成纤维细胞中也能够抑制TNF-α介导的NF-κB活化从而发挥其抗炎作用。皮肤作为机体的防御屏障，其众多细胞成分同时接受着促炎因素和抗炎因素的调节，二者的动态平衡构成皮肤内环境稳定的基础。GR作为主要的抗炎因素之一，其表达水平或其功能状态受到干扰或抑制时，皮肤将难以维持正常的抗炎能力而导致炎症的形成。因此，GR的抑制可能体现了疾病本身的一种病理生理学改变。例如，与正常对照皮肤相比，慢性湿疹皮损区表皮的CRa表达下调。

GC可通过多种途径阻碍创伤愈合，如抑制由EGF介导的角质形成细胞迁移、下调促进创伤愈合的基因（如细胞骨架成分、角蛋白K6和K16等）的表达。GC在皮肤内的这种作用是由包含4个GR单体在内的由多种蛋白组成的一种抑制样复合体所介导。GR通过如下环节介导GC的抗增生作用：①抑制内源性血管内皮生长因子（vascular endohtelial growth factor，VEGF）的表达，阻止成纤维细胞的增生；②抑制相关基因（如PDGF、TGF-β等）的表达，从而抑制胶原合成。

5. 维甲酸受体

维甲酸受体（RAR，RXR）是类固醇-甲状腺激素核受体超家族成员，其功能是作为配体依赖的转录因子，通过多种通路介导维甲酸的信号转导。核视网膜酸受体的活化以及目的基因转录产物的调节，被认为是全反式维甲酸和9-顺式维甲酸调节生物学功能的主要机制。最初发现的一个核受体家族，被命名为维甲酸受体（RARs），包括RAR-α、RAR-β和RAR-γ三个亚型，它们都可以被全反式维甲酸激活。在此之后鉴定出第二个核受体家族，并命名为维甲酸X受体（RXRs）：RXR-α、RXR-β和RXR-γ。RXRs可被9-顺式维甲酸激活。9-顺式维甲酸可以高亲和力与RARs和RXRs结合，而全反式维甲酸仅以高亲和力与RARs结合，与RXRs的结合力则较弱。

维甲酸受体蛋白主要表达于人正常表皮的上层，在培养的角质形成细胞中，未分化的细胞的RAR-α mRNA和蛋白的表达水平均高于分化成熟的细胞，说明它们作用于终末分化阶段。成人皮肤中主要表达的RAR蛋白是RAR-γ和RAR-α，而RAR-β几乎测不到，此外检测到RXR蛋白主要是RXR-α，且人皮肤中维甲酸受体mRNA水平的稳定状态也是这个顺序：即RAR-γ和RXR-α呈高水平表达。RXR蛋白水平5倍于RAR蛋白。用转基因小鼠的实验得出关于维甲酸受体生理学作用的有价值的结论：多种RARs存在功能上的重复，这样在一种受体缺失的时候另一种受体可以对其进行补充。定向去除RAR介导的基底层细胞信号转导可导致表皮成熟异常，选择性破坏RAR-α会导致角质层的异常脂质化以及表皮的水分过度丢失，与银屑病的表皮状态相仿。此外，人工破坏了表皮 RXR-α 基因的小鼠皮肤出现了几种异常情况，这与银屑病的表现又有惊人的相似（如角化过度，角质层增厚及炎细胞浸润）。

6. 生长激素受体

生长激素受体（GHR）在增生表皮层病变的角质形成细胞中，表达显示出强大的核模式，而组织细胞瘤边缘的非增生的表皮表示细胞质模式的 GHR。在基底细胞癌和鳞状细胞癌中，免疫反应性较正常皮肤弱。在鳞状细胞癌中，免疫染色的强度与细胞分化程度直接相关。生长激素可能参与不同类型的皮肤肿瘤的发展，并且 GHR 在细胞内的定位可能意味着功能性的意义。

7. 过氧化物酶体增殖物激活受体

过氧化物酶体增殖物激活受体（PPARs）的激活，已被证明在皮肤屏障功能中有重要的作用，与角质形成细胞分化和脂质合成相关。有学者采用实时荧光定量 PCR 和高效薄层色谱分析 PPAR 靶基因和表皮分化标志物，研究燕麦脂质提取物对 PPARs 的影响，发现燕麦脂质提取物表现出强大的双重激动 PPARα 和 PPARb/d，增加在原发性人角质形成细胞的 PPAR 靶基因的直接诱导。燕麦油治疗引起分化基因（外皮蛋白，SPRRs 转谷氨酰胺酶 1）和神经酰胺加工基因（*β*-葡糖脑苷脂酶、鞘磷脂酶 3 和 ABCA12）显著上调。燕麦油在角质形成细胞治疗中的意义是明显增加神经酰胺水平（70%），提示 PPAR 功能翻译通过燕麦油作用于角质形成细胞激活。

8. 甲状旁腺激素相关蛋白

维生素 D 和甲状旁腺激素相关蛋白（PTHrP）是角质形成细胞分化和表皮细胞发育必不可少的。PTHrP 对皮肤的作用是通过对存在于表皮和真皮细胞中的 PTH-1R 受体介导实现的。PTHrP 可能有旁分泌、自分泌的作用，及其受体可能表现协同或负协同效应。有学者发现 bPTH 和 PTHrP（1-34）增加角质形成细胞和成纤维细胞中的 cAMP 和 Ca^{2+}。PTHrP（107-139）在两种细胞类型中 Ca^{2+} 升高，而 cAMP 不变。PTHrP（67-89）对角质形成细胞没有影响，只在成纤维细胞 Ca^{2+} 增加。断奶大鼠维生素 D 缺乏增加角质形成细胞 PTHrP mRNA 的表达，并在成纤维细胞和肾脏中降低。缺乏维生素 D 增加角质形成细胞和肾脏 PTH-1R mRNA 的表达，但不是在成纤维细胞。虽然角质形成细胞和皮肤成纤维细胞为 PTHrP 靶细胞并表达 PTH-1R，但是两相邻的不同类型细胞转导它们细胞内的信号响应 PTHrP 肽。此外，维生素 D 以一个细胞特定的方式调节 PTHrP 和 PTH-1R。

9. 维生素 D 受体

维生素 D 可能对角质形成细胞的分化过程发挥旁分泌作用，调节生产 PTHrP。维生素 D 受体（VDR）存在于角质形成细胞和成纤维细胞这两类细胞中。维生素 D 负调控角质形成细胞里 PTHrP 的表达。相反，PTH-1R 是由在传统的 PTHrP 靶组织如肾脏里的维生素 D 差异调节。PTHrP 和它的受体在两种类型的细胞中都表达。维生素 D 缺乏增强 PTHrP 在角质形成细胞中的表达，但减少它在邻近的成纤维细胞中的表达。此外，维生素 D 缺乏使角质形成细胞 PTH-1R 表达增加，但不是在成纤维细胞。PTH-1R 似乎在这两种类型细胞中结构相似。然而，PTH-1R 在成纤维细胞中的表现不同，PTHrP 的各种片段有不同的生物学反应。此外，在角质形成细胞和成纤维细胞中，维生素 D 对 PTHrP 和 PTH-1R mRNA 有不同的调节方式。

10. 雌激素受体

雌激素通过与皮肤上的雌激素受体（estrogen receptor，ER）结合发挥作用。ER 基因的多态性决定了其不同亚型在各种组织器官中分布和表达的多样性，及其介导的信号通路作用的差异性，后者对雌激素治疗的成败起着决定作用。

皮肤是雌激素重要的靶器官，目前发现的雌激素受体有两种，即 ERα 和 ERβ。编码 ERα 的基因位于 6 号染色体长臂，含 59 个氨基酸，编码 ERβ 的基因位于 14 号染色体长臂，含 481 个氨基酸。两者 60％的序列为保守序列，具有高度同源性，对雌二醇的亲和力几乎相同。

雌激素受体的两种亚型（ERα，ERβ）在皮肤均有表达。ERα 只表达于皮脂腺细胞，ERβ 在皮肤组织有广泛表达，在皮脂腺细胞表达相对最强，其次为毛囊、汗腺、表皮基底细胞，表皮颗粒层、透明层及角质层也有 ERβ 表达。雌激素受体参与皮肤老化、色素沉着等皮肤生理过程。

11. 垂体腺苷酸环化酶激活肽受体

垂体腺苷酸环化酶激活肽受体（PACAPR）广泛分布于人和动物的多种组织器官上。PACAPR 在多种免疫细胞中也有大量表达，对免疫细胞的免疫活性和功能有重要的调节作用。由于 PACAPR 分布的广泛性，因此其介导的生物学活性也多种多样，包括：①扩张血管，降低血压；②松弛非血管平滑肌；③刺激肠液分泌并抑制其吸收作用；④刺激胰分泌水、碳酸氢盐及胆汁；⑤抑制胃酸分泌；⑥升高血压；⑦刺激糖原及脂肪分解；⑧刺激生长激素、黄体生成素、胰高血糖素和生长抑素释放；⑨刺激肥大细胞分泌组胺及血小板凝集素；⑩调节细胞增殖分化。

12. 5-羟色胺受体

5-HT 必须通过相应受体的介导才能产生作用。5-HT 受体（5-HTR）分型复杂，到目前为止，在哺乳动物中已发现 14 个 5-HTR 亚型，7 个亚家族，即 5-HT1R～5-HT7R，5-HT 通过激动不同的 5-HTR 亚型，产生不同的药理作用。

5-HT 在皮肤中有许多作用，例如渗出、血管舒缩、炎症和致痒等。5-HT 是褪黑（激）素（melatonin，MT）的前体，也是一种神经递质、激素、细胞因子及生长因子。5-HT 的作用是由膜表面受体介导的。一直以来，人们认为在皮肤病理生理中的作用机制主要是由于它的血管活性作用、免疫调节作用以及所参与的过敏反应所致。5-HT 受体在慢性湿疹、银屑病皮损区棘细胞、小汗腺细胞、皮脂腺细胞和毛囊中有显著表达，而正常对照皮肤中却无表达。人头皮表皮、附属器、真皮间质细胞中存在 5-HT 免疫反应。5-HT 与头发生长有关，在斑秃发病机制中起作用。在皮肤肥大细胞中也存在显著的5-HT免疫反应的表达，这与人类肾上腺髓质中外周血管肥大细胞中5-HT免疫反应一样。人类整个皮肤和皮肤细胞表达膜受体介导5-HT活性，这个观点通过人类皮肤中5-HT1A、5-HT1B、5-HT2A、5-HT2B、5-HT2C和5-HT7受体mRNA基因编码分析和表达的识别得到证实。5-HT1A蛋白表达于基底层表皮黑素细胞；5-HT2A则发现于湿疹的表皮，它的分布比在正常对照皮肤中更加均一化。5-HT3受体则在正常和湿疹样皮肤的生发层表皮中表达。药物学研究证实5-HT3受体在感觉神经末梢中有表达。

13. 血管紧张素Ⅱ受体

血管紧张素Ⅱ受体（AngⅡ-R）可分为1型（AT_1）和2型（AT_2）。AT_1广泛分布于几乎所有的组织器官，如心脏、血管平滑肌、血小板、脑、肾脏和肾上腺皮质等处，AngⅡ的大部分效应均由AT_1介导。AT_2主要分布于胚胎组织、未成熟脑组织、损伤皮肤、肾上腺髓质等，提示其可能与增殖调控、细胞分化、细胞凋亡、组织修复、生长发育等有关。

在人体皮肤表皮层、真皮血管床、皮肤附件包括毛囊和汗腺，均有AT_1和AT_2受体表达。在增生活跃的增生性瘢痕组织中，AT_1和AT_2受体表达增强。在成熟的增生性瘢痕组织中其表达强度较在增生活跃的增生性瘢痕减弱。人的皮肤含有完整的肾素-血管紧张素系统（renin-angiotensin system，RAS)，损伤后RAS被激活；RAS在正常皮肤的平衡代谢和损伤修复中起作用。AngⅡ受体在胚胎皮肤发育过程中，胚胎早期以AT_2受体表达为主，胚胎后期AT_1受体表达增加，AT_1和AT_2受体的表达呈现发育调节的方式，提示AngⅡ的这两个受体在皮肤胚胎发育过程中起着不同的作用。表皮内和真皮血管壁中发现了AT_1和AT_2受体，血管紧张素原、肾素和血管紧张素转换酶（ACE）的表达。角质形成细胞、黑素细胞、真皮成纤维细胞和MVECs均存在AT_1、AT_2受体m RNA，而黑素细胞中却没有AT_2受体的表达。人类皮肤细胞可合成AngⅡ，在人工损伤的角质细胞层，ACE-mRNA表达迅速增加，并在创伤后人类皮肤瘢痕3个月ACE的表达依然增高。在人类皮肤中存在着完整的RAS，并在正常的皮肤动态平衡和人类皮肤创伤修复中起作用。人类皮肤也表达AngⅡ AT_1和AT_2受体，意味着人类皮肤不仅是AngⅡ的起源，而且是AngⅡ的靶器官。

14. 白细胞介素-6受体

IL-6受体系统包括两条肽链：α链又称特异性结合链，即IL-6结合受体蛋白(IL-6 binding receptor protein)，为配基特异性受体（IL-6R)，分子量为80kDa；β链又称信号转导链，即信号转导蛋白（signal-transducing protein)，分子量为130kDa (gp130)。IL-6R与gpl30均以膜型和可溶性受体的形式存在。IL-6在机体的免疫调节，炎症反应，造血调控等过程中均发挥重要的作用，并且IL-6与银屑病有很大关联。

15. 促甲状腺激素受体

促甲状腺激素受体（TSHR）在角质形成细胞中的存在是有争议的。针对TSHR

的 mRNA 已被证明存在于许多皮肤细胞群，包括人表皮和角质形成细胞。特异性的 TSHR 免疫反应只在人皮肤和毛囊间充质室被确认，而特异性免疫反应在人头皮皮肤的任何表皮隔室都没有被发现。相反，一个相冲突的研究报道 TSHR 蛋白存在于体外培养的原生的人表皮角质形成细胞和健康人皮肤中的非头皮表皮角质形成细胞中。

第三节 皮肤神经递质与调节

皮肤内存在 20 余种神经介质，其中多数是神经肽，如 SP、VIP、生长抑素、CGRP、缓激肽、神经激肽（neurokinin）、neurotensin、catecholamines、endophines 等。皮肤内神经末梢释放神经肽，梅克尔细胞、朗格汉斯细胞、角质形成细胞、黑素细胞、真皮血管内皮细胞以及所有免疫细胞（尤其是肥大细胞）均能合成神经肽。皮肤内的神经肽可被神经纤维及免疫细胞运输。皮肤内的一些细胞上有神经肽受体。皮肤内神经肽具有调节汗腺分泌、促进组胺释放、刺激淋巴细胞增殖和影响皮肤血管活性等多种功能。因此它们具有体温调节、免疫调节、营养皮肤等多种机能。

皮肤内的神经肽对皮肤中的许多细胞都有重要影响，如它可促进角质形成细胞的增殖及细胞因子的分泌，促进成纤维细胞的增殖，促进血管内皮细胞的增生及改变其通透性，增强巨噬细胞的吞噬功能，促进肥大细胞增生及脱颗粒，促进单核细胞的趋化及细胞因子的分泌，促进淋巴细胞的增殖及免疫球蛋白的合成，促进中性粒细胞趋化。

由于神经肽对皮肤内细胞的作用，神经肽参与了皮肤内炎症反应的发生以及一些皮肤病的发生。外用神经肽拮抗剂可治疗一些慢性炎症性皮肤病，如带状疱疹神经痛、结节性痒疹、局限性瘙痒症、银屑病、异位皮炎、糖尿病性神经病、接触性皮炎、寒冷性荨麻疹等。

皮肤是人体最大的对神经极其敏感的器官。来自背根神经节的感觉神经通过真皮，在真-表皮交界处平行走行，穿透基膜，垂直到达表皮颗粒层，构成三维立体网络。不同年龄表皮神经的密度不同，不同部位的感觉阈也不同，随年龄增加表皮的神经密度下降。皮肤细胞能行使类似神经细胞的功能，表达神经递质及其受体，见表 7-2。

表 7-2 皮肤内各种细胞所产生的主要神经递质及其受体

细胞类型	神经递质和神经类激素	神经类受体
角质形成细胞	NGF，SP，CGRP，VIP，NKA，Ach，DA，AR，NE，β-EP，CA，SOM	NGFR，VIPR，NPYR，S-HTR，CGRPR，NK-1/2/3R，μ/ζ-opiete-R
梅克尔细胞	SP，CGRP，MEK，NGF，NKA，SOM，VIP，NPY	NGFR，NK-1R
朗格汉斯细胞	NGF，SP，CGRP，SOM，VIP，MEK，NKA	NK1/2R，SOMR，NPYR

续表

细胞类型	神经递质和神经类激素	神经类受体
肥大细胞	NGF，CA，SP，CGRP，NKA，SOM	NK-1R
成纤维细胞	NGF，SP，β-EP	NGFR，NK-1R，SOMR，NPYR，5-HTR
脂肪细胞		AR-β1/2，3
微血管内皮细胞	ACE，Ang，NO，ET，β-EP	NGFR，NK-1/2/3R，NPYR
汗腺细胞		NK-1R，μ-opiete-R
皮脂腺细胞		NPYR，μ-opiete-R

一、主要神经递质和神经类激素

1. 神经生长因子

神经生长因子（nerve growth factor，NGF），是最早被发现的一种神经营养因子，能够促进神经元的分化，维持神经元存活。神经生长因子是一种重要的神经营养素，在体内多种神经系统以及非神经系统的组织中广泛分布，首先以前体（nerve growth factor precursor，proNGF）的形式合成，并由基质金属蛋白酶裂解为成熟神经生长因子。NGF是目前结构最典型、研究最透彻，也是发现最早的神经营养因子。

NGF、proNGF均表达于正常皮肤，其表达位于表皮层和真皮层，多见于表皮基底层细胞和真皮层中成纤维细胞聚集处。近年的研究表明NGF与多种皮肤疾病相关。在增生性瘢痕和瘢痕疙瘩中，表皮的基底层和真皮层中成纤维细胞聚集处可见较多阳性颗粒，正常皮肤中阳性表达多位于表皮基底层和皮肤附属器周围。proNGF在正常皮肤、增生性瘢痕和瘢痕疙瘩中的表达均呈阳性，表达位于三种组织的表皮和成纤维细胞。NGF/proNGF的相对水平可能与病理性瘢痕的组织增生性有关，在瘢痕的发生发展过程中起到一定的作用。

银屑病是一种以表皮过度增生及炎性细胞浸润为特征的炎性皮肤病。神经系统通过神经递质对免疫细胞的影响对银屑病的发生、发展起重要作用，焦虑或抑郁往往会引起银屑病的发生或加重，银屑病患者对焦虑或抑郁比正常人更为敏感。在银屑病皮损的真皮乳头层的神经纤维大量增生远远多于正常皮肤，如果切断银屑病皮损局部的神经纤维或进行局部麻醉，银屑病皮损会消退，银屑病可能是一种神经免疫性疾病。NGF可通过神经肽在银屑病皮损中发挥作用。银屑病皮损中存在超出正常水平的P物质、血管活性肠多肽（VIP）等物质，在紧邻皮肤基底细胞的感觉神经纤维有NGF-R表达，同时伴有神经肽免疫反应，这些神经肽能诱导角质形成细胞和内皮细胞增殖，促进中性粒细胞趋化和肥大细胞脱颗粒，其中P物质还能诱导黏附分子表达及活化T细胞和IL-8的产生。NGF能调节感觉神经元中的神经肽的再生和合成，NGF及其受体能交替促使P物质及VIP在银屑病皮损中的变化。NGF除直接诱导角质形成细胞增殖外，本身还具有免疫活性，能激活肥大细胞并使其脱颗粒，显著诱导KC表达一种强效趋化因子，并通过它促进对T细胞的趋化，同时活化T细胞，引起炎症反应。NGF在皮损中高表达能促使IL-6进一步提高NGF及NGF-R的表达。人$CD4^+$T细胞克隆能产生和释放NGF并表达高亲和性受体。

因此，神经、免疫、皮肤之间可能形成一个密切网络联系。这个网络一旦被某种因素破坏，会引起一个恶性循环，形成一些顽固性皮肤病，如银屑病、异位性皮炎等。

2. 降钙素基因相关肽

降钙素基因相关肽（calcitonin gene-related peptide，CGRP），是人和哺乳动物体内存在的一种新型的内源性生物活性神经多肽，是在人皮肤组织中含量最丰富的一种多肽类神经递质。CGRP不但是一种活性神经肽，还是一种内源性丝裂原，有促进多种细胞分裂、增殖的作用。CGRP在体外可促进体外原代培养的人成骨细胞增殖，并能剂量依赖人齿龈成纤维细胞增殖活化，且这种作用可能与CGRP受体及丝裂原活化蛋白激酶（MAPK）信号通路的调控有关。

CGRP是1982年Amara在研究甲状腺髓样癌的降钙素（calcitonin，CT）基因表达时，发现的一种生物活性多肽，由37个氨基酸组成。CGRP家族包括五个成员：CGRPα、CGRPβ、CT、胰淀粉样酶（amylin）和肾上腺髓质素（adrenomedullin，ADM）。CGRP是迄今已知最强的内源性扩血管肽；CT主要参与钙代谢；amylin位于胰腺β细胞，与Ⅱ型糖尿病有关；ADM与CGRP具有相似的生物学作用，亦具有较强的扩血管作用。降钙素基因相关肽家族的新成员降钙素受体刺激肽（calcitonin receptor stimulating peptide，CRSP）的生物学特性提示，它不是通过CGRP相似的途径发挥其生物学效应，很可能是通过降钙素受体途径发挥作用。

CGRP、CT、amylin和ADM均分别具有高亲和力的受体，这些受体可能还具有不同的亚型。CGRP与受体结合后，可以激活腺苷酸环化酶，促使细胞内cAMP水平升高而发挥其生物学效应。CGRP在体内分布广，功能多，在临床上具有十分广阔的应用前景，对其生理、病理和药理作用的研究，已成为多肽研究领域的一个重要方面。

CGRP参与慢性炎症性皮肤病。在银屑病的发病机制中，神经免疫系统发挥重要作用。CGRP通过影响朗格汉斯抗原递呈作用和内皮细胞的作用，进一步引起Th17细胞分泌多种细胞因子，产生银屑病样皮损，影响银屑病的神经免疫调节。

特应性皮炎是Th2介导的免疫反应，CGRP增强朗格汉斯细胞将抗原递呈给Th2型细胞。相对于健康人皮肤，特应性皮炎中高表达CGRP受体组分ramp1、rcp mRNAs，使得CGRP受体组分表达增加，CGRP含量也增加，表皮轴突密度增高及表皮变厚。

3. P物质

P物质（substance P，SP）是世界上发现最早的神经肽，由Von Euler和

Gaddum 于 1931 年在马肠中提取乙酰胆碱时发现，因当时不知道其化学性质，故取名 P 物质。1970 年 Chang 和 Leeman 将 SP 纯化，为十一肽序列，Arg-Pro-Lys-Pro-Gln-Gln-Phe-Phe-Gly-Leu-Met-NH_2，分子量为 1340，1972 年 Tregear 等用化学方法成功地合成此肽。1973 年 Powel 建立了放射免疫分析测定 SP 的方法，将 SP 的研究和应用提高到一个新的高度。

与经典神经递质（如乙酰胆碱、单胺类、氨基酸类）的合成方式不同，SP 不是在神经末梢内合成，无活性的 SP 前体首先在神经元胞体内的核糖体上边合成边进入粗面内质网，经高尔基复合体的修饰加工后形成分泌囊泡，分泌囊泡在向神经末梢运输的过程中，仍可对其中的 SP 加工修饰，装配在大囊泡中运至神经末梢，当神经末梢受刺激时，囊泡中的 SP 即释放，并与其特异性受体结合以发挥作用。

与 SP 结合的特异性受体有神经激肽 1（NK1）受体、NK2 受体和 NK3 受体，这些速激肽受体均属于 G 蛋白偶联受体。因 SP 与 NK1 受体的亲和力最大，故 NK1 受体特称为 SP 受体。

支配皮肤的 SP 阳性感觉神经元具有双向传导功能，其所释放的 SP 不仅可作为神经递质向中枢传递刺激信息，也可作为神经调质在外周发挥生物学效应，在皮肤免疫炎症、创伤修复、瘙痒等方面均扮演了重要角色。

SP 对皮肤免疫和炎症反应的作用主要体现在三个方面：趋化免疫细胞、调节细胞因子的产生以及舒张微血管。SP 对 T 细胞、单核-巨噬细胞、嗜酸性粒细胞具有趋化作用，SP 还是中性粒细胞的趋化因子，10^{-9} mol/L 的 SP 可直接影响其向炎症部位的迁移；SP 及其 C2 端片段对中性粒细胞尚有启动效应，可延缓中性粒细胞的凋亡，表明 SP 在炎症的迁延过程中起作用；SP 可以激活肥大细胞，引起胞内 Ca^{2+} 动员和细胞脱颗粒，释放组胺，促发皮肤红斑和水肿；SP 还能够促进角朊细胞释放 IL-1、IL-8、TNF-α，促进单核-巨噬细胞产生和释放 IL-1、IL-6、TNF-α 和 IFN-γ，增强活化的 T 细胞产生 IL-2 以及表达 IL-2 受体，刺激肥大细胞产生 TNF-α，中性粒细胞及血管内皮细胞产生 IL-8。并借用这些细胞因子的作用，影响和调控皮肤免疫和炎症反应。

SP 与皮肤瘙痒有密切关系。SP 是一种重要的瘙痒介质，参与了多种瘙痒性皮肤疾病的发生与发展。健康志愿者皮内注射 SP 亦能引发皮肤红肿和瘙痒反应。小鼠皮内注射 SP 亦能诱发后肢搔抓等瘙痒相关行为反应。特应性皮炎患者真皮乳头层和真-表皮交界处的 SP 阳性神经纤维数目较正常对照组显著增多。特应性皮炎小鼠皮损中 SP 水平比正常皮肤明显升高。NK1 受体拮抗剂可明显抑制特应性皮炎小鼠的搔抓行为；银屑病皮损中 SP 含量升高，皮损中 SP 阳性神经纤维比非皮损区及正常皮肤明显增多，辣椒辣素治疗银屑病有效，这可能与辣椒辣素耗竭皮肤神经末梢中 SP 有关。增生性瘢痕组织中 SP 阳性神经纤维的分布比正常皮肤及非增生性瘢痕更加广泛。SP 与特应性皮炎、银屑病、增生性瘢痕等瘙痒性皮肤病的发病有密切的关系。其机制可能有二：一是通过激活传导痒觉的无髓 C 纤维上 NK1 受体直接引起瘙痒；

二是通过促进其他瘙痒介质的释放间接引起瘙痒，如 SP 促进角质形成细胞释放白三烯 B4 或一氧化氮而引起或增强瘙痒；刺激肥大细胞释放组胺而引起瘙痒等。

4. 血管活性肠肽

血管活性肠肽（vasoactive intestinalpeptide，VIP），又名舒血管肠肽，是肠神经系统中具有代表性、研究最深入的神经肽，是重要的肽类神经递质之一。VIP 具有广泛的组织分布和多样的生物学功能，参与机体多种功能的信息传递和生理调控，其作为信号分子在神经-内分泌-免疫网络中扮演着重要的角色。VIP 广泛分布于循环、免疫、生殖、消化系统以及中枢、外周神经系统中。VIP 在生物体内具有双重作用，既是胃肠道激素，又是神经肽，所以被认为是脑肠肽的一种。

伴有高度精神紧张的银屑病患者皮损内真皮乳头处 VIP 阳性纤维增加，而不伴有高度精神紧张的银屑病患者没有。神经肽参与了银屑病的病理过程，皮损中 LTB4 浓度显著升高，VIP 对 LTB4 有协同作用，可以刺激角质形成细胞增殖。

湿疹的发病机理可能是由于复杂的内外激发因子引起的一种迟发型变态反应，皮肤中神经纤维可分泌神经递质 SP、VIP、降钙素基因相关肽（calci-tionin generelated peptide，CGRP）、生长抑素（somatotatin，SOM）、神经肽 Y（neroptide Y）等。神经肽与许多皮肤病有关，如特应性皮炎、白癜风、银屑病、荨麻疹等。瘙痒是皮炎湿疹的一个基本特征，许多介质如神经肽、蛋白水解酶、细胞活素间接导致组胺释放引起瘙痒。VIP 的主要功能是松弛血管平滑肌、参与调节血管舒张、汗腺分泌、血浆外渗、肥大细胞脱颗粒及免疫调节作用，同时还具有调节淋巴细胞、巨噬细胞的功能，可调节这些细胞的黏附、游走及各种细胞因子的产生。VIP 能抑制淋巴细胞的增生，调节其迁移，并抑制 IgA 产生 NK 细胞并能增加皮肤血流量，引起风团，潮红反射。

皮肤中神经末稍释放的 VIP 可与表皮及真皮的多种细胞密切接触，调节 KC、肥大细胞、朗格汉斯细胞、巨噬细胞、真皮微血管内皮细胞和浸润的免疫细胞的功能，影响这些细胞的增殖、活化以及细胞因子（cytokine，CK）的产生及抗原呈递。

5. 乙酰胆碱

乙酰胆碱（acetylcholine，ACH），是胆碱的乙酰酯，由胆碱和乙酰辅酶 A 在胆碱乙酰移位酶（choline acetyltransferase）的催化下于胞质中合成，合成后被输送到轴突末梢，储存于小而清亮透明的突触囊泡内。释放出的 ACH 在发挥作用后被胆碱酯酶迅速水解而终止其效应。

ACH 与皮肤瘙痒有关。ACH 是一种常见的神经递质，常位于交感和副交感神经的节前和节后神经元间、副交感神经的节后神经元和效应器细胞之间。除此之外人表皮的角质形成细胞也可以释放乙酰胆碱。乙酰胆碱能特异性结合毒蕈碱（M1～M5）和烟碱型受体，其中位于人和小鼠表皮中的角质形成细胞及传入 C 神经纤维末梢 M3 型胆碱能受体可能与瘙痒的产生有关。M3 型胆碱能受体激动剂为碳酰胆碱，可以引起小鼠的搔抓行为。注射特异性 M3 胆碱能受体拮抗剂 4-二苯乙酰氧-*N*-甲基哌啶甲碘化物能够显著抑制小鼠的搔抓行为，而其他的M型受体拮抗剂则无此功效。在动物实验中，胆碱能受体激动剂通过激活M3受体而产生瘙痒，正常人皮内注射ACH引起的痛觉甚于痒觉，而特应性皮炎患者皮损处注射乙酰胆碱可以引起瘙痒，提示ACH和烟碱型受体在皮肤瘙痒中可能起一定作用。另外，ACH也与皮肤损伤愈合有关。

6. 多巴胺

多巴胺（dopamine，DA），为儿茶酚胺类神经递质，为单一苯环基团结构，即有一个儿茶酚核（苯环连接两个羟基）和一条乙胺或其衍生物为侧链。合成DA的前驱物为芳香族氨基酸酪氨酸，经过两步反应转化为DA。首先由酪氨酸羟化酶（TH）催化酪氨酸合成左旋3,4-二羟基苯丙氨酸（1-DOPA），再由芳香族氨基酸脱羧酶进一步催化DOPA产生DA。在这一途径中，酪氨酸羟化酶是生物合成中的限速因素，因此无法用提高酪氨酸浓度的方法增加脑内DA的合成。

DA是一种常见的黑素细胞和DA能神经元毒剂，其毒性机制主要有：DA通过在细胞内及细胞外自身氧化产生活性氧簇（ROS），通过单胺氧化酶（MAO）催化产生过氧化氢及直接阻断线粒体呼吸链等方式产生细胞毒性。表皮黑素细胞和角质形成细胞均可自身合成DA，DA可以通过上述机制诱发黑素细胞发生氧化应激；而处于同一环境中的角质形成细胞可能由于具有能将DA转变为肾上腺素等其他相对无毒的儿茶酚胺类物质的酶类，因此对DA具有较强的耐受力。黑素细胞PIG1活性随着DA浓度升高而降低，而细胞凋亡随DA浓度升高而增加，并均呈剂量依赖关系。DA诱导的黑素细胞凋亡与PKR通路的激活相关。白癜风皮损边缘多巴氧化酶、多巴胺氧化酶活性明显升高。

7. 去甲肾上腺素

去甲肾上腺素（norepinephrine，NE）化学名称为1-(3,4-二羟苯基)-2-氨基乙醇，是肾上腺素去掉*N*-甲基后形成的物质，在化学结构上也属于儿茶酚胺。它既是一种神经递质，主要由交感节后神经元和脑内肾上腺素能神经末梢合成和分泌，是后者释放的主要递质，也是一种激素，由肾上腺髓质合成和分泌，但含量较少。去甲肾上腺素作为儿茶酚胺类药物，是强烈的α受体激动剂，同时也激动β受体。通过α受体的激动，可引起血管极度收缩，使血压升高，冠状动脉血流增加；通过β受体的激动，心肌收缩加强，心排出量增加。

精神神经内分泌机制和神经免疫可能是银屑病发病的重要环节，单胺类作为中介物质，可能参与了这些病理过程。研究发现，银屑病患者组总体倾向为弱A型性格，其A型性格所占的比例高于正常健康志愿者的对照组。且银屑病组去甲肾上腺素、多巴胺的含量均高于对照组，不同皮损严重程度的患者单胺类物质含量之间差异有显著性；PASI评分值与去甲肾上腺素、多巴胺含量之间均有显著差异，患者血清单胺物质含量随PASI分值的增加而升高。提示心理因素可能是银屑病发病的重要危险因素，某些单胺类物质可能作为心理因素导致银屑病发病的物质基础，这为银屑病的治疗提供了一条新途径。

NE在免疫相关皮服炎症中也发挥着作用。成年特应性皮炎患者安静状态下的去甲肾上腺素和肾上腺素水平比正常对照组高，经历应激后更是显著升高。特应性皮炎患者外周血单核细胞上的β肾上腺素能受体密度显著降低。去甲肾上腺素和肾上腺素通过刺激β2肾上腺素能受体-cAMP-蛋白激酶A路径，抑制抗原呈递细胞和Th1细胞释放型细胞因子如IL-12、TNF-α、INF-y，同时促进2型细胞因子如IL-110、TGF-β的产生。通过这种机制，内源性儿茶酚胺选择性地抑制Th1反应和细胞免疫，而使反应和体液免疫占优势。而这一点有利于特应性皮炎急性期皮损的发展。交感肾上腺髓质系统功能失衡在特应性皮炎发病机制中的作用应该是一个涉及不同调控水平的复杂的过程。

应用高效液相色谱法和电化学探测器测量正常人和不同时期非节段型白癜风患者血浆，发现所有患者血浆去甲肾上腺素的水平显著高于对照组，且活动期患者的NE高于稳定期水平。皮损中α和β肾上腺素能受体的反应性在节段型患者中显著提高，而血液中儿茶酚胺和肾上腺素能受体的浓度没有改变，提示交感神经功能障碍对节段型白癜风发病起一定作用。

8. 神经肽Y

神经肽Y（neuropeptide Y，NPY）是一个由36个氨基酸残基组成的神经肽，是1982年Tatemoto等第一次从猪脑当中提取出的一种多肽物质，其结构与YY肽（peptide YY，PYY）和胰多肽（pancreatic poly peptide，PP）相似，同样具有着发卡样的三维立体结构，同属一个肽类家族，其生物活性具有交叉性。其分子量为4.2kDa，以酪氨酸作为N端（氨基端）和C端（羧基端），每个分子含有5个氨基酸残基，在NPY的结构当中有两个相互反向平行的螺旋结构区，一个富含脯氨酸的螺旋结构和一个α螺旋结构，两个螺旋结构区都有两性电离的特点。两个螺旋结构之间是由疏水键维持三级结构的稳定性。若NPY的三级结构出现变动，其相对应的生物学活性就会受到相应的影响甚至是会消失。NPY基因由7200b组成，含有4个外显子和5个内含子，它可以转录、表达成97个氨基酸组成的NPY前体，储存于神经纤维的分泌囊泡内，释放时再经酶解成为有活性的NPY。NPY广泛分布在中枢神经和外周神经中。在外周神经系统中，NPY主要分布在交感神经并和去甲肾上腺素共存。

NPY还可直接作用于肥大细胞、中性粒细胞，引起细胞的脱颗粒反应，同时，还可促进血小板聚集、白细胞黏附及巨噬细胞活化，从而参与免疫反应。NPY与受体结合可分别对Ca^{2+}和cAMP呈激活和抑制反应。在皮肤组织中有很多免疫细胞也可以产生NPY等相关肽形成完整的神经免疫皮肤系统，在局部起到自我调节的作用。这些具有免疫功能的细胞主要有黑素细胞、朗格汉斯细胞、梅克尔细胞和角质形成细胞。

这些细胞同时也表达NPY的不同受体，通过不同受体的结合发挥NPY的生理作用。其中Y1受体可被NPY激活，但对NPY亲和力较低，Y2受体可被NPY的C

端的多肽片段所激活，但并不与 NPY 相结合，Y3 受体同其他受体相比对 YY 肽亲和力非常低，Y4 可与胰多肽和 NPY 相结合，Y5 可被 NPY，N 端 NPY 片段（NPY2～36，NPY13～36，D-TrpNPY）所激活。目前认为 NPY 与许多皮肤病的发病相关，如白癜风、特应性皮炎、银屑病等。其中白癜风与 NPY 的关系最为大家所关注。

对银屑病的研究发现，精神应激可以通过中枢及外周神经系统释放神经肽类物质，如 NPY、SP、CGRP 等，通过对各种内分泌激素、免疫细胞、免疫分子、血管内皮细胞的作用而诱发银屑病。皮肤组织的免疫细胞或免疫功能细胞（例如黑素细胞与朗格汉斯细胞）有分泌神经肽的现象，且这些细胞表面有神经肽受体表达，由此构成神经-免疫-皮肤系统。NPY 可以参与机体的应激反应，在应激状态下血浆 NPY 升高，它还可促进血小板聚集、白细胞黏附及巨噬细胞活化而参与免疫反应。这类物质不仅可以作为激素发挥作用，还可以作为递质和调质发挥作用。在皮肤组织中有很多免疫细胞可以产生 NPY 等相关肽形成完整的神经免疫皮肤系统，在局部起到自我调节的作用。NPY 可以调节各种细胞因子的产生（如白细胞介素-6、白细胞介素-8 等），刺激肥大细胞释放，影响皮肤微血管舒张通透性，促进血管内皮细胞增生，同时影响内分泌系统激素的分泌，导致皮肤的免疫和炎症反应，发生银屑病。

9. 神经激肽 A

神经激肽 A（neurokinin A，NKA）又名 K 物质（substance K），是 1983 年从猪脊髓里分离出来的一种含有 10 个氨基酸的神经肽，是一种非肾上腺素非胆碱能中兴奋性神经系统的递质，通过旁分泌或内分泌因子，神经免疫调节剂等激活特定类型的神经激肽受体来发挥其生物学作用，并参与了多种功能的调节，如 NKA 具有促进炎症介质及细胞因子释放和在中枢神经系统传递痛觉的作用。其 C 终末端的 5 个氨基酸片段（Phe-x-Gly-Leu-Met-Nh）与 P 物质及其他速激肽类物质相同。NKA 与 SP 共存于外周传入纤维的末梢，当外周神经兴奋时，它们可以从中枢端末梢释放到脊髓背角，也可从外周端末梢释放到皮肤和皮下等部位。

神经激肽家族包含 3 个成员：SP、NKA 和 NKB。根据与 G 蛋白偶联受体亚型亲和力的不同，可将哺乳动物体内的神经激肽受体分为 NK1、NK2 和 NK3 三个亚型。各型受体与神经激肽亲和力的顺序为：NK1R，SP＞NKA＞NKB；NK2R，NKA＞NKB＞SP；NK-3R，NKB＞NKA＞SP。神经激肽家族的三种受体都能与 SP 结合，但 SP 与 NK1R 的亲和力最高，故 NK-1R 又称为特异性 SP 受体，而 NK-2R 和 NK-3R 分别对 NKA 和 NKB 最敏感。神经激化受体家族属于 7 次跨膜 G 蛋白偶联受体家族，三种受体的分子序列约有 50%的同源性，其氨基酸序列长度分别为 407、398 和 456。

研究表明，NKA 与特应性皮炎有很大关联：①与正常对照组相比，在 AD 发病患者血液中神经激肽 A 水平明显增高，且不同程度患病者之间无统计学差异；②混合型 AD 与单纯型 AD 患者相比，血清中神经激肽 A 水平明显增高；③神经激肽 A 水平随 AD 病情严重程度增高有逐渐降低的趋势，但未检测到相关性（$P>0.05$）。

提示神经激肽 A 可能参与了 AD 患者体内的免疫发病机制，神经激肽 A 在接触性皮炎中介导抗炎症作用。在银屑病、AD 中，认为神经激肽 A 在生理或病理条件下能够有效地调节皮肤和免疫细胞的功能，比如细胞增殖、细胞因子的产生或抗原的递呈、表达和调节其相应的受体，从而参与了皮肤的神经源性炎症的调节。并且神经激肽 A 的这种作用是通过神经激肽 A 受体（NK-2R）起作用的。

10. 血管紧张素转化酶（ACE）

血管紧张素转化酶（angiotensin converting enzyme，ACE）是一种外肽酶。其主要功能有以下两个：催化血管紧张素Ⅰ转化为血管紧张素Ⅱ；使缓激肽失活。因此 ACE 可产生收缩血管、升高血压、促进心血管病理性重构的作用。

ACE 作为终止皮肤神经-内分泌介质作用的关键酶可调控皮肤细胞的存活、创伤愈合和组织再生。ACE 可作为造血干细胞的标志物和表皮干细胞潜在的标记物，ACE 抑制剂可调节干细胞的功能。除 AngⅠ和缓激肽是 ACE 的底物外，β-内啡肽、P 物质、Ac-SDPK 等重要的活性物质也是 ACE 的底物。这些发现强烈提示我们：ACE 本身直接或通过调节上述活性物质的含量在皮肤损伤修复、再生过程中发挥作用。因此，积极探讨生理状态下以及创面愈合过程中 ACE 与皮肤损伤修复与再生之间的关系，以及可能存在的调控作用与机制，对我们更清楚地了解内分泌因素在皮肤组织自我更新、损伤修复与再生等过程中所起的作用具有重要意义。

11. 血管紧张素Ⅱ

血管紧张素Ⅱ（AngⅡ）是 RAS 的主要效应因子，其分子量为 104612，是一种八肽。AngⅡ的生成途径有三种：第一种是 ACE 途径，是由 ACE 催化下经 AngⅠ脱掉末端两个氨基酸，变成 AngⅡ，这是 AngⅡ的主要来源；第二种是胃促胰酶途径，在血管组织中 ACE 主要位于内皮细胞，而胃促胰酶则主要在外膜，人类血管组织中的 AngⅡ约 70％由胃促胰酶催化，30％由 ACE 催化生成，表明血管组织的 AngⅡ主要由胃促胰酶途径生成；第三种为非 ACE 非胃促胰酶途径，主要是血管紧张素原在组织蛋白酶 G、胰蛋白酶、激肽释放酶等丝氨酸蛋白酶催化下产生的。AngⅡ不仅是体内最强的缩血管剂，而且是一种生长因子，具有促进生长的作用，它可引起心肌肥厚，增加细胞内 DNA、RNA 含量及代谢转化，也增加蛋白质的合成。AngⅡ能刺激血管平滑肌细胞生长，增加炎症调节酶的表达（例如磷酸酯酶 A2 和 NADH 氧化酶），激活 Janus 激酶/信号转导和转录激活因子途径及原癌基因的转录。

在 RAS 中，AngⅡ主要由血管内皮细胞及血管平滑肌细胞分泌，其通过各种机制导致血管内皮细胞的结构或功能损伤，对血管内皮细胞通透性、舒缩血管作用、抗凝、内皮细胞黏附分子及血管重塑功能产生重大不良影响。

机体组织蛋白在 ACE 水解条件下，AngⅠ可产生一种具有强血管收缩作用八肽活性物质 AngⅡ，它作为血管紧张素中最重要的组成部分，同时也具有强力收缩血管的活性功能，除此以外，AngⅡ还作为 RAS 中一个多效应生长因子，能够通过其 AngⅡ特异性受体（AT1、AT2）来影响靶器官的组织细胞进行增殖、分化和凋亡以及细胞外基质蛋白合成等生物学行为，从而在组织创伤修复中起重要作用。

12. 一氧化氮

一氧化氮（NO）广泛分布于动物体内，具有多种生理功能，已成为当今生命科学研究的热点问题之一。NO是一种气体自由基，化学性质不稳定，半衰期仅数秒，体内难以测定。NO传递信息方式不同于传统介质，它不能可逆地黏附于特殊膜受体，但可与各种靶分子如分子O_2、氧自由基、金属螯合物、各种金属蛋白发生亚硝基化反应形成共价键。

NO能够调节黑素细胞中黑素的合成。NO供体（SNP-1等）能够使正常人MC黑素合成增加以及酪氨酸酶（TYR）的活性增强。在观察UVB、UVA照射角形细胞后对角形细胞产生NO的影响时发现，UVA和UVB通过活化角形细胞中的cNOS分泌NO，加入NO清除剂时，经UV照射的黑素细胞合成黑素的作用完全消失，加入NO供体后黑素细胞的酪氨酸酶活性和黑素合成增加，提示NO在UV所诱导的黑素合成中起重要作用。在UV的KC条件培养基中用NO供体处理，发现MC增殖受到不同程度的抑制，MC的形态受到影响，其胞质伸展增多，胞浆变大，细胞长度和树突均增加。因此，NO可能在MC增殖、树突形成中起作用。

NO能够介导角形细胞的凋亡、增生分化。钙离子诱导的细胞分化对KC产生NO具有重要调节作用，KC分化诱导剂钙离子和IFN-γ促使体外培养、处于分化状态正常的KC分化的作用与KC表达iNOS有关；iNOS可能是一个KC生长抑制基因，它只对正处于分化状态的KC发挥此作用。

NO能够调节皮肤血液微循环，eNOS广泛存在于血管内皮，合成NO，在决定血管张力、调节内皮完整性及抗血栓形成等方面起着重要作用，并参与血压和血流调节。已证实皮肤真皮深部和乳头层血管及培养条件下的皮肤微血管内皮细胞都有eNOS表达，表明NO同样参与皮肤血液循环调节。日光照射、受热及神经因素引起皮肤充血反应极可能与NO相关或部分相关。事实上，抑制NOS确实能够减弱受热和紫外线照射所引起的血流增加，紫外线能促进角阮细胞产生NO，神经递质如乙酰胆碱、P物质、降钙素基因相关肽等能促进血管内皮细胞产生NO。

皮肤产生NO极可能通过此效应以减少皮肤感染。NO产生量的多少可能关系到抗感染能力的大小。

NO对组织修复的调节具有双向作用。一方面是促进作用，促进血液循环，有助于给组织提供营养，并可防止伤口感染，体内外实验显示，它能促进血管内皮细胞生长、增殖及新生血管形成。另一方面是负效应，如果NO产生过多其本身或与活性氧结合形成高毒性分子，则能直接损伤组织。NO与促修复因子表皮生长因子（EGF）间显现有相互负调节关系，意味着NO在组织修复的不同阶段可能起不同作用。

NO参与皮肤免疫与炎症反应。高浓度NO抑制T细胞增殖，而低浓度NO则为T细胞增殖所需。NO对动物和人淋巴细胞产生Th1、Th2型细胞因子有增强或抑制作用，能促进人外周血单个核细胞和中性粒细胞产生 TNF-α、IL-1α、前列素 E2 等。因此，皮肤中 NO 会影响浸润的细胞参与皮肤免疫和炎症反应。NO 还可能直接反馈性调节角质形成细胞、成纤维细胞、血管内皮细胞等产生某些细胞因子。此外，NO 能通过调节白细胞和血管内皮间反应（如：黏附分子表达）和直接对血管作用影响炎症因子。低浓度 NO 可抑制白细胞与血管内皮细胞黏附及白细胞渗出，而高浓度能引起血管进一步扩张，增强血管通透性，导致血浆渗出乃至白细胞浸润。

13. 内皮素

内皮素（endothelin，ET），是肽类血管收缩剂，由 21 个氨基酸组成，最初是从牛大动脉内皮细胞培养的上清液中分离得到，被认为是已知的最强缩血管物质。现已知 ET 家族至少有四个成员，即 ET-1、ET-2、ET-3 和 VIC（vasointestinal constractor，又称鼠 ET2）。这三个 ET 的染色体定位已经明确，依次为 6p23-p24，1p34，20q13，2q13.3。3 个 ET 基因在人基因组彼此间无连锁，但在结构上彼此甚为相似，表明这 3 个基因是同一祖源，只是在早期进化过程中才逐渐分开。其结构特征为有两个双硫键桥，在 C 端有一个恒定的由 6 个氨基酸组成的片段，主要区别在于半胱氨酸（Cys）3 和 11 之间由双硫键所组成的二十九元环的不同。而且其结构会造成 ETs 的生物活性的不同，ETs 的生物活性取决于 ET 的 N 端和 C 端分子结构，N 端的环形亲水性头部和 C 端的线形疏水尾部，尤其是强疏水性的 C 端对 ET 的生物活性极为重要，如果去除 21 位色氨酸残基，因为与受体的结合活性降低而大大损失其血管收缩活性，去除 C 端 AA 则进一步失去生物活性。去掉尾端 3 个 AA 后，则完全失去生物活性。N 端的 AA 的改变同样影响 ET 活性。ET-1 不只诱导血管收缩，还激发暂时性扩张。ET-3 引起血管扩张比 ET-1 更强，这种功能的差异可能是由于它们之间 AA 组成的差异所致。

在皮肤组织中，内皮素系统主要作为角质形成细胞和黑素细胞之间相互作用的桥梁，参与黑素细胞的发育和黑素合成等过程。目前认为黑素细胞的生长过程大致经历神经嵴细胞、黑素母细胞和黑素细胞三个阶段。而内皮素是神经嵴细胞向成熟黑素细胞分化的有效促进因子。在紫外线照射下，人表皮中角质形成细胞能合成和分泌出不同浓度的 ET-1，并与黑素细胞膜上具有高亲和性的 ET-1 受体结合，从而促进黑素细胞增殖并提高酪氨酸酶活性，使黑素的合成增加。ET-1 可促进培养的黑素细胞树突数量增加，延长树突长度，呈剂量依赖性。用窄波 UVB 照射体外培养的角质形成细胞时发现，检测到角质形成细胞上清液中 ET-1 与成纤维细胞生长因子（BFGF）的含量增加。加入抗 ET-1 抗体后，能够阻断其培养液对黑素细胞促树突生长的作用，这表明 ET-1 是窄波 UVB 照射后角质形成细胞产生的主要促黑素细胞树突生长因子。ET-1 能促进黑素细胞与细胞外基质纤维连接蛋白的黏附和移行，因为 ET-1 可以使成簇黏附激酶（pp125FAK）的酪氨酸酶残基磷酸化而激活 pp125FAK，而 pp125FAK 是一种与黏着斑形成和细胞移行有关的非受体酪氨酸激酶。因此，pp125FAK 的激活有利于黑素细胞的黏附和移行，另外 ET-1 也可促进毛囊外根鞘无色素黑素细胞在纤维连接蛋白上的黏附和移行。

同时内皮素能够协同其他细胞因子改变黑素细胞的表型。α-MSH 能够与黑素细胞膜表面的黑皮质素 1 受体（MC1R）结合，导致胞内 cAMP 水平升高，从而促进黑素合成。在培养的黑素细胞中添加 ET-1 后能够上调 MC1R 的 mRNA 表达以及增强 MC1R 与 α-MSH。干细胞因子（SCF）与黑素细胞表面的酪氨酸激酶受体（KIT）结合，并相互作用以控制黑素细胞的发育、增殖和黑素生成。在体外，ET-3 和 SCF 具有协同促进黑素细胞分化的作用。除 ET-3 之外，ET-1 也可与 SCF 形成协同作用；在细胞发育方面，ET-1 可以加强 KIT 通路的酪氨酸残基的磷酸化，从而促进黑素细胞的分化。

角质形成细胞分泌的 ET-1 参与了多种炎症反应。ET-1 可以通过促进合成炎症细胞因子如白细胞介素-6、单核细胞趋化蛋白-1 及核因子-κB 的激活介导炎症反应。也有研究表明，在培养的人角质形成细胞中添加促炎症反应细胞因子 IL-1α 后可以显著增加 ET-1 和内皮素转化酶-1 基因的转录。

同时 ET-1 为成纤维细胞的有丝分裂原。硬皮病为局部性组织纤维化。研究表明，检测硬皮病组和正常对照组成纤维细胞 ET 受体亚型和促优势分裂情况，结果提示 ET-1 的作用强于 ET-3，系统性硬皮病成纤维细胞对 ET-1 的促生长反应低于正常组。系统性硬皮病真皮成纤维细胞较正常皮肤成纤维细胞产品 ET-1 增多，且 ET-1 mRNA 表达增强。在硬皮病的成纤维细胞中，ET-1 能够上调 Ⅰ 型胶原蛋白、结缔组织生长因子（CTGF）、Ⅰ 型纤溶酶原激活物抑制剂（PAL1）、pAkt 的表达。

二、主要神经递质和激素受体

1. 降钙素基因相关肽受体（CGRPR）

目前认为 CGRP 受体具有多型性，可能存在以下几种亚型：①CGRP1A 受体，对 CGRP8-37 敏感，对鼠 CGRPα 和人 CGRPα 的亲和力相等；②CGRP1B 受体，对 CGRP 8-37 敏感，对鼠 CGRPα 比人 CGRPα 的亲和力大 10 倍；③CGRP2 受体，对 [cys（ACM）2，7] 敏感；④CGRP3 受体，对 CGRP 与 CT 的亲和力相同；⑤对人 CGRPβ 敏感的受体亚型，在兔子皮肤上，CGRP 8-37 对抗人 CGRPβ 的舒张血管效应比对抗人 CGRPα 要弱。CGRP 能激活不同的信息传递系统，预计可能会出现进一步的分型。CGRP 受体属于 G 蛋白偶联受体家族，通过受体活性修饰蛋白（RAMP）修饰才能与 CGRP 等结合发挥生物学效应。CGRP 受体与 RAMP 结合引起多种变化，分别表现为 CGRP 受体表型、ADM 受体表型和 amylin 受体表型。受体成分蛋白（RCP）能特异地与 CRLR 相互作用，易化 CGRP 和 ADM 的信号传导。

CGRPR 主要分布在小脑，其次是脑皮质、下丘脑以及脊髓等组织中；外周组织如心血管系统、肝、脾、肺、胰腺、胃肠道肌管表面及 T 淋巴细胞中也有分布。朗格汉斯细胞是与 CGRP 肽能神经纤维直接接触的细胞。朗格汉斯细胞可产生神经营养因子，调节皮肤的神经支配。

2. 血管活性肠肽受体（VIPR）

VIP受体分为3类：①VPAC1受体，也称VIP-1、VIP/垂体腺苷酸环化酶活性肽（pituitary adenyl cyclase active peptide，PACAP）Ⅱ型或PVR-2受体，它与腺苷酸环化酶系统偶联，在淋巴细胞和巨噬细胞中表达；②VPAC2受体，也称VIP-2、VIP/PACAⅢ型或PVR-3，它与腺苷酸环化酶和氯化钙离子通道偶联，在巨噬细胞和淋巴细胞被激活后表达，起作用较晚，这两种受体与VIP和PACAP有相近的亲和力；③PAC1受体，也称VIP/PACAPⅠ型或PVR-1受体，是PACAP特异性受体，PAC1受体对PACAP的亲和力比对VIP要高300～1000倍，它可以与腺苷酸环化酶和磷脂酶C系统等多种细胞内传导系统偶联。3种受体同属于G蛋白偶联受体Ⅱ，也称为胰泌素受体家族。VIP通过与其受体结合发挥生理功能。VPAC1受体主要分布在外周组织，如肺、小肠、肝、脾及胰中，在中枢神经系统主要分布于中脑，在其他脑区中分布极少。VPAC1型受体为VIP的特异性受体，该受体分为VR-1和VR-2两种亚型，VR-1主要在肺内表达，VR-2主要在周围组织表达，VIP与其受体结合，激活腺苷酸环化酶，通过环磷酸腺苷（cAMP）第二信使系统发挥其生物学效应。VPAC2受体的分布较VPAC1受体更为广泛，几乎在所有组织中都有分布，中枢神经系统中广泛存在VPAC2受体，如海马、垂体、松果体及脑干，因此认为VPAC2受体应被称为神经自分泌VIP受体。VIP与VPAC2受体结合，主要作用为调节细胞增殖与分化；参与昼夜节律调节；作为中枢神经系统和肿瘤细胞的营养因子；抑制多种细胞因子的合成与分泌；参与机体免疫调节。VIP受体已被克隆（包括VAPC1、VAPC2和PAC1），含有362个氨基酸。

VIP广泛表达于皮肤组织中，它作为一种具有多种生物功能的介质包括神经传递，控制局部血流和免疫应答，可能参与了变应性皮炎的发生。在人的特应性皮炎疾病的模型中，发现G蛋白偶联的VIP受体在人类皮肤疾病中能起一定作用。VIP受体VIPR1表达于角质形成细胞表面。VIP通过与VIPR1的相互作用可以加快角质形成细胞增殖。VIP有促进血管生成和扩张血管的作用，可以维持局部的炎症反应。

3. 神经生长因子受体（NGFR）

NGF的受体有两种类型。一种是结合配基后有很快释放的低亲和力受体（LNGFR），平衡解离常数K_D为2.3×10^{-11}mol/L，分子量60～100kDa，含有大约400个氨基酸残基。它是一种跨膜糖蛋白，可分为三部分：细胞外部分、跨膜连接区、胞浆部分。细胞外部分较长，胞浆部分较短。人类LNGFR分子量为75000，故又称P75。在它的胞质部分没有ATP结合位点，致使NGF与P75的结合不能直接发挥生物学效应，但能通过增加HNGFR与NGF的结合率，影响通过HNGFR进行的信号传递。另一种是结合后缓慢释放的高亲和力受体，解离常数K_D为1.7×10^{-9}mol/L，该受体是由原癌基因酪氨酸激酶（TrK）编码的蛋白质构成，包括三种类型：TrkA、TrkB、TrkC。后两种不是NGF的功能性受体。TrkB和TrkC在大多数的神经元上都能见到，而 TrkA 主要出现在交感和感觉神经元以及少量的脑内神经元。TrkA 的分子量为 140kDa，称为 p140（TrkA），含 790 个氨基酸残基，由三部分组成：辨别并结合 NGF 的细胞外部、跨膜部、含酪氨酸激酶的胞质部。

TrkA 表达于皮肤角化细胞及口腔鳞状上皮中，表达量较低但具有促进角化细胞存活及增殖的效应，部分学者认为 TrkA 及 NGF 参与高增殖力皮肤疾病的发病机制，包括肿瘤。

4. 神经肽 Y 受体（NPYR）

NPY 受体，已经确定有 8 种受体亚型，即 Y1～Y8，都属于 G 蛋白偶联受体家族，除 Y3 受体外，其余 7 种受体亚型均在两栖动物和鱼类中存在，然而 Y7 和 Y8 受体仅存于两栖动物和硬骨鱼类中。受体不同所引起的作用不同，且不同组织所含的受体种类和受体密度均有差异，NPY 通过与受体的结合在机体内发挥生理功能，包括调节食物的摄取、心血管效应、激素分泌、发育、生物节律、体温及动物情绪等。

NPY 是多种细胞的生长因子，如神经元前体、血管平滑肌细胞和内皮细胞，其通过多个 G 蛋白偶联受体（Y1～Y5）起作用。NPY 在体外低生理浓度下通过内皮细胞促进血管出芽、黏附、迁移、增殖和毛细血管形成，需要 Y1、Y2、Y5 受体亚型参与，主要是 Y1、Y2 起调控作用，Y5 作为增强剂，显著增强内皮细胞的迁移和增殖。而其中 Y2R 是 NPY 系统中的主要血管生成受体，NPY 对血管内皮细胞的有丝分裂行为高度依赖 Y2R。NPY 不能诱导 Y2 受体缺失小鼠模型的血管形成，其 Y2 受体激动剂可完全模拟 NPY 对血管内皮细胞的增殖及毛细血管生成作用，且在体外培养的内皮细胞中若 Y2 持续表达，其高表达的 Y2 mRNA 的时间过程与其毛细血管形成的时间相应，而其选择性拮抗剂可阻断 NPY 和 NPY3～36 的作用。Y1、Y2 和 Y5 受体介导的效应都需要激活内皮细胞和免疫细胞来源的 DPPIV 中蛋白酶形成的 NPY3～36，NPY3～36 作为一种选择性 Y2R/Y5R 受体激动剂，与 Y2/Y5 受体具有更高的亲和力，NPY 激活 Y2R/Y5R/DPPIV/NPY3～36 轴，通过一氧化氮（NO）依赖性促进血管生成。

Y1R 受体在 T 淋巴细胞、B 淋巴细胞、巨噬细胞、树突状细胞、肥大细胞、自然杀伤细胞等免疫细胞中均有表达。在生理条件下，由交感神经分泌或由活化的巨噬细胞所分泌的 NPY 与这些免疫细胞所表达的 Y1 受体结合可调控免疫反应，而且炎症反应中 NPY 主要来源于免疫细胞，炎症过程中巨噬细胞可分泌 NPY。这也为 NPY 在自然免疫过程中所起的重要作用提供了新视点。Toll 样受体被激活后可促进巨噬细胞对 NPY 的分泌，NPY 与表达有 Y1R 受体的细胞结合并可引起一些炎性分子如 IL-12 及 TNF-α 等的分泌，进而参与一系列的炎性反应。而且有研究表明，NPY 对于 T 细胞而言是一种负调控因子，而对于抗原递呈细胞而言则是一种关键的激活因子。因此，T 细胞的活化虽能直接被 NPY 所传导的信号所抑制，但同时又能被经 NPY 刺激的抗原递呈细胞活化。这种理论有助于对神经免疫学的进一步理解，进而对相关免疫病的治疗产生一定的促进作用。

5. P物质及其受体（SP/NK-1R，2R，3R）

SP主要通过SP受体（SPR）实现对各种功能的调节。SP属于速激肽（TK）族，而TK族的NK1、NK2和NK3三种受体都能与SP结合，其中NK1与SP的结合能力最强，是SP的主要受体。SP主要引起1,4,5-三磷酸肌醇（IP3）和/或环磷酸腺苷（cAMP）的形成。依细胞类型的不同，SP可通过不同的G-蛋白产生不同的第二信使而发挥作用，在外周组织，兴奋SPR可致IP3和/或cAMP的含量发生变化，进而引发一系列细胞内反应；但在培养的成神经细胞瘤细胞，SP的兴奋通过Gi与腺苷酸环化酶（AC）的兴奋偶联使cAMP的含量增加。在鼠腮腺细胞，SP受体的兴奋则通过Gi与AC的抑制相偶联使cAMP的含量减少。

NK1能够介导多种细胞的反应，其中包括疼痛传递，外分泌和内分泌，血管舒张，调节细胞增殖、免疫和炎症反应。此外，NK1在大脑一些复杂的功能方面具有重要作用，如呕吐、疼痛、抑郁、焦虑等。这些功能多数认为是由于长受体介导的。经过有害刺激后，皮肤神经释放的SP能诱导IL-1和IL-8的上调；还能够影响proNGF、NGF的表达和角质形成细胞分泌的能力。NK-1R在HaCaT细胞及真皮成纤维细胞中均有表达，阳性部位位于细胞膜及细胞质。NK-1R mRNA在HaCaT细胞上的表达水平要高于在真皮成纤维细胞上的表达。P物质和IFN-γ可以上调NK-1R在两种细胞上的表达，而LPS抑制了NK-1R的表达：抗组胺药盐酸西替利嗪和P物质受体特异性拮抗剂Spantide I可以降低两种细胞上NK-1R的表达。皮肤角质形成细胞和真皮成纤维细胞在细胞、蛋白及mRNA水平均有NK-1R的表达，而且这种表达可被过敏炎症因子调控。皮肤感觉神经释放的神经肽P物质通过NK-2R能特异性诱导小鼠KC产生多功能性细胞因子IL-1，支持皮肤C-纤维释放的神经肽介导的炎症事件很可能与其直接活化表皮KC产生前炎症细胞因子有关。

第四节 神经内分泌与皮肤问题

皮肤是全身和局部应激的重要靶位器官，全身的和局部的应激反应可以发动和加重多种皮肤病，是银屑病、异位性皮炎等皮肤病的重要发病因素。全身的应激因子如精神应激、感染等可诱导HPA轴激活，由下丘脑分泌释放的CRH通过皮肤传入神经末梢释放到皮肤，CRH即可作为皮肤HPA轴的最上游因子发动皮肤及其附属器的HPA轴生成皮质醇以终止应激反应炎症，也可作为前炎症因子引起局部炎症，从而引起一系列皮肤疾病。

一、痤疮

痤疮一般青春期以前很少发病，大部分出现在青春期，说明痤疮与性激素有着密切的关系。国外20世纪60年代初从正常人皮肤中发现性激素受体，证实皮肤及其附件是性激素的靶器官之一。用抗性激素单克隆抗体免疫组化方法，发现正常人毛囊皮脂腺单位均存在雌激素和雄激素受体的表达，痤疮患者皮损局部的雄激素、雄激素受体水平比正常人高，从而认为痤疮的发生与毛囊皮脂腺单位的雄激素受体水平升高，或雄激素与雌激素受体之间的比例失调，或雄激素受体对正常血清雄激素的敏感性增加有关。

1. 雄激素

人体血液循环中的雄激素主要包括睾酮（T）、双氢睾酮（DHT）、雄烯二酮（A）和脱氢表雄酮（DHEA）等，其中活性最强的是睾酮与双氢睾酮。不同性别雄激素的来源亦不相同，男性雄激素的主要来源是性腺和肾上腺，睾酮和雄烯二酮在睾丸内合成，脱氢表雄酮和硫酸脱氢表雄酮则主要来源于肾上腺；而女性的雄激素主要包括雄烯二酮和脱氢表雄酮，均由卵巢分泌产生。雄激素作用于皮脂腺导致皮脂溢出率上升，这是痤疮发生的病理基础，而皮脂腺又是皮肤内唯一表达所有与雄激素代谢有关酶类的细胞。作为雄激素的重要靶器官，皮脂腺的发育和皮脂的分泌、排泄直接受雄激素的支配，尤其是睾酮的支配。痤疮在青春期发病率最高，与此时期雄激素水平的升高关系密切，而痤疮患者常可伴有雄激素过多的其他表现，如毛发较重、月经紊乱甚至闭经等。此外，性激素结合球蛋白（SHBG）是一种运输性激素的载体，在调节血清游离睾酮的浓度时发挥着重要的作用。目前大多数研究普遍认为痤疮患者体内雄激素水平偏高，但也有少数例外，这说明痤疮是多因素综合作用的一种复杂疾病，雄激素水平只是其发病因素之一。

2. 雌激素

研究发现，雌激素通过抑制脑垂体功能而控制了皮脂分泌，减少卵巢和肾上腺雄激素产生，并且能够刺激肝脏大量合成SHBG（性激素结合蛋白），间接减少血清中的游离睾酮（FT），从而起到抑制皮脂分泌、减少痤疮发生的作用。而雌激素中活性最强的是雌二醇（E2），它在女性体内由卵巢产生，在男性体内由肾上腺皮质和睾丸产生，能够转化为孕激素、雄激素、雌激素，当其转化受到抑制时雄激素水平开始升高，雌激素水平相对下降，导致雌激素/雄激素比值下降，这也是导致痤疮发病的可能因素之一。

二、皮肤屏障异常

CRF与CRFR-1通过以下几点影响皮肤屏障的建立。

（1）CRF与CRFR-1能够影响角质细胞的分化。钙离子浓度梯度被认为是角质形成细胞分化的最重要的调节剂，而CRF通过电压调节钙通道刺激角质形成细胞中的钙流入。已有研究表明CRF能够刺激连续的人表皮细胞系HaCaT和初级成人和新生角质形成细胞中的角质形成细胞分化。CRFR-1的激活导致细胞内IP3增加并引起Jun D（AP-1家族）与其各自的DNA结合区的结合增加。这启动了分化程序，涉及细胞角蛋白 14 表达的衰减以及外皮蛋白、细胞角蛋白 1 的表达，外皮蛋白、细胞角蛋白 1 的表达标志着角质形成细胞更具分化特性。也有研究显示，CRFR-1 的激活能够导致体外角化细胞扁平化和粒度增加。用 CRF 诱导的角质形成细胞会在 G1/0 期进行积累，生长停滞，从而导致皮肤屏障障碍。在角质形成细胞中，这种生长停滞是通过抑制细胞周期蛋白依赖性激酶 p16 和通过更少的 Ki-67 阳性细胞介导的。此外，RU-486（糖皮质激素抑制剂）和 antalarmin（CRF 抑制剂）都可逆转小鼠模型中心理应激的影响，这证实了 CRF 在抑制角质形成细胞增殖中的作用。

（2）CRF 与 CRFR-1 能够刺激角质形成细胞以更好地保持表皮内稳态功能。

（3）CRF 与 CRFR-1 能够刺激炎性细胞因子和抗微生物肽的产生。CRF 能刺激角质形成细胞产生 IL-6 和 IL-11，下调 IL-1β、IL-2 和 IL-18，但不影响 TNF-α 的释放。虽然已知所有这些细胞因子在炎症中过表达，但是它们的确切作用，包括它们对 Th1/2 平衡的作用也会基于细胞和微环境的不同而不同。

（4）CRF 刺激干扰素-γ 诱导的人角质形成细胞中细胞黏附分子和人白细胞抗原 DR 的表达。

（5）CRF 还能够调节皮脂腺分泌活性并有助于将脂溶性抗氧化剂（和各种脂质和化合物）转运到表皮表面以增强其屏障活性。

综上所述，有充分的证据表明，局部的 CRFR-1α 活性在建立对生物和有害因子的屏障功能以保护内部稳态方面起作用，但也可能导致炎症过程中渗透性的增加。相反 CRF 可能通过激活皮肤肥大细胞、抑制角质细胞分化，导致屏障破坏。

三、色素沉着

调节人类皮肤色素沉着的关键因素包括表皮中合成黑素的黑素细胞和邻近的角质形成细胞。其他有助于调节皮肤色素沉着的内在因素包括：真皮成纤维细胞影响着黑素细胞和角质形成细胞，血管内皮细胞和血液中的内分泌因素，以及神经因素和炎症相关因素。直接和/或间接影响皮肤色素沉着，外部因素包括紫外线（UV）辐射和环境污染。

1. 黑素代谢调节

在表皮黑素细胞中，黑素以及合成黑素的关键肽 CRF、POMC 组成人体的主要 UVR 防御系统。在表皮黑素细胞中，UVR 刺激 CRF 和 POMC 形成，进而通过激素原转化酶对 POMC 的差异酶促进行切割从而释放 ATCH、α-MAH、β-MSH、γ-MSH 以及 β-内啡肽等物质。这些物质进一步与黑素细胞相关受体 MCR1、MCR2 结合（α-MSH 结合 MCR1，ACTH 结合 MCR1 或 MCR2），从而激活黑素合成路径，如图 7-1 所示。

除了表皮黑素细胞，CRF 也能影响毛囊黑素细胞的生理功能，CRF 可以通过 CRFR-1 和 CRFR-2 介导的机制影响人类头皮毛囊黑素细胞的分化。CRF 不仅上调毛

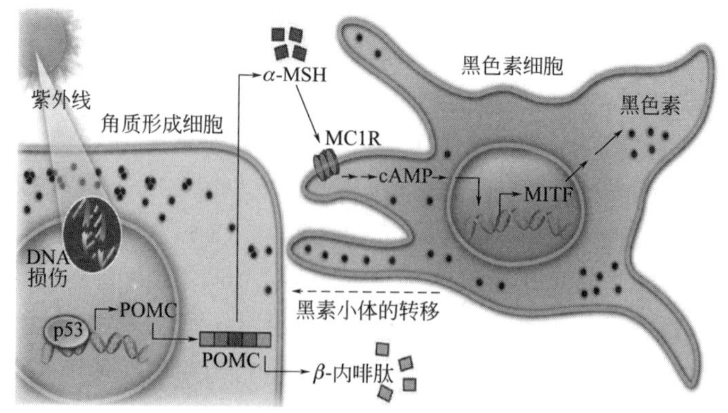

图 7-1 神经内分泌对黑素合成的影响

POMC—阿片黑素促皮质激素原；α-MSH—α-黑素细胞刺激素；MC1R—黑皮质素受体-1；cAMP—3,5-环腺苷酸；MITF—小眼畸形相关转录因子

囊黑素细胞的增殖和黑素合成，而且还通过形成更广泛的树突来改变细胞形状，并刺激黑素合成过程中的限速酶——酪氨酸酶、多巴色素互变异构酶的表达。

ACTH 和 α-MSH 参与人体皮肤色素沉着过程，不论是全身内分泌还是局部产生的 ACTH，α-MSH 和 β-MSH 均能通过黑素皮质素受体 MCR 的作用参与人表皮黑素生成，树突和增殖的调节。

2. 色素沉着与神经内分泌

机体生理功能状态发生变化时，激素将影响皮肤色泽；皮肤在外界因素的作用下，如紫外线照射引起角质形成细胞分泌细胞因子，炎症可以引起炎性细胞释放细胞因子，温度变化引起血管内皮细胞释放血管调节因子，以及创伤引起真皮层成纤维细胞释放细胞因子以及神经末梢释放神经递质等。这些因子均能导致黑素细胞活性以及合成黑素能力发生变化。很多中药能够调节黑素细胞和/或黑素合成的相关因子，如内皮素（ET-1）、表皮细胞生长因子（EGF）、成纤维细胞生长因子（FGF）、前列腺素（PGE2）、去甲肾上腺素、炎性因子（白细胞介素类）、微循环调节素（血管紧张素），以及信号转导物质（cAMP、cGMP 和 cAMP/cGMP 比例）等。

四、皮肤衰老

伴随年龄增长，激素的水平下降，包括雌激素、睾酮、硫酸脱氢表雄酮和生长激素。激素对皮肤的影响是多方面的，包括增加胶原含量、增加皮肤厚度及改善皮肤的湿润度。其中雌激素的影响更是明显，但其对细胞的影响机制还知之甚少。雌激素对皮肤的影响主要通过表皮的角质形成细胞、真皮的成纤维细胞和黑素细胞及毛囊细胞和皮脂腺等来实现。女性卵巢产生雌激素的功能降低时，皮肤衰老进程加速性进行。激素雌二醇缺乏降低了表皮基底层的活性，减少了胶原和弹性纤维的合成，而上述物质都是维持皮肤良好弹性不可缺乏的。绝经后雌激素水平的下降不但会使皮肤胶原含量下降，真皮细胞的代谢也会受到绝经后低雌激素水平的影响，并且这类改变可以通过局部应用雌激素迅速逆转。通过实验证实，女性外用雌激素可以增加胶原含量、维持皮肤厚度，并通过增加酸性糖胺聚糖和透明质酸保持皮肤湿润及角质层的屏障作用，从而使皮肤保持良好弹性。由此可见，机体内分泌系统功能的减退，也是皮肤衰老机制的重要影响因素之一。

垂体、肾上腺和性腺的分泌减少将造成与衰老有关的身体和皮肤的表型和行为模式特征性改变。随着年龄的增加，女性血清中17β-雌二醇、脱氢表雄酮、孕激素、生长激素和其下游的激素胰岛素样生长因子（IGF）-Ⅰ的水平下降。而男性血清中生长激素和IGF-Ⅰ水平显著下降，部分人群发生激素水平下降可能在年龄较大阶段。激素类可以影响皮肤的形态和功能、皮肤的通透性、愈合、皮质的脂肪形成和皮肤细胞的代谢。雌激素的替代疗法可以预防绝经和内源性的皮肤衰老。

参考文献

[1] Preedy V R. Handbook of diet, nutrition and the skin [M]. Netherlands: Wageningen Academic, 2012: 1-487.

[2] Dragicevic N, Maibach H I. Percutaneous Penetration Enhancers Drug Penetration Into/Through the Skin [M]. Berlin: Springer-Verlag, 2017: 1-414.

[3] Imokawa G, Akasaki S, Hattori M, et al. Selective recovery of deranged water-holding properties by stratum corneum lipids [J]. Journal of Investigative Dermatology, 1986, 87 (6): 758-761.

[4] Imokawa G, Kuno H, Kawai M. Stratum corneum lipids serve as a bound-water modulator [J]. Journal of Investigative Dermatology, 1991, 96 (6): 845-851.

[5] Nilius B, Amara S G, Gudermann T, et al. Reviews of Physiology, Biochemistry and Pharmacology, [M]. Berlin Heidelberg: Springer, 1992: 199-264.

[6] Lodén M. Role of topical emollients and moisturizers in the treatment of dry skin barrier disorders [J]. American Journal of Clinical Dermatology, 2003, 4 (11): 771-788.

[7] Rogers J, Harding C, Mayo A, et al. Stratum corneum lipids: the effect of ageing and the seasons [J]. Archives of Dermatological Research, 1996, 288 (12): 765-770.

[8] Rawlings A V, Voegeli R. Stratum corneum proteases and dry skin conditions [J]. Cell & Tissue Research, 2013, 351 (2): 217-235.

[9] Marks R, Plewig G. Stratum Corneum [M]. Berlin Heidelberg: Springer 1983: 1-265.

[10] Oláh A, Szöllősi A G, Bíró T. The channel physiology of the skin [J]. Reviews of Physiology Biochemistry & Pharmacology, 2012, 163: 65-131.

[11] Van S J, Janssens M, Gooris G S, et al. The important role of stratum corneum lipids for the cutaneous barrier function [J]. Biochimica et Biophysica Acta (BBA) -Molecular and Cell Biology of Lipids, 2014, 1841 (3): 295-313.

[12] 姜少军，周晓军，陈洁宇．板层状鱼鳞癣病人角质层脂质超微结构的观察［J］．电子显微学报，2005，24（6）：594-596.

[13] 吴艳，陈璨，仲少敏，等．角化性皮肤病和炎症性皮肤病与屏障功能异常的关系［J］．国际皮肤性病学杂志，2011，37（1）：56-58.

[14] 廖勇，廖万清．皮肤光老化的分子机制［J］．中国美容医学杂志，2010，19（3）：444-447.

[15] 潘敏鸿，周晓军，姜少军．皮肤角质层及其损伤的研究进展［J］．医学研究生学报，2006，19（11）：1036-1039.

[16] 刘玮．皮肤屏障功能解析［J］．中国皮肤性病学杂志，2008，22（12）：758-761.

[17] 林宗贤，项蕾红．皮肤屏障功能研究进展［J］．国际皮肤性病学杂志，2008，34（6）：371-373.

[18] 张书婷，杨春俊，杨森．皮肤屏障影响因素的研究进展［J］．中国美容医学杂志，2016，25（12）：110-112.

[19] 毕淑英，刘玮．神经酰胺对特应性皮炎皮肤屏障功能的影响［J］．中华医学美学美容杂志，2015，21（5）：317-318.

[20] 吴金燕，蒋献．神经酰胺与皮肤屏障［J］．中国皮肤性病学杂志，2011，25（1）：64-65.

[21] 杨军，Lee Seung Hun，周立东，等．特应性皮炎动物模型表皮脂合成的研究［J］．中国麻风皮肤病杂志，2006，22（8）：649-651.

[22] 李芳梅．中医药在某些皮肤病皮肤屏障功能修复中的研究进展［J］．中国美容医学杂志，2014，23（8）：684-686.

[23] Schwiertz A. Microbiota of the Human Body [M]. Switzerland: Springer International Publishing,

2016：1-157.

[24] Pappas A. Nutrition and Skin [M]. New York：Springer，2011：1-228.

[25] Krutmann J，Humbert P. Nutrition for Healthy Skin [M]. Berlin Heidelberg：Springer，2011.

[26] Charbonneau D L，Song Y，Liu C. Aging Skin Microbiology [M]. Berlin Heidelberg：Springer，2015.

[27] Alba S，Marta P，Maria P，et al. Alteration of the serum microbiome composition in cirrhotic patients with ascites [J]. Scientific Reports，2016，6：25001.

[28] Tanaka A，Cho O，Saito C，et al. Comprehensive pyrosequencing analysis of the bacterial microbiota of the skin of patients with seborrheic dermatitis [J]. Microbiology & Immunology，2016，60 (8)：521-526.

[29] Miodovnik M，Künstner A，Langan E A，et al. A distinct cutaneous microbiota pofile in autoimmune bullous disease patients [J]. Experimental Dermatology，2017，26 (12)：1221-1227.

[30] Szabó K，Erdei L，Bolla B S，et al. Factors shaping the composition of the cutaneous microbiota [J]. British Journal of Dermatology，2017，176 (2)：344-351.

[31] Pannkuk E L，Mcguire L P，Gilmore D F，et al. Glycerophospholipid analysis of eastern red bat (Lasiurus borealis) hair by electrospray ionization tandem mass spectrometry [J]. Journal of Chemical Ecology，2014，40 (3)：227-235.

[32] Wang Y，Fang H. Infectious Microecology of Skin. Infectious Microecology [M]. Berlin Heidelberg：Springer，2014：431-475.

[33] Cundell A M. Microbial ecology of the human skin [J]. Microbial Ecology，2016，75 (1)：1-8.

[34] Kuk S，Uyar Y，Karaca S，et al. Microbiota：in health and in sickness，from birth to death [J]. Turkiye Parazitolojii Dergisi，2016，40 (2)：97-106.

[35] Mukherjee S，Mitra R，Maitra A，et al. Sebum and hydration levels in specific regions of human face significantly predict the nature and diversity of facial skin microbiome [J]. Scientific Reports，2016，6：36062.

[36] Igawa S，Di N A. Skin microbiome and mast cells [J]. Translational Research，2017，184：68.

[37] Rippke F，Schreiner V，Doering T，et al. Stratum corneum pH in atopic dermatitis：impact on skin barrier function and colonization with Staphylococcus Aureus [J]. American Journal of Clinical Dermatology，2004，5 (4)：217-223.

[38] N'Diaye A，Gannesen A，Borrel V，et al. Substance P and calcitonin gene-related peptide：key re- gulators of cutaneous microbiota homeostasis [J]. Frontiers in Endocrinology，2017，8：15.

[39] Rippke F，Schreiner V，Schwanitz H J. The acidic milieu of the horny layer：new findings on the physiology and pathophysiology of skin pH [J]. American Journal of Clinical Dermatology，2002，3 (4)：261-272.

[40] Hoffmann A R. The cutaneous ecosystem：the roles of the skin microbiome in health and its association with inflammatory skin conditions in humans and animals [J]. Veterinary Dermatology，2017，28 (1)：60-72.

[41] Grice E A. The skin microbiome：potential for novel diagnostic and therapeutic approaches to cutaneous disease [J]. Seminars in Cutaneous Medicine & Surgery，2014，33 (2)：98-103.

[42] Baldwin H E，Bhatia N D，Friedman A，et al. The role of cutaneous microbiota harmony in main- taining a functional skin barrier [J]. Journal of Drugs in Dermatology Jdd，2017，16 (1)：12-18.

[43] Graham，Turner，Michael，等. 头皮屑产生与角质功能障碍（第一部分：微生物和头皮屑）[J]. 临床皮肤科杂志，2013，42 (5)：321-324.

[44] Marie L，Howard I. Treatment of Dry Skin Syndrome-The Art and Science of Moisturizers [M]. Berlin Heidelberg：Springer-Verlag，2012：1-591.

[45] Pappas A. Lipids and Skin Health [M] . Berlin Heidelberg：Springer-Verlag，2015：1-359.

[46] Firooz A，Rajabi-Estarabadi A，Zartab H. Measurement of Skin Surface Sebum [M] . Berlin Heidelberg：Springer-Verlag，2017：1-10.

[47] Zouboulis C C，Katsambas A D，Kligman A M. Pathogenesis and Treatment of Acne and Rosacea [M] . Berlin Heidelberg：Springer-Verlag，2014：1-768.

[48] Furuichi M，Makino T，Matsunaga K，et al. The usefulness of sebum check film for measuring the secretion of sebum [J] . Archives of Dermatological Research，2010，302 (9)：657-660.

[49] 吴巧云，郑敏．皮脂腺功能及调控的研究进展 [J] ．医学综述，2006，12 (20)：1217-1219.

[50] Fluhr J W，Darlenski R. Skin Barrier. Life-Threatening Dermatoses and Emergencies in Dermatology [M] . Berlin Heidelberg：Springer，2009：3-18.

[51] Elias P M. The skin barrier as an innate immune element [J] . Seminars in Immunopathology，2007，29 (1)：3-14.

[52] Fernandes J D，Machado M C R，Oliveira Z N P D. Clinical presentation and treatment of diaper dermatitis：part Ⅱ [J] . Anais Brasileiros De Dermatologia，2009，84 (1)：47-54.

[53] Prohic A，Simic D，Sadikovic T J，et al. Distribution of malassezia species on healthy human skin in bosnia and herzegovina：correlation with body part，age and gender [J] . Iran J Microbiol，2014，6 (4)：253-262.

[54] 闻人庆，陆伟宏，严春霞，等．酪氨酸酶活性与黑素生成关系的基础及临床研究 [J] ．中国美容医学杂志，2014 (23)：2028-2031.

[55] 崔凡，刘维达．马拉色菌对角质形成细胞分泌黑素合成相关细胞因子的影响 [C] ．中华医学会第二次医学真菌学术会议暨医学真菌实验室研究技术新进展学习班论文汇编，2007：196-200.

[56] 郭红卫，郝飞．皮肤 HPA 轴的研究进展 [J] ．中国皮肤性病学杂志，2009，23 (12)：841-843.

[57] 方红．皮肤微生态的研究进展 [J] ．中华皮肤科杂志，2014，47 (1)：1-3.

[58] 刘小明，雷铁池．皮肤中存在全功能下丘脑-垂体-肾上腺皮质轴类似单位 [J] ．国际皮肤性病学杂志，2009，35 (4)：257-259.

[59] 廖选，刘宏伟，程飚．神经-体液内分泌因素对表皮干细胞生物学行为的影响及意义 [J] ．中国美容医学杂志，2012，21 (17)：2282-2284.

[60] 江佳伟，高士争，李冰，等．脂肪细胞分泌因子的研究进展 [J] ．安徽农业科学，2012，40 (24)：12105-12107.

[61] Cichorek M，Wachulska M，Stasiewicz A，et al. Skin melanocytes：biology and development [J] . Postepy Dermatologii I Alergologii，2013，30 (1)：30-41.

[62] 刘杰，刘毅，胡彦竞科，等．动物黑素沉着基因 KIT 和 MLPH 的研究进展 [J] ．蚕学通讯，2015，35 (3)：16-21.

[63] 关英杰，金锡鹏．环境因素对皮肤衰老的影响 [J] ．环境与职业医学，2002，19 (2)：113-115.

[64] 杨智，王雪，郭冰心．皮肤光老化的研究进展 [J] ．实用老年医学，2012，26 (6)：449-452.

[65] 姚露，何黎．皮肤光老化组织学改变研究进展 [J] ．国际皮肤性病学杂志，2010，36 (2)：92-94.

[66] 宣敏，程飚．皮肤衰老的分子机制 [J] ．中国老年学，2015 (15)：4375-4380.

[67] 符移才，金锡鹏．皮肤衰老和细胞衰老 [J] ．临床皮肤科杂志，2000，29 (4)：245-247.

[68] 关英杰，金锡鹏．皮肤衰老研究进展 [J] ．中国老年学，2003，23 (6)：396-397.

[69] 黄晓凤，顾华，何黎，等．植物美白剂的研究进展 [J] ．中华皮肤科杂志，2013，46 (9)：688-690.

[70] Denda M. Methodology to improve epidermal barrier homeostasis：how to accelerate the barrier recovery [J] . Int J Cosmet Sci，2009，31 (2)：79-86.

[71] Ahlam Z A，Mccrudden M T C，Donnelly R F. Transdermal drug delivery：innovative pharmaceutical

developments based on disruption of the barrier properties of the stratum corneum [J]. Pharmaceutics, 2015, 7 (4): 438-470.

[72] 由桂枫．壳低聚糖及氨基葡萄糖与角蛋白相互作用的体外研究 [D]．天津：天津大学，2007.

[73] Slominski A T, Zmijewski M A, Zbytek B, et al. Key role of CRF in the skin stress response system [J]. Endocrine Reviews, 2013, 34 (6): 827.

[74] Houben E, De P K, Rogiers V. A keratinocyte's course of life [J]. Skin Pharmacology & Physiology, 2007, 20 (3): 122.

[75] Ali S M, Yosipovitch G. Skin pH: from basic science to basic skin care [J]. Acta dermato-vener- eologica, 2013, 93 (3): 261-267.

[76] Nikolovski J, Stamatas G N, Kollias N, et al. Barrier function and water-holding and transport properties of infant stratum corneum are different from adult and continue to develop through the first year of life [J]. Journal of Investigative Dermatology, 2008, 128 (7): 1728.

[77] Kalia Y N, Nonato L B, Lund C H, et al. Development of skin barrier function in premature infants [J]. Journal of Investigative Dermatology, 1998, 111 (2): 320.

[78] 王小勇．UVB 辐射表皮角质形成细胞和 UVA 辐射真皮成纤维细胞在皮肤光老化中的作用机理研究 [D]．南京：南京医科大学，2006.

[79] 楼方舟，王宏林．皮肤免疫系统功能性研究进展 [J]．生命科学，2016 (2)：268-274.

[80] Fabbrocini G, Rossi A B, Thouvenin M D, et al. Fragility of epidermis: acne and post-procedure lesional skin [J]. Journal of the European Academy of Dermatology & Venereology Jeadv, 2017, 31 Suppl 6 (S6): 3.

[81] Plewig M G, Albert M K P D. Acne and Rosacea [M]. Berlin Heidelberg: Springer, 2000.

[82] Belkaid Y, Artis D. Immunity at the barriers [J]. European Journal of Immunology, 2013, 43 (12): 3096-3097.

[83] O'Reilly-Pol T, Johnson S L. Melanocyte Regeneration Reveals Mechanisms of Adult Stem Cell Regulation [C]. Seminars in cell & developmental biology, 2009: 117-124.

[84] Konrad K, Fischer T W. Melatonin and human skin aging [J]. Dermatoendocrinol, 2012, 4 (3): 245-252.

[85] Slominski R M, Reiter R J, Schlabritz-Loutsevitch N, et al. Melatonin membrane receptors in peripheral tissues: distribution and functions [J]. Molecular & Cellular Endocrinology, 2012, 351 (2): 152.

[86] Zouboulis. Pathogenesis and treatment of acne and rosacea [J]. Akt Dermatol, 2015, 41 (04): 145.

[87] Cichorek M, Wachulska M, Stasiewicz A, et al. Skin melanocytes: biology and development [J]. Postepy Dermatologii I Alergologii, 2013, 30 (1): 30-41.

[88] 杨希川，叶庆佾，徐小珂．UVB 对角质形成细胞表达内皮素-1 的调节作用 [J]．中华皮肤科杂志，2000，33 (1)：46-47.

[89] Bhopal R, Donaldson L. White, european, western, caucasian, or what? Inappropriate labeling in research on race, ethnicity, and health [J]. American Journal of Public Health, 1998, 88 (9): 1303-1307.

[90] Smit N, Vicanova J, Pavel S. The hunt for natural skin whitening agents [J]. International Journal of Molecular Sciences, 2009, 10 (12): 5326.

[91] 杨斌，洪清琦．表皮干细胞增殖分化的分子调控机制 [J]．中华医学美学美容杂志，2006，12 (1)：57-59.

[92] 黄长武，邱君凤，许颂霄．表皮葡萄球菌粘附机制的研究 [C]．中华医院管理学会全国医院感染管

理学术年会，2003.

[93] 曹畅，华薇，李利．表皮细胞间脂质、板层小体对皮肤渗透性屏障影响的研究进展［J］．中国皮肤性病学杂志，2017（9）：1027-1029.

[94] 王曦，李利．成纤维细胞与皮肤老化［J］．中国美容医学杂志，2005，14（2）：243-245.

[95] 朱莲花，金哲虎．痤疮丙酸杆菌在痤疮发病中的作用［J］．中国美容医学杂志，2006，15（4）：476-477.

[96] 汪薇，付萍．痤疮丙酸杆菌致病机制研究进展［J］．国际皮肤性病学杂志，2010，36（2）：86-88.

[97] 李佳妍．痤疮发病机制中免疫应答的研究进展［J］．医学综述，2008，14（8）：1124-1126.

[98] 向娟，王华．肥大细胞在特应性皮炎发病中的研究进展［J］．国际皮肤性病学杂志，2007，33（6）：372-374.

[99] 柳朋生，郑家润．封包与经皮吸收［J］．国际皮肤性病学杂志，2002，28（3）：184-187.

[100] 李燃，陈斌．光线性弹性组织变性及其机制［J］．国际皮肤性病学杂志，2011，37（6）：380-382.

[101] 宋琦如，金锡鹏．黑素代谢的分子生物学机制与美白剂的研究评价［J］．日用化学品科学，2000，23（5）：13-15.

[102] 神芳丽，赵萍萍，霍仕霞．黑素合成及相关细胞的研究进展［J］．中国医药导报，2013，10（32）：33-35.

[103] 邵丽芳，赵广．黑素细胞功能相关性细胞因子的研究进展［J］．中国皮肤性病学杂志，2011，25（5）：390-392.

[104] 王海涛，何聪芬，董银卯．化妆品接触性皮炎的发病机理探究［J］．香料香精化妆品，2008，（5）：23-26.

[105] 陈晶晶．化妆品接触性皮炎的临床和斑贴试验研究［D］．西安：第四军医大学，2008.

[106] 刘纯友，马美湖，靳国锋，等．角鲨烯及其生物活性研究进展［J］．中国食品学报，2015，15（5）：147-156.

[107] 李林峰．接触性皮炎断与治疗进展［J］．中华医学会变态反应世界百年中国五十年纪念论坛，2007.

[108] 文利平．接触性皮炎新进展［J］．中华微生物学和免疫学杂志，2001（s2）：150-152.

[109] 周炯，郑敏．接触性皮炎与韧性蛋白基质［J］．国际皮肤性病学杂志，2009，35（4）：222-224.

[110] 王领．抗敏止痒植物组合提取物制备工艺、功效及作用途径研究［D］．哈尔滨：东北农业大学，2015.

[111] 樊琳娜，贾焱，蒋丽刚，等．敏感皮肤成因解析及化妆品抗敏活性评价进展［J］．日用化学工业，2015，45（7）：409-414.

[112] 任伯伟．敏感皮肤的对症美容应对［C］．全国日用化工学术研讨会，2006.

[113] 李春联．敏感性皮肤产生原因的研究进展［J］．中国中西医结合皮肤性病学杂志，2003，2（4）：187-188.

[114] 郑松，高兴华．皮肤的免疫功能［J］．实用医院临床杂志，2015（2）：3-8.

[115] 吴海斌，夏照帆．皮肤共生菌的研究进展［J］．国际免疫学杂志，2014，37（3）：207-210.

[116] 陈向东，王雪．皮肤共生微生物：免疫系统第一道屏障［J］．家庭医学：下，2015（10）：14-15.

[117] 刘国宁，陈斌．皮肤老化中弹性组织变性机制的研究进展［J］．临床皮肤科杂志，2013，42（5）：325-328.

[118] 方红．皮肤微生态的研究进展［J］．中华皮肤科杂志，2014，47（1）：1-3.

[119] 王茜，陈园园，宋丽雅，等．皮肤微生态与化妆品研发［J］．日用化学工业，2017（3）：168-173.

[120] 高延瑞．皮肤微生态与皮肤屏障相关性探讨［D］．合肥：安徽医科大学，2013.

[121] 梁庆，王晖，陈垦．皮肤吸收促进剂对角质层影响的研究进展［J］．中南药学，2008，6（4）：447-450.

[122] 王琪，刘向慧，贾小凡，等．皮肤脂质成分分析方法研究进展［J］．日用化学工业，2014，44（4）：226-230.

[123] 陈亮，李世荣，丛林．皮肤中的肥大细胞与神经肽P物质［J］．中国组织工程研究，2004，8（2）：334-335.

[124] 陆本荣，刘毅，李世龙，等．皮脂膜结构功能及重建［J］．中华烧伤杂志，2016，32（2）：126-128.

[125] 吴巧云，郑敏．皮脂腺功能及调控的研究进展［J］．医学综述，2006，12（20）：1217-1219.

[126] 李雅琴，程丽雪，纪超，等．皮脂腺在炎症性皮肤病中的研究进展［J］．中国美容医学杂志，2016，25（11）：116-118.

[127] 陈旭，孔佩慧．人皮脂成分——角鲨烯的氧化：环境污染研究的新标记物［J］．中华皮肤科杂志，2015，48（7）：519-520.

[128] 毕淑英．神经酰胺对角质形成细胞终末分化蛋白表达及板层小体合成的调节研究［D］．沈阳：中国医科大学，2014.

[129] 蔡子微．生态体微生态学与宏生态学的逻辑起点［J］．牡丹江医学院学报，2011，32（3）：19-24.

[130] 吴忠，李宏．特应性皮炎的免疫学发病机制［J］．中华临床免疫和变态反应杂志，2008，2（4）：291-296.

[131] 黄莹雪，李新宇，孙建方．特应性皮炎皮肤屏障及免疫失调研究新进展［J］．中国麻风皮肤病杂志，2012，28（12）：870-872.

[132] 肖德奇，袁定芬．特应性皮炎细胞免疫研究进展［J］．河北医学，2013，19（4）：610-613.

[133] 吴瑕，窦侠，于波．特应性皮炎与皮肤微生态的研究进展［J］．国际皮肤性病学杂志，2016，42（5）：424-426.

[134] 崔乐，贾焱，成志伟，等．维持皮肤屏障研究进展——脂质的分泌及组成［J］．中国皮肤性病学杂志，2016（6）：640-643.

[135] 高鹏飞．中药的经皮给药［J］．中国中医药现代远程教育，2010，08（6）：167-168.

[136] 屈莉莉．中药经皮给药系统的研究进展［J］．医学信息，2013（27）：799.

[137] 付小兵，程飚．重视神经、内分泌与免疫机制在皮肤修复与再生中作用的研究［J］．中国修复重建外科杂志，2006，20（4）：331-335.

[138] 石钰，蒋献，李利．皱纹与皮肤光老化［J］．国际皮肤性病学杂志，2006，32（3）：156-158.

[139] 邹鹏飞，刘辉，路万成，等．基底膜与皮肤护理［J］．香料香精化妆品，2013（3）：58-60.